2024

합격 선배들의 맥 one pick!

퍼시픽 작업치료사 국시대비 문제집

OCCUPATIONAL THERAPY

측정 및 평가

5

V·O·L·U·M·E

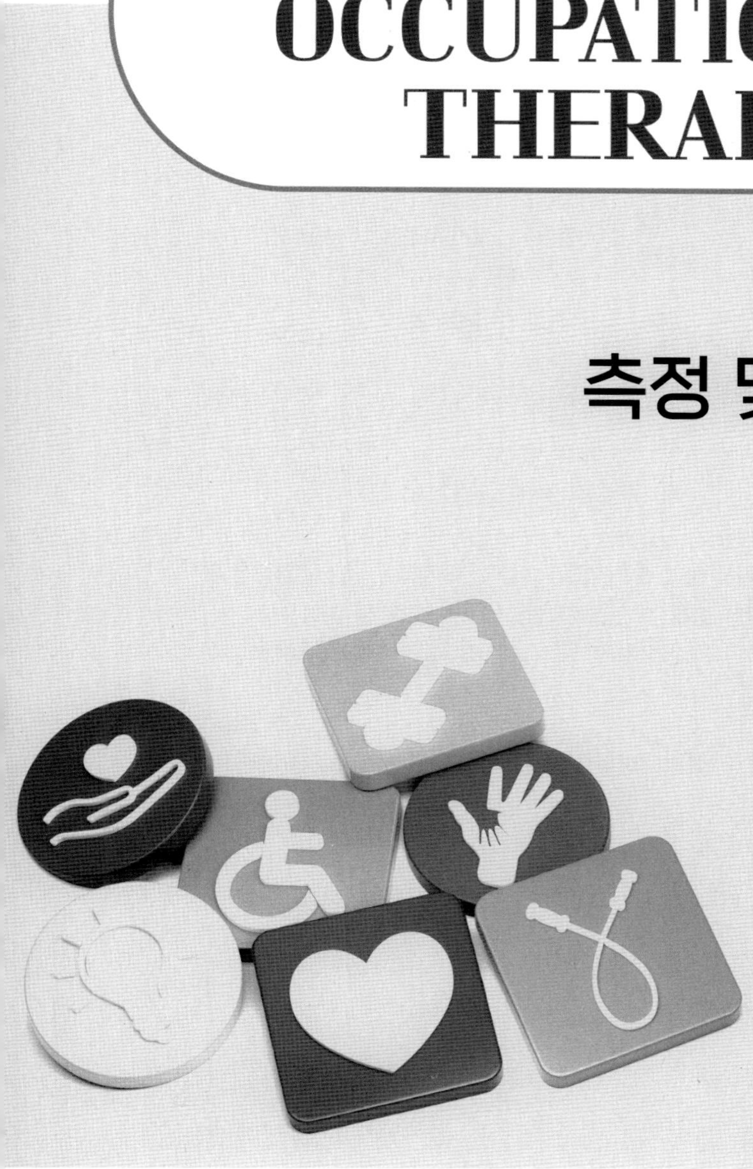

Pacific Books

작업치료사 국가시험

시험시간표 및 합격기준

시험과목

시험종별	시험 과목 수	문제수	배점	총점	문제형식
필기	3	190	1점/1문제	190점	객관식 5지선다형
실기	1	50	1점/1문제	50점	객관식 5지선다형

시험시간표

구분	시험과목(문제수)	교시별 문제수	시험형식	입장시간	시험시간
1교시	1. 작업치료학 기초 (70) 2. 의료관계법규 (20)	90	객관식	~08:30	09:00~10:10 (70분)
2교시	1. 작업치료학 (100)	100	객관식	~10:30	10:40~12:20 (100분)
3교시	1. 실기시험 (50)	50	객관식	~12:40	12:50~13:55 (65분)

* 의료관계법규 : 「의료법」, 「의료기사 등에 관한 법률」, 「장애인복지법」, 「정신건강증진 및 정신질환자 복지서비스 지원에 관한 법률」, 「노인복지법」과 그 시행령 및 시행규칙

합격기준

- 필기시험에 있어서는 매 과목 만점의 40퍼센트 이상, 전과목 총점의 60퍼센트 이상 득점한 자를 합격자로 하고, 실기 시험에 있어서는 만점의 60퍼센트 이상 득점한자를 합격자로 합니다.
- 응시자격이 없는 것으로 확인된 경우에는 합격자 발표 이후에도 합격을 취소 합니다.

머·리·말

작업치료 분야는 그 어떤 영역보다 광범위하고 다차원적인 분야이다. 의학, 심리학, 사회학 등 인간 관련 다영역적 학문으로 매우 다양하고 복합적 성격을 지닌 학문이다. 국내 작업치료 역사는 한국전쟁을 시작으로 이미 반세기가 지났으며, 매우 다양한 분야로 진출하고 있다. 반면, 국내 작업치료의 교육 현실은 예전보다 많이 발전하였으나 전공 교육과정에 필요한 교재는 여전히 부족한 상태이며, 이로 인해 국가시험을 준비해야 하는 재학생들에게 큰 부담이 되고 있다. 이에 본 교재는 부족한 교육과정을 보충하고 중요한 내용들을 요약정리하므로 보다 쉽게 작업치료사 국가고시를 준비할 수 있도록 구성하였다.

최근 국가시험은 보다 전문적이고, 과학적이며, 다양한 문제들이 출제되는 경향을 보이고 있다. 과거 출간된 서적들 대부분이 암기형 문제 풀이식으로 구성되어 있어 국가시험을 준비하는 학생들에게 큰 도움을 주지 못했던 반면, 본 서적은 다양한 분야의 실기형·사례형 문제들을 탑재하는 동시에 풍부한 해설을 통해 체계적이고, 논리적 학습이 가능하도록 편집하였다.

본 교재는 학생들의 이해도를 높이기 위해 구체적이고, 보다 체계적인 해설과 매뉴얼을 제공하고 있으며, 실전 문제와 같은 문제들을 통해 국시 및 임상대비 능력을 극대화하고자 하였다. 국시에 필요한 전공과목의 체계적인 정리는 학생들 스스로 학습이 가능하도록 하였으며, 출제 비중이 높은 이론과 실기, 그에 따른 해설을 통해 학생들의 학습효과를 극대화하여 국가시험에 대한 자신감을 높여주고자 한다.

작업치료사 국가시험을 준비하는 모든 학생들에게 등대와 같은 교재가 되기를 희망하며…

2024년 4월

작업치료 국시연구회

CONTENTS

1

C·H·A·P·T·E·R

ADL 평가
(Activity of Daily Living)

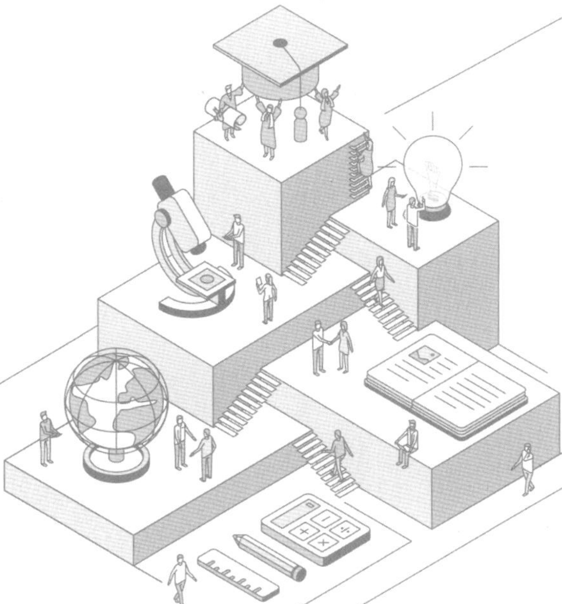

예·상·문·제·풀·이

01

FIM에는 있지만 MBI에는 없는 항목은?

1) 목욕
2) 개인위생
3) 대·소변조절
4) 옷 입고 벗기
5) 사회적상호작용

문제해설

01 MBI 평가도구에는 사회적 상호작용, 문제해결능력 등의 항목이 없음

	MBI	FIM
항목	10개 영역	18개 영역
점수	최저 0점, 최고 100점	최저 7점, 최고 126점
척도	5점 척도	7점 척도
사회성 및 인지	평가 항목 없음	평가 항목 있음
독립 상태	5점	7~6점
완전 의존 상태	0~1점	1~2점

답 5)

MBI 항목

Explanation

항목(item)	1. 수행 못함	2. 최대의 도움	3. 중도의 도움	4. 최소의 도움	5. 완전독립
개인위생	0	1	3	4	5
스스로 목욕하기	0	1	3	4	5
식사	0	2	5	8	10
화장실가기	0	2	5	8	10
계단오르기	0	2	5	8	10
옷입기	0	2	5	8	10
대변조절	0	2	5	8	10
소변조절	0	2	5	8	10
보행	0	3	8	12	15
또는 휠체어	0	1	3	4	5
의자 / 침대 이동	0	3	8	12	15

02

클라이언트의 수준이 다음과 같다면 FIM 점수는?

> 소변관리에 있어 환자용 소변기를 사용하고 있으며, 이 기구를 사용하는데 25% 정도의 도움이 필요하다. 소변 실수는 1주일에 1회 정도 발생한다

1) 1점
2) 2점
3) 3점
4) 4점
5) 5점

03

FIM의 식사하기에서 5점을 받은 뇌졸중 환자의 도움의 양으로 옳은 것은?

1) 고기는 먹기 좋게 잘라 놓아야 한다
2) 감독 없이 먹지만 시간이 더 걸린다
3) 보호자가 약간의 음식을 먹여주어야 한다
4) 보조도구를 이용하지만 보호자의 도움은 필요 없다
5) 조언이나 큐(cue)를 사용할 수 없지만 감독은 필요하다

문제해설

02 소변조절에서 4점의 경우, 단순보조로 배뇨기구 사용을 돕기 위해 최소한의 보조가 필요하고, 소변 관리의 75% 이상의 과정을 수행할 수 있으며 소변 실수는 1주일에 1번 정도 발생한다.

답 4)

03 해설내용 참조

답 1)

FIM의 식사하기

Explanation

Helper－의존	• 5점 : 지도 감독 또는 준비(supervision or Set up) －조언이 필요하며 옆에서 감독하며 큐(cue)를 주거나 격려해 주어야 함 －보조기를 착용함에 있어 준비가 필요함 －고기를 잘라주거나 물을 따라주는 등의 도움이 필요함 • 4점 : 최소 보조(minimal contact Assistance) －식사하기의 75% 이상의 과정을 수행함 • 3점 : 중간 보조(moderate Assistance) －식사하기의 50～74%의 과정을 수행함 • 2점 : 최대 보조(maximal Assistance) －식사하기의 25～49%의 과정을 수행함 • 1점 : 완전 보조(total Assistance) －25% 이하의 식사 과정을 수행함 －다른 영양섭취 방법에 의존하는 경우(스스로 식사를 하지 못함)

04

클라이언트의 수준이 다음과 같을 때 FIM으로 측정할 경우 몇 점에 해당되는가?

> 클라이언트는 하의를 입는데 긴 시간이 필요하며, 옆에서 보호자나 간병인이 서서 바지의 앞뒤 구별을 알려주며, 바지 올리기 등을 설명해야 한다

1) 3점
2) 4점
3) 5점
4) 6점
5) 7점

05

척수손상 환자인 43세 남성은 도움 없이 침대에 오르고 내릴 수 있으며, 스스로 팔걸이와 발판을 제거할 수 있다. 이 남성이 안전하게 침대에서 휠체어로 이동할 수 있다면 이동(transfer) 항목의 FIM 점수는?

1) 6
2) 7
3) 8
4) 9
5) 10

문제해설

04 하의 옷입기에서 5점 지도 감독 또는 준비에 해당하여 감독으로 옆에 서있거나, 큐를 주거나 격려해주는 것, 또는 보조기를 착용하고 옷이나 옷 입는 도구를 준비해주는 단계에 속한다.

답 3)

05 해설내용 참조

답 2)

Explanation 이동하기 : 침대, 의자, 휠체어(Transfers : bed, chair, wheelchair)

No helper－독립	• 7점 : 완전 독립(complete Independent) – 보행이 가능할 경우(if walking) → 일반 의자에 다가가 앉기, 의자에서 일어나기 → 침대에서 의자로 이동하기 → 안정하게 수행함 – 휠체어를 사용할 경우 → 침대 또는 의자에 접근하기 → 브레이크 잠그기, 발판 올리기, 팔걸이 제거 → 선 자세에서 축을 이용해 돌기(standing pivot), 미끄러져 이동하기, 다시 휠체어로 돌아오기 – 안전하게 수행함 • 6점 : 부분 독립(modified Independent) – 보조기 및 의지를 포함한 보조 도구의 사용 → sliding board, lift, grab bar, special seat, chair, brace, crutch – 시간이 좀 더 걸리거나 안전성에 대한 고려가 필요함

06

다음 내용의 설명과 가장 부합하는 평가도구는 무엇인가?

- 목적은 일상생활활동의 문제와 대뇌피질의 손상 부위와 어떤 관련이 있는지를 알아보기 위함이다
- 대상은 16세 이상으로 대뇌피질에 손상이 있는 경우이다
- 결과는 두 가지로 나뉘며, 점수는 0~4로 채점한다

1) A-ONE
2) Katz Index
3) Stroke Impact Scale
4) Kenny Self-care Evaluation
5) Klein Bell Activity of Daily Living Scale

문제해설

06 해설내용 참조

답 1)

Arnadottir OT-ADL Neurobehavioural Evaluation(A-ONE)

Explanation

1. 저자 : Gudron Arnadottir, MA, BMROT
2. 형식 : performance-based rating scale and cheklist
3. 목적 : 신경생리학적 손상이 있을 경우 일상생활활동 수행에 어떤 문제를 야기하며, 그런 문제들은 뇌피질 손상 부위와 어떻게 관련이 있는지를 알아보기 위함
4. 대상 : 16세 이상으로 뇌피질 손상에 의한 기능이상 자
5. 영역 : functional independence scale과 neurobehavioral impairment scale로 나뉨
6. 결과 측정
   1) functional independence scale : 옷 입고 벗기(dressing), 몸치장과 위생(grooming and hygiene), 이동 및 거동(transfer and mobility), 먹기(feeding), 의사소통(communicati-on)영역으로 0(완전의존)~4(독립수행)로 채점함
   2) neurobehavioral impairment scale은 클라이언트의 중추신경계(central nervous system) 기능이상을 관찰하는 영역으로 실행증(apraxia), 공간 무시(spatial neglect) 등의 행동을 관찰함. 점수는 0(기능장애 없음)~4(CNS 기능장애로 수행이 어려움)

07

다음 보기가 설명하는 평가도구는 무엇인가?

> 인터뷰를 통한 형식을 취하며 뇌졸중 환자의 건강과 삶에 어떻게 영향을 미쳤는지에 대한 질문으로 평가한다. 즉 클라이언트가 뇌졸중으로 인한 손상에 대한 자신의 관점을 통해 파악한다. 뇌졸중으로 인해 영향을 미친 신체적 문제, 기억력과 사고능력, 감정, 타인과 의사소통능력, 일상생활활동, 이동능력, 손상측 팔, 참여하는 일상 활동 등 8가지 영역에 대해 파악하고 부가질문으로 회복의 희망정도를 평가한다

1) Katz Index of ADL
2) Stroke Impact Scale
3) Modified Barthel Index
4) Functional Independence Measure
5) Canadian Occupational Performance Measure

08

작업치료사 K씨는 50대 여성에게 "요리하기가 얼마나 중요하신가요? 전혀 중요하지 않을 경우가 1이고, 매우 중요할 경우가 10이라면 요리하기는 몇 점일까요?"라는 질문을 하고 있다. K씨가 사용하고 있는 평가도구에 대한 설명으로 가장 거리가 먼 것은?

1) 직업 영역을 평가할 수 있다
2) 레저 영역을 평가할 수 있다
3) ADL 영역 및 IADL 영역 모두를 평가할 수 있다
4) 세 가지 중요한 활동에 대해 수행도와 만족도를 평가한다
5) 객관적인 측정보다는 클라이언트의 주관적인 의사에 의해 점수가 결정된다

문제해설

07 Stroke Impact Scales는 Pamela Duncan이 만든 것으로 뇌졸중 환자의 일상생활활동 수행능력 외에 7개 항목을 평가하기 위해 고안되었고 결과는 1(극히 어려움)~5(전혀 어렵지 않음)로 구분한다.

답 2)

08 세 가지 중요한 활동이 아닌 다섯 가지 중요한 활동에 대해 수행도와 만족도를 평가한다.

답 4)

09

다음 설명하는 내용의 평가도구는 무엇인가?

- 클라이언트는 수행하고 싶은 ADL 영역의 과제를 수행한다
- 평가시간은 약 30~40분 정도이다
- 85개의 과제 중 대상자가 익숙한 2~3개 과제만을 수행한다

1) AMPS
2) COPM
3) Kats Index of ADL
4) Kenny Self-Care Evaluation
5) Klein-Bell Activities of Daily Living Scale

10

ADL 평가 도구인 MBI와 FIM의 최대점수의 합과 최저점수를 모두 합하면 몇 점인가?

MBI 최대점수+FIM 최대점수+MBI 최소점수+FIM 최소점수=?

1) 200
2) 226
3) 236
4) 244
5) 254

문제해설

09 AMPS

- 작업치료 고유의 평가도구임
- 국제적으로도 표준화된 평가도구임
- 3살 이상의 모든 연령을 대상으로 실시할 수 있음
- 진단이나 장애와 관계없이 누구에게도 사용할 수 있음
- 평가 대상자 수행하고 싶은(또는 수행할 필요가 있는) ADL 및 IADL과제 실행에 필요한 능력을 평가할 수 있음
  - 작업수행 테스트이기 때문임
  - 대상자에게 익숙하고, 대상자가 원하는 과제들 중 대상자가 과제를 선택하도록 디자인되어 있음
  - 클라이언트는 선택권을 부여받고 자신의 의지에 맞는 과제를 수행함
    → 과제수행에 있어 능력을 최대로 발휘할 수 있음
- 특별한 도구나 기구가 필요 없음
- 약 30~40분 정도의 시간이면 가능함
- 85개의 과제 중 대상자가 익숙한 2~3개 과제만을 수행함
  - 대상자의 능력과 수행의 질을 평가할 수 있음
- 다른 과제의 수행에도 변화를 비교할 수 있음
  - 첫 번째 평가와 두 번째 평가
    - 서로 다른 과제를 수행한다 해도 대상자의 능력변화를 비교할 수 있음
- 임상에 있는 작업치료사가 효율성 높은 치료계획을 세울 수 있음
  - 대상자의 변화를 문서화할 수 있도록 돕는 평가도구가 됨

답 1)

10 100+126+0+18=244

답 4)

11

다음은 AMPS의 기술항목 평가 결과이다. 해당하는 척도는?

- 수행의 진행이 위태로웠다
- 수행이 적절했는지에 대해 의문을 생기는 의심스런 행도들이 있었다

1) 0점
2) 1점
3) 2점
4) 3점
5) 4점

12

다음 보기는 MFT 점수이다. 항목에 대한 설명으로 옳은 것은?

Item		Lt.
상지운동	(중략)	
	상지 옆으로 올리기(LE)	3
장악력	쥐기(GR)	3
	집기(PI)	2
손가락 조작	입방체 옮기기(CC)	4
	페그보드(PP)	5

1) 집기(PI) : 연필을 집어 올릴 수 있음
2) 패그보드(PP) : 수행한 패그의 수가 12개임
3) 입방체 옮기기(CC) : 수행한 입방체의 수가 8개임
4) 쥐기(GR) : 공을 쥘 수 있지만 스스로 놓을 수 없음
5) 상지 옆으로 올리기(LE) : 환자는 어깨를 움찔하지만 움직이지 못함

문제해설

11 AMPS 기술항목 평가 결과

4점	• 수행의 진행이 좋은 성과를 끌어내는 유능한 수행 • 클라이언트의 수행이 유능하다는데 의심의 여지가 없음
3점	• 수행의 진행이 위태로움 • 수행이 적절했는가에 대해 의문을 생기는 의심스런 수행
2점	• 수행의 진행이 혼란스러움 • 부정적이고 올바르지 않은 결과를 만드는 비효율적 수행
1점	• 수행의 진행에 지장을 주며 받아들일 수 없는 결과를 만드는 심각한 수행 • 평가자는 받아들일 수 없는 지연, 받아들일 수 없는 정도의 어려움, 심각한 손상이나 상해의 가능성, 과제 진행의 중단, 평가자 개입 필요성 등이 나타남

답 4)

12
- 집기는 2점인 경우 동전을 집어 올릴 수 있어야 함
- 패그보드는 5점인 경우 13~15개를 수행할 수 있어야 함
- 입방체 옮기기는 4점 만점으로, 7~8개를 수행할 경우 4점으로 함
- 쥐기는 3점인 경우 공을 스스로 잡고 들어 올렸다 놓을 수 있어야 함
- 상지 옆으로 올리기는 3점인 경우 환자는 90~135° 미만을 수행해야함

답 3)

13

다음 중 ADL과 IADL을 모두 평가할 수 있는 도구는?

1) FIM
2) KATZ
3) A-one
4) COPM
5) Klein-Bell

문제해설

13 검사영역 : COPM
- 자조활동(self-care), 생산(productivity), 레저 영역의 활동에 대해 질문
- 원하는 활동, 필요로 하는 것, 기대되어지는 일상 활동 확인
- BADL 및 IADL 영역 모두를 평가

답 4)

COPM

Explanation

1. 일상생활동작(Activity of Daily Living : ADL)

1) 자신을 유지하고 관리하는 부분
2) ADL과 IADL(instrumental ADL)
   (1) ADL : 단지 기본적인 기술만을 요구
   (2) I-ADL : 보다 진보된 문제해결능력 및 사회적 기술들을 요구하고 보다 복잡한 환경을 요구

2. COPM(Canadian Occupational Performance Measure)

1) **목적**
   - 일상생활의 독립성 측정
2) **대상**
   - 작업치료를 받는 모든 클라이언트
3) **특징**
   (1) 클라이언트 중심의 접근방법
   (2) 작업수행은 객관적 관찰보다 클라이언트의 주관적 결정에 의함
4) **검사영역**
   (1) 자조활동(self-care), 생산(productivity), 레저 영역의 활동에 대해 질문
   (2) 원하는 활동, 필요로 하는 것, 기대되어지는 일상 활동 확인
   (3) BADL(Basic ADL) 및 IADL 영역 모두를 평가

14

의족이나 단하지보조기(AFO)의 착용은 FIM의 항목 중 어느 영역 평가에 속하는가?

1) 몸단장하기(Grooming)
2) 문제해결하기(Problem Solving)
3) 사회적 상호작용(Social Interaction)
4) 상의 옷 입기(Dressing-Upper Body)
5) 하의 옷 입기(Dressing-Lower Body)

15

다음 보기는 무엇을 평가하기 위한 질문인가?

> 빨강, 파랑, 노랑은 색깔의 이름입니다. 10원, 100원, 500원은 무엇입니까?

1) 계산력
2) 집행기능
3) 추상적 사고
4) 문제해결능력
5) 인지의 유연성

16

다음 보기는 일상생활 평가를 위한 인터뷰이다. FIM에 적용하였을 때 예상되는 환자의 점수는?

> 치료사 : 식사는 어떠세요?
> 보호자 : 식사하실 때 다 드세요. 물도 컵에 따라서 먹고, 숟가락 젓가락 모두 사용하세요. 그런데 고기가 나오면 잘라 드시지 못하시더라고요. 그래서 고기는 제가 잘라드렸어요

1) 7
2) 6
3) 5
4) 4
5) 3

문제해설

14 의족이나 단하지보조기(AFO)는 하의 옷입기 항목의 내용이다.

답 5)

15 다음은 조직화를 통해 추상적 사고를 평가하는 것이다. 추상적 사고란 물체를 정의하고 차이점과 공통점을 비교하여 논리적 관련성을 확보하고 분류하는 과정으로 유사성, 차이점, 조직화를 통해 평가할 수 있고, 속담 풀이를 통해 평가할 수 있음

답 3)

16 인터뷰 내용은 “먹기(Eating)”에 대한 것이다. 인터뷰를 통해 환자는 고기를 잘라줘야 하므로 5점을 부여한다.

FIM

- 5점 : 지도 감독 또는 준비(supervision or Set up)
  - 조언이 필요하며 옆에서 감독하며 큐(cue)를 주거나 격려해 주어야 함
  - 보조기를 착용함에 있어 준비가 필요함
  - 고기를 잘라주거나 물을 따라주는 등의 도움이 필요함

답 3)

17

보조도구 없이 독립적으로 식사를 할 수 없으나 'universal cuff'를 사용하면 독립적으로 식사가 가능하다. FIM의 점수는?

1) 7점
2) 6점
3) 5점
4) 4점
5) 3점

18

다음 ADL 평가도구 중 사회적 인지 항목이 포함된 것은?

1) FIM
2) Pulses profile
3) Barthel index
4) Katz index of ADL
5) Kenny index of ADL

문제해설

17 부분(또는 변형된) 독립(modified independent) : 6점

- 보조 기구가 필요(빨대, 스포크(spork), rocking knife 등)
- 평소보다 긴 식사 시간을 갖거나 먹기 쉽게 만든 음식(또는 비벼놓은 음식) 등이 필요
- 안전에 대한 고려가 있어야 함
- 비경구적 투여 또는 위 절개 후 음식투여(parenteral or gastrostomy feeding) 등 영양 섭취를 다른 방법에 의존하고 있는 환자
  - 스스로 음식을 섭취할 수 있음

답 2)

18 FIM의 사회 / 인지 항목

- 사회상호작용
- 문제해결
- 기억력

답 1)

FIM의 항목

Explanation

Self care	Sphinter control	Mobility	Locomotion	Communication	Social cognition
A. 먹기 B. 치장하기 C. 목욕 D. 윗옷 입기 E. 아래옷 입기 F. 화장실 가기	G. 소변 조절 H. 대변 조절	I. 침대, 의자, 휠체어 J. 화장실 K. 목욕탕, 샤워실	L. 걷기, 휠체어 M. 계단	N. 이해 O. 표현	P. 사회 상호작용 Q. 문제 해결 R. 기억력

19

환자의 일상생활능력에 대한 인터뷰 내용이다. 환자는 MBI평가 중 개인위생에서 4점을 받았다. 보호자의 대답과 인터뷰 내용을 통해 예상되는 치료사의 질문으로 적절한 것은?

치료사 : 환자분께서 양치질을 하시거나 손이나 얼굴을 씻으실 때 어떻게 씻나요?
보호자 : 혼자서 잘 씻어요. 직접 다 찾아서 화장실을 가요. 병이 나기 전에는 얼마나 깔끔했는데요. 지금은 이래도 옛날에는 화장 지운다고 화장실에서 30에서 40분은 있었는걸요
치료사 : 그럼 물 온도는 어떻게 맞추나요?
보호자 : 자기가 잘하죠. 저는 별로 도와주는 게 없어요
치료사 : ( )
보호자 : 그건 못해요. 그렇게 꾸미기 좋아하던 애인데….

1) 화장은 혼자 할 수 있나요?
2) 브래지어를 스스로 착용하실 수 있나요?
3) 비누나 타월을 스스로 사용하실 수 있나요?
4) 양치를 위해서 스스로 준비하실 수 있나요?
5) 손이 닿는 범위에서 목욕을 스스로 하실 수 있나요?

20

"ADMISSION", "DISCHARGE", "FOLLOW-UP" 항목이 들어가는 평가도구는?

1) Modified Bathel Index
2) Functional Independent Measure
3) Spinal Cord Independence Measure
4) Assessment of Motor and Process Skills
5) Canadian Occupational Performance Measure

문제해설

19 개인위생에 관련된 영역은 양치질, 머리빗기, 손 씻기, 얼굴씻기, 면도, 화장하기이다. 인터뷰를 통해 환자는 물 온도와 같은 안전성을 독립적으로 수행하는 것을 통해 4,5점에 해당함을 확인할 수 있다. 5점을 받지 못한 것으로 보아 "화장하기"에 대한 독립성이 떨어지는 것으로 예상할 수 있다.

답 1)

20 "ADMISSION(입원 시)", "DISCHARGE(퇴원 시)", "FOLLOW-UP(사후관리 시)"라는 평가시기를 나눠 평가하는 것은 FIM의 특징이다.

답 2)

21

화장실 옆에서 감독이 필요할 때 FIM의 점수는?

1) 7
2) 6
3) 5
4) 4
5) 3

22

다음 중 AMPS를 사용하는 목적으로 가장 타당한 것은?

1) 인지기능을 평가하기 위해
2) 지각기능을 평가하기 위해
3) 직업능력을 평가하기 위해
4) 작업수행의 질을 평가하기 위해
5) 기본 일상생활동작(BADL)을 평가하기 위해

문제해설

21 해설내용 참조

답 3)

22 해설내용 참조

답 4)

AMPS

Explanation

1. Anne G. Fisher

1) 개발자
2) 작업치료사(콜로라도 대학교 작업치료과)

2. 표준화된 검사

1) 102,366명을 대상으로 표준화 검사를 실시한 평가도구
2) 국제적으로 표준화된 평가도구
3) 관찰을 통한 ADL 및 IADL 평가

3. ADL의 질적 수준을 평가할 수 있음

1) 개인의 ADL 업무수행의 질적 수준을 평가하는 표준화된 유일한 평가도구임
2) 작업치료 대상자의 작업수행의 질과 작업수행 능력을 동시에 평가함
3) 작업수행의 질을 '운동기술 및 처리기술'로 평가함

4. 혁신적인 관찰 평가도구(innovative observational assessment)

1) 노력 정도(effort), 효율성(efficiency), 안전성(safety), 독립성 정도를 평가함
2) 16가지 ADL 운동 기술(motor skills)과 20가지 ADL 처리기술(process skill) 항목이 있음

ADL motor skills	스스로를 움직일 때 또는 특정 업무를 수행할 때 관찰되는 기술의 수준
ADL process skills	장비와 재료를 선택하고 사용할 때, 그 활동을 수행할 때, 문제에 부딪쳤을 경우 그 수행을 교정할 때 관찰되는 기술의 수준

23

다음 보기의 MBI 수준은?

식사 시 안전에 대한 고려가 필요하다

1) 독립
2) 수행불가
3) 최소 도움
4) 최대 도움
5) 50%의 도움

24

MBI 항목 중 음식을 먹을 때 식사를 준비해주고, 반찬 뚜껑을 열어주어야만 주어진 식기로 스스로 먹을 수 있는 환자의 점수는?

1) 0점
2) 2점
3) 5점
4) 8점
5) 10점

25

MBI 검사 항목 중 점수가 가장 높은 항목은?

1) 개인위생
2) 식사하기
3) 용변처리
4) 옷 입기
5) 의자/침대 이동하기

문제해설

23 식사 시 최소의 도움

- 차려진 탁자의 음식을 독립적으로 먹기
  - 예외적인 도움
    - 고기 썰기, 우유팩 열기, 병뚜껑 열기 등은 제외함
  - 보통 식사 시간보다 더 많은 시간이 걸림
  - 안전에 대한 고려가 필요
    - 이유 : 삼킴의 질적 수준 또는 변형된 음식물의 구성(밀도) 때문
    - 조력자의 도움은 필요하지 않음

답 3)

24

- 전 과제를 혼자 수행할 수 있으나 수행 전 후에 최소한의 도움이 필요, 우유팩이나 용기 열기, 고기 자르기 시 도움이 필요
- 시간이 오래 걸리고 삼킴의 안전을 위해 음식의 상태 조절이 필요하나 먹는 동안 지속적으로 타인이 옆에 있을 필요는 없다.

답 4)

25

- 개인위생의 점수척도 – 0, 1, 3, 4, 5
- 용변처리, 식사하기, 옷 입기의 점수척도 – 0, 2, 5, 8, 10
- 의자/침대 이동하기의 점수척도 – 0, 3, 8, 12, 15

답 5)

26

간병인은 고○○씨의 식판위 그릇의 뚜껑을 열어주고, 고기는 잘라준다. 그리고 오른손에 universal cuff에 착용시켜주며, 숟가락을 끼워준다. 고○○씨는 음식을 수저로 뜨고 입으로 가지고 간다. 그리고 스스로 씹고 삼키며, 어려움 없이 컵을 입으로 가지고 가서 물을 마신다. 이 환자의 FIM 점수는?

1) 6점
2) 5점
3) 4점
4) 3점
5) 2점

문제해설

26 해설내용 참조

답 2)

FIM

Explanation

1. 다음은 FIM에서 식사하기 내용이다.

이 환자는 간병인이 보조기 착용 및 고기를 잘라주는 정도의 도움을 준다. 이는 지도 감독 또는 준비가 필요한 FIM에서 5점에 해당한다.

2. 식사점수

1) 7점 : **완전독립**(complete Independent)
   (1) 접시의 음식을 떠먹기, 컵으로 마시기 등을 식탁에서 일반적인 식사 방식으로 수행
   (2) 스푼, 포크를 사용하여 음식을 입으로 가져가고 씹으며 삼킴
2) 6점 : **부분 독립**(modified Independent)
   (1) 보조기구가 필요함(빨대, 스포크(spork), rocking knife 등)
   (2) 평소보다 긴 식사 시간이 필요하거나 먹기 쉽게 만든 음식이 필요함
   (3) 안전에 대한 고려가 필요함
   (4) 비경구적 투여 또는 위 절개 후 음식 투여 등 영양섭취를 다른 방식에 의존하고 있는 환자
   (5) 스스로 음식을 섭취 할 수 있음
3) 5점 : **지도 감독 또는 준비**(supervision or set up)
   (1) 조언이 필요하며 옆에서 감독하며 cue를 주거나 격려해 주어야 함
   (2) 보조기를 착용함에 있어 준비가 필요함
   (3) 고기를 잘라주거나 물을 따라주는 등의 도움이 필요함

4) 4점 : **최소 보조**(minimal contact assistance)
- 식사하기의 75% 이상의 과정을 수행함

5) 3점 : **중간 보조**(moderate assistance)
- 식사하기의 50~74%의 과정을 수행함

6) 2점 : **최대보조**(maximal assistance)
- 식사하기의 25~49%의 과정을 수행함

7) 1점 : **완전 보조**(total assistance)
   (1) 25% 이하의 식사 과정을 수행함
   (2) 다른 영양섭취 방법에 의존하는 경우

27

다음은 일상생활을 평가하는 과정을 나타낸 것이다. 순서대로 배열한 것은?

가. 우선순위, 중요도 점수 매기기
나. 수행도와 만족도의 점수 매기기, 총점 계산
다. 문제확인, 작업수행문제의 결정
라. 재평가

1) 나-다-가-라
2) 다-가-나-라
3) 가-나-다-라
4) 라-나-다-가
5) 가-라-다-나

28

MBI 총점이 '심한(severe) 의존' 구간에 해당되는 것은?

1) 10점
2) 20점
3) 35점
4) 50점
5) 65점

문제해설

27
- 다음은 ADL과 IADL 평가 도구인 COPM이다.
- COPM의 평가 순서는 다음과 같다.
  - 문제확인, 작업수행 문제의 결정
  - 우선순위, 주요도 점수 매기기
  - 문제 확인, 작업수행문제의 결정
  - 재평가

답 2)

28 심한(severe) 의존에 해당하는 점수는 25~49점 사이이다.

답 3)

29

박○○씨는 옷을 꺼내기 위해 옷장으로 이동한다. 그는 셔츠와 속옷을 고를 때는 균형을 잡기 위해 워커(walker)에 기대어 서서 있다. 의자에 앉아서는 도움 없이 셔츠와 속옷을 입을 수 있다. FIM의 옷 입기 점수는 얼마인가?

1) 3(Moderate assist)
2) 4(Minimal assist)
3) 5(Supervision)
4) 6(Modified Independency)
5) 7(Independency)

문제해설

29 해설내용 참조

답 4)

FIM

Explanation

1. 다음은 FIM에서 옷 입기(dressing) – 상의이다.

- 이 환자는 스스로 안전하게 워커에 기대어 서서 옷을 입는다. 이것은 부분 독립 6점에 해당한다.

2. 옷 입기(dressing) – 상의 점수

1) 7점 : 완전독립(complete Independent)
   (1) 옷장에서 옷을 꺼내 입고 벗을 수 있음
   (2) 목부터 입는 옷(pull over), 앞을 여미는(front opening) 옷, 브래지어 등을 입을 수 있음
   (3) 지퍼, 단추, 똑딱단추를 열고 풀 수 있음
2) 6점 : 부분 독립(modified Independent)
   (1) 벨크로, 보조기, 의지 등의 특별한 장치가 필요
   (2) 평소보다 긴 시간이 걸림, 안전에 대한 고려가 필요함
3) 5점 : 지도 감독 또는 준비(supervision or set up)
   (1) 조언이 필요하며, 옆에서 지켜보며 큐를 주거나 격려해 주어야 함
   (2) 보조기를 착용하거나 옷 입기, 보조 도구 등을 위한 준비가 필요함
4) 4점 : 최소 보조(minimal contact assistance)
   - 옷 입기의 75% 이상의 과정을 수행함
5) 3점 : 중간 보조(moderate assistance)
   - 옷 입기의 50~74%의 과정을 수행함
6) 2점 : 최대보조(maximal assistance)
   - 옷 입기의 25~49%의 과정을 수행함
7) 1점 : 완전 보조(total assistance)
   - 25% 이하의 옷 입기과정을 수행함

30

MBI 항목을 다음과 같이 수행하였다. 점수는?

> 특정 옷을 입고 벗는데 도움이 필요하며, 옷 가져오기, 도구 착용하기, 상하지로 옷 입기와 벗기, 시작하기와 마무리하기에 도움이 필요하다

1) 10점
2) 8점
3) 5점
4) 2점
5) 0점

31

SCIM(Spinal Cord Independence Measure) Ⅲ의 항목이다. 점수는?

> 한 개의 지팡이로 10~100m 거리를 이동할 수 있다

1) 7점
2) 6점
3) 5점
4) 4점
5) 3점

32

다음 예시에서 MBI 항목 점수는?

> 턱부위의 면도와 뒷머리 빗기 시 약간의 보조가 필요하며, 과제완수를 위해 지속적인 주의와 격려가 필요할 수 있다

1) 2점
2) 3점
3) 4점
4) 5점
5) 8점

문제해설

30
- 8점 : 단추, 지퍼, 브래지어, 신발 등과 같은 의복 잠그기에 최소의 도움이 필요함
- 2점 : 환자가 옷 입기에 어느 정도 참여할 수 있지만 옷을 입는 모든 면에서 의존적임

답 3)

31 10~100m 거리 이동
- 7점 : 하지보조기만 사용하여 보행함
- 6점 : 한 개의 지팡이로 보행함
- 5점 : 목발이나 두 개의 지팡이로 보행함
- 4점 : 워킹프레임으로 보행함
- 3점 : 보행시 감독이 필요함

답 2)

32 MBI 개인위생

중증도 도움 : 3점

답 2)

측정 및 평가

33

부전마비(paraparesis)를 가지고 있는 이○○씨는 밤에는 휴대용 변기를 사용할 수 있다. 파자마를 내린 후 대변을 보고 난 후 스스로 뒤처리를 한다. 그리고 다시 파자마를 올린다. 이○○씨의 FIM 화장실가기(toileting) 점수는?

1) 3(Moderate assist)
2) 4(Minimal assist)
3) 5(Supervision)
4) 6(Modified Independency)
5) 7(Independency)

문제해설

33 해설내용 참조

답 4)

FIM

Explanation

1. 다음은 FIM에서 화장실가기(toileting)이다.

- 이 환자는 스스로 안전하게 화장실로 이동 후 뒤처리 및 옷 입고 벗기를 적절한 시간 내 수행하므로 7점에 해당한다.

2. 화장실가기(toileting)이다.

1) 7점 : 완전독립(complete Independent)
   (1) 대·소변 후 스스로 청결을 유지할 수 있음
   (2) 생리대를 관리할 수 있으며, 대·소변 전/후 옷 입고 벗기를 안전하게 할 수 있음
2) 6점 : 부분 독립(modified Independent)
   (1) 보조기 및 의지 등 특별한 장치가 필요함
   (2) 평소보다 긴 시간이 걸림, 안전에 대한 고려가 필요함
3) 5점 : 지도 감독 또는 준비(supervision or set up)
   (1) 조언이 필요하며, 옆에서 감독하며 큐를 주거나 격려해 주어야 함
   (2) 보조 기구나 필요한 도구들을 준비해 두어야 함
4) 4점 : 최소 보조(minimal contact assistance)
   - 화장실 사용하기의 75% 이상의 과정을 수행함
5) 3점 : 중간 보조(moderate assistance)
   - 화장실 사용하기의 50~74%의 과정을 수행함
6) 2점 : 최대보조(maximal assistance)
   - 화장실 사용하기의 25~49%의 과정을 수행함
7) 1점 : 완전 보조(total assistance)
   - 25% 이하의 화장실 사용하기 과정을 수행함

34

다음의 일상생활활동평가 도구 중 개인이 작업을 수행하는 동안 운동기술과 처리기술을 관찰하여 채점하고, 이를 logit 점수로 환산하여 일상생활 독립수준을 확인할 수 있는 도구는?

1) FIM
2) MBI
3) A-ONE
4) AMPS
5) COPM

35

다음 중 SCIM의 평가 내용에 해당하는 것은?

1) 식사에 필요한 시간을 측정한다
2) 실내에서 이동 시간을 측정한다
3) 사회적 상호작용 유무를 관찰한다
4) 카테터(catheter) 사용 유무 및 소변 양을 평가한다
5) 한 층의 계단을 오르고 내리는 방법과 시간을 평가한다

36

SCIM의 항목을 다음과 같이 수행하였다. 점수는?

> 자발적 호흡은 있으나 기도삽관 관리에 전반적인 보조가 필요하다

1) 8점
2) 6점
3) 4점
4) 2점
5) 0점

문제해설

34 AMPS평가는 일상생활에서 익숙한 작업과제를 2가지 이상 선택하여 정해지거나 약속한 기준에 따라 이 과제를 수행하는 모습을 관찰하여 평가한다. 관찰하는 동안 운동기술과 처리기술의 사용 방법을 점수화 하여 이를 컴퓨터에 입력하면 logit 점수로 계산된다. 이 logit 점수를 통해 일상생활에서의 독립수준을 확인할 수 있다.

답 4)

35 식사에 필요한 시간을 측정하지 않는다. 실내에서 이동 거리와 방법을 측정한다. 사회적 상호작용 유무는 평가 내용에 없다. 3개 이상의 계단을 오르고 내리는 방법과 도움의 양을 평가한다.

답 4)

36
- 인공호흡기의 도움이 필요하다. — 0
- 기도삽관 및 부분적 인공호흡기가 필요하다. — 2
- 자발적 호흡은 있으나 기도삽관 관리에 전반적인 보조가 필요하다. — 4
- 자발적 호흡은 있으나 기도삽관 관리에 부분적인 보조가 필요하다. — 6
- 기도삽관 없이 자발적 호흡 가능하나 때때로 보조호흡기가 필요하다. — 8
- 보조도구 없이 완전히 독립적으로 수행한다. — 10

답 3)

37

Katz Index의 평가 결과가 'C'라면, 그 기준으로 옳은 것은?

1) 독립적이지만 목욕과 다른 한 항목에 기능적 문제가 있다
2) 독립적이지만 목욕 및 옷입기 외 다른 한 항목에 기능적 문제가 있다
3) 독립적이지만 목욕, 옷입기, 화장실 항목 외 한 항목에 기능적 문제가 있다
4) 독립적이지만 목욕, 옷입기, 화장실가기, 이동 항목 외 한 항목에 기능적 문제가 있다
5) 독립적이지만 먹기, 대소변 조절, 이동, 화장실가기, 옷 입기, 목욕 중 한 항목에 기능적 문제가 있다

38

AMPS 평가의 기술항목 평가척도 중 의심스런 수행(questionable performance)에 해당하는 점수는?

1) 1
2) 2
3) 3
4) 4
5) 5

39

다음 보기와 같이 ( )를 선택해야 하는 FIM 항목은?

( ) A ( ) V

1) 표현력
2) 이해력
3) 기억력
4) 문제해결능력
5) 사회상호작용

문제해설

37 점수 및 기준

- A : 독립적으로 먹기, 대소변 조절, 이동, 화장실가기, 옷 입기, 목욕이 가능함
- B : 독립적이지만 먹기, 대소변 조절, 이동, 화장실가기, 옷 입기, 목욕 중 한 항목 기능적 문제가 있음
- C : 독립적이지만 목욕과 다른 한 항목에 기능적 문제가 있음
- D : 독립적이지만 목욕 및 옷입기 외 다른 한 항목에 기능적 문제가 있음
- E : 독립적이지만 목욕, 옷입기, 화장실 항목 외 한 항목에 기능적 문제가 있음
- F : 독립적이지만 목욕, 옷입기, 화장실가기, 이동 항목 외 한 항목에 기능적 문제가 있음
- G : 6항목의 기능이 독립적이지 못함
- 기타 : 적어도 두 항목 이상이 비독립적인 경우－C, D, E, F로 분류하지 않음

답 1)

38 기술항목의 평가척도(4점 척도)

4	유능한 수행 (competent performance)
3	의심스런 수행 (questionable performance)
2	비효율적 수행 (ineffective performance)
1	받아들이기 어려운 수행 (unacceptable performance)

답 3)

39 이해력(comprehension)

- 청각적 또는 시각적 의사소통을 포함함
  - 쓰기, 싸인(sign), 언어, 제스처
- 가장 많이 사용되는 이해의 방법을 체크하고 평가함
  - 만약에 두 가지를 모두 사용할 경우 'A'와 'V'를 모두 체크함
- 체크
  - ( ) A＝청각(auditory), ( ) V＝시각(visual)

답 2)

40

Arnadottir OT-ADL Neurobehavioral Evaluation(A-ONE)의 독립척도에서 "신체적 도움 필요"는 몇 점인가?

1) 0
2) 1
3) 2
4) 3
5) 4

41

워커(walker)를 이용해 독립적으로 50m 이상을 이동할 수 있었다면 FIM과 MBI의 해당 항목 점수는?

1) FIM 7점, MBI 15점
2) FIM 7점, MBI 12점
3) FIM 6점, MBI 15점
4) FIM 6점, MBI 12점
5) FIM 6점, MBI 10점

42

소변 관리의 75% 이상을 수행할 수 있으며, 주 1회 이하의 요실금이 발생한다면 FIM의 결과는?

1) 2점
2) 3점
3) 4점
4) 5점
5) 6점

문제해설

40
- 0 : 완전의존
- 1 : 신체적 도움
- 2 : 언어적 도움
- 3 : 감독 필요
- 4 : 완전 독립

답 2)

41 MBI 보행 기준(15점)

환자는 필요 시 보조기(brace)를 착용할 수 있어야 함(잠그기와 풀기를 포함)
- 서기 자세로 일어날 수 있음, 앉을 수 있음
- 보조도구 사용을 위해 적절한 위치에 도구를 놓을 수 있음
- 목발, 지팡이, 워커(walkerette)를 사용할 수 있음
- 도움이나 감독 없이 50m를 걸을 수 있음
- 복도(corridor)를 따라 앞뒤로 걸을 수 있음
- 안전, 낙상, 길 잃음에 대한 고려는 없음
- 워커(walker), 지팡이, 의수족, 보장구, 특별 구두 등을 사용하여 독립적인 보행을 함
- 만약 환자가 보행을 할 수 없거나 휠체어 교육을 훈련받는다면 보행점수를 측정하지 않음

답 3)

42 4점 : 단순 보조 (minimal contact assistance)
- 배뇨기구 사용을 돕기 위해 보조가 필요함
- 소변관리의 75% 이상의 과정을 수행할 수 있음
- 경우에 따라 소변 사고(occasional bladder accident)가 있음
  → 주 1회 이하의 요실금

답 3)

43

SCIM의 실외이동 항목 평가 시 보조기 없이 독립적인 보행이 가능할 경우 얻게 되는 점수는?

1) 6점
2) 7점
3) 8점
4) 9점
5) 10점

44

배뇨시 잔뇨량이 100cc 이하이며, 도움이나 카테터가 필요 없다면 SCIM의 괄약근 조절 항목의 점수는?

1) 5점
2) 8점
3) 10점
4) 12점
5) 15점

45

COPM의 측정 순서가 올바르게 나열된 것은?

가. 중요도 평가
나. 만족도 평가
다. 수행도 평가
라. 작업수행의 문제 결정

1) 가-나-다-라
2) 가-다-나-라
3) 나-다-가-라
4) 다-라-가-나
5) 라-가-다-나

문제해설

43 실외이동(100m 이상)

내용	점수
전반적인 도움이 필요하다.	0
전동 휠체어가 필요하다. 또는 수동일 경우 조작 시 부분적 도움이 필요하다.	1
수동 휠체어를 이용해 독립적으로 이동한다.	2
보행 시 감독이 필요하다(보조기 유무와 관계없음).	3
워킹프레임이나 목발로 보행한다(swing gait).	4
목발이나 두 개의 지팡이로 보행한다(reciprocal walking).	5
한 개의 지팡이로 보행한다.	6
하지 보조기만 사용해 보행한다.	7
보조기 없이 독립적으로 보행한다.	8

답 3)

44 SCIM의 방광

내용	점수
카테터(catheter)를 착용한다.	0
잔뇨량 100cc 이상 : 카테터 또는 도움이 필요하다.	4
잔뇨량 100cc 이하 : 배뇨기구를 이용하는 데 도움이 필요하다.	8
간헐적으로 자가로 카테터를 사용한다.	12
잔뇨량 100cc 이하 : 배뇨 시 도움이나 카테터가 필요 없다.	15

답 5)

45 '작업수행의 문제 결정 → 중요도 평가 → 수행도 평가 / 만족도 평가' 순이다.

답 5)

46

환자중심의 작업치료와 가장 관계 깊은 평가는 무엇인가?

1) MFT
2) COPM
3) A-ONE
4) MRMT
5) Purdue pegboard

47

화장실을 가기 위해 감독이 필요하며, 야간에는 실내용 변기를 사용해야 한다면 MBI 점수는?

1) 5점
2) 8점
3) 10점
4) 12점
5) 15점

문제해설

46 COPM의 특징

- 클라이언트 중심의 접근방법
- 작업수행은 객관적 관찰보다 클라이언트의 주관적 결정에 의함

답 2)

47 해설내용 참조

답 2)

Explanation MBI 화장실 : 5~10점

점수	내용
5점	• 옷 관리, 이동하기, 손 씻기 시 도움이 필요함 • 감독 및 도움의 필요 – 손 씻기, 옷 고쳐 입기, 지퍼 올리기와 내리기, 이동 시 도움이 필요함
8점	• 정상적인 화장실 가기를 위해 안전을 위한 감독이 필요함 • 실내용 변기(commode)가 야간에 사용될 수 있음 – 변기를 비우고 세척하는 데 도움이 필요함 • 안전을 위해 감독이 필요함 – 화장지 건네주기와 같은 초기 준비가 필요함 • 실내용 변기는 밤에만 사용함 • 변기의 위치를 알려주는 큐(cue)와 격려(prompt)가 요구될 수 있음
10점	• 환자는 변기에 앉고 일어날 수 있음, 빠르게 또는 천천히 옷을 입고 벗을 수 있음 • 옷이 더렵혀지는 것을 예방할 수 있음, 도움 없이 휴지를 사용할 수 있음 • 필요할 경우 환자는 밤에 침실용 변기 및 실내용 변기(commode) 또는 소변통(urinal) 등을 사용할 수 있으나, 그것을 비우고 청소할 수는 없음 • 환자는 변기 사용을 위해 미리 옷을 조절할 수 있음 • 뒤쪽으로 닦기, 변기에 접근하기, 변기에 앉기 및 일어나기, 용변 후 옷 정리하기, 옷 마무리하기 등을 수행함 • 요구되는 장치의 사용이 가능함 – tongs, dressing stick, zipper-pull, grab bars 등과 같은 도구의 사용 • 균형을 유지하며, 안전한 수행을 함

48

Klein-Bell Activities of Daily Living Scale의 평가 항목에 해당하는 것은?

1) 성생활
2) 요리하기
3) 휠체어 사용
4) 전화기 사용
5) 사회 상호작용

49

MBI 총점이 90점이라면 결과해석은?

1) 완전 의존
2) 심한 의존
3) 약간 의존
4) 최소 의존
5) 중간정도 의존

50

다음 중 ADL과 IADL를 모두 평가할 수 있는 도구는?

1) MBI
2) FIM
3) AMPS
4) COPM
5) Wee FIM

51

Kenny Self-Care Evaluation에서 Feeding에 해당하는 항목은?

1) 붓기(Pour)
2) 세척하기(Cleansing)
3) 액체 주입(Inject liquid)
4) 도구 관리(Manage equipment)
5) 손가락 자극(Digital stimulation)

문제해설

48 • Klein-Bell Activities of Daily Living Scale의 6개 평가 항목
– dressing, grooming, feeding, toileting, transfer, using telephone

답 4)

49 MBI 총점

의존 수준(dependency level)	MBI 총점
완전(total)	0~24
심한(severe)	25~49
중간(moderate)	50~74
약간(mild)	75~90
최소(minimal)	91~99

답 3)

50

ADL 평가	• Klein-Bell ADL scale • FIM • MBI
IADL 평가	• AMPS • KTA
ADL 및 IADL 평가	• COPM • KELS

답 4)

51 Feeding 항목

Adaptive equipment, Finger feeding, Use of utensils, Pour from container, Drink(cup/glass/straw)

답 1)

52

FIM평가에서 보행할 때 지팡이를 사용하며 시간이 지연되며 50m 이동이 가능하다. 예상되는 보행항목의 점수는?

1) 7
2) 6
3) 5
4) 4
5) 3

문제해설

52 45m 이상을 보조도구를 사용하여 독립적으로 걸을 수 있으므로 6점에 해당된다.

걷기·의자차 사용하기
(No helper)

7. 완전독립 : 혼자서 적어도 45m 정도를 보조기 없이 혼자서 걸을 수 있다. 안전하게 수행한다.
6. 부분 독립 : 적어도 45m 정도를 걷지만 보조기나 의지를 이용하여 걷는다. 시간적으로 적당하게 걸리고 안정성도 고려해야 한다. 의자차를 이용할 때는 독립적으로 45m갈 수 있다. 전동 의자차를 이용할 수도 있다.
5. (예외) : 보조기를 하거나 없이 짧은 거리(최소 15m)를 걸어서 갈 수 있다. 적당한 시간 안에 안정성이 있게 수행한다. 전동－수동 의자차로 또한 짧은 거리(최소 15m)를 갈 수 있다.

(Helper)

5. 지도감독 : 보조자의 감독이나 지도, 격려를 받아 적어도 45m 정도를 서서 걷는 것을 말한다.
4. 단순보조 : 45m 거리의 75%나 그 이상의 거리를 이동할 수가 있다.
3. 중간보조 : 45m 거리의 50%~74% 정도의 거리를 이동 할 수 있다.
2. 최대보조 : 45m 거리의 25%~74% 정도의 거리를 이동 할 수 있다.
1. 완전보조 : 이동에서 전혀 수행할 수가 없고 항상 도움을 주는 보호자가 필요하다.

답 2)

53

MBI에서 가장 점수가 높은 항목은 무엇인가?

1) 식사하기
2) 개인위생
3) 목욕하기
4) 계단 오르기
5) 의자 / 침대 이동

53 MBI 항목 및 점수

항목(item)	1. 수행 못함	2. 최대 도움	3. 중도 도움	4. 최소 도움	5. 완전 독립
개인위생	0	1	3	4	5
스스로 목욕하기	0	1	3	4	5
식사	0	2	5	8	10
화장실가기	0	2	5	8	10
계단오르기	0	2	5	8	10
옷입기	0	2	5	8	10
대변조절	0	2	5	8	10
소변조절	0	2	5	8	10
보행 또는 휠체어	0	3	8	12	15
	0	1	3	4	5
의자 / 침대 이동	0	3	8	12	15

답 5)

54

클라이언트의 수준이 다음 보기와 같을 경우 기대되는 FIM 점수의 결과는?

> 대변 기구의 사용을 돕기 위해 신체적 도움 등의 약간의 보조가 필요하다

1) 2점
2) 3점
3) 4점
4) 5점
5) 6점

문제해설

54 FIM의 대변가리기(Bowel management) : 3점과 4점

- 단순 보조(minimal contact assistance) : 4점
  - 배변 기구 사용을 돕기 위한 약간의 보조가 필요
  - 하제 또는 관장제, 외부장치 등을 이용하여 만족할만한 배변패턴을 유지시켜 줌
  - 대변가리기의 75% 이상의 과정을 수행할 수 있음
  - 경우에 따라 대변 사고(occasional bowel accident)가 있음(주 1회 미만)
- 중간 보조(moderate assistance) : 3점
  - 배변 기구 사용을 돕기 위해 많은 보조가 필요
  - 하제, 관장제, 외부장치 등을 이용하여 만족할만한 배변패턴을 유지시켜 줌
  - 대변가리기의 50~74%의 과정을 수행할 수 있음
  - 경우에 따라 대변 사고(occasional bowel accident)가 있음(하루 1회 미만)

답 3)

55

FIM항목에서 "집에 불이 나면 어떻게 하겠어요?"라는 질문을 해야 하는 항목은 무엇인가?

1) 기억
2) 보행
3) 가사관리
4) 문제해결
5) 의사소통

55 FIM의 문제 해결능력(problem solving)

- 일상생활에서 문제 해결능력과 관련된 기술
  - 합리성, 안전성, 적절한 시간에 맞춰 문제해결 등을 의미함
  - 경제, 사회, 인간관계에 대한 문제 해결을 말함

답 4)

FIM의 문제 해결능력(Problem solving)

Explanation

- 일상생활에서 문제 해결능력과 관련된 기술
  - 합리성, 안전성, 적절한 시간에 맞춰 문제해결함 등을 의미함
  - 경제, 사회, 인간관계에 대한 문제 해결을 말함
  - 문제 해결을 위한 특정 활동의 시작, 순서화, 자발적 수정(correcting) 등을 포함

- 문제의 예
  - 복잡한 문제
    → 계산서 관리, 퇴원 계획 만들기, 자발적인 약물 조절, 대인관계 문제 직면하기, 고용에 대한 결정 등
  - 일상적인(routine) 문제
    → 일상의 활동 완수, 계획하지 않은 일들에 대한 처리, 일상에 발생하는 위험

1. 완전 독립

1) 문제를 적절히 파악하고 있으며, 적절히 결정할 수 있음
2) 복잡한 일을 순서에 맞게 단계적으로 풀어나감
3) 실수가 있을 경우 스스로 수정할 수 있음

2. 부분 독립

1) 대부분의 상황에서 문제를 인식하고, 적절히 결정하며, 단계적으로 적절히 해결하지만, 약간의 어려움이 있음
2) 복잡한 문제에 대한 의사 결정과 문제 해결에 좀 더 많은 시간이 걸림

3. 감독(supervision)

1) **감독이 필요**
   (1) 스트레스가 많거나 익숙지 않은 상황에서 감독이 필요
   예 큐 제공, 격려(coaxing)
   (2) 도움은 전체의 10% 미만

4. 단순 지시(minimal direction)

- 약 75~90%의 시간 동안 일상적 문제를 해결함

5. 중간 지시(moderate direction)

- 약 50~74%의 시간 동안 일상적 문제를 해결함

6. 최대 지시(maximal direction)

- 약 25~49%의 시간 동안 일상적 문제를 해결함

7. 완전보조

1) 25% 이하의 시간 동안 일상적 문제를 해결함
2) 단순한 일상적 활동을 위해 지속적인 1 : 1 지시를 필요로 할 수도 있음

56

보행을 할 수 없는 완전마비 척수손상 환자에게 의자차 사용을 훈련 중이다. 이 환자가 ADL 평가도구인 MBI에서 받을 수 있는 최대 점수는?

1) 100
2) 99
3) 95
4) 90
5) 85

57

MBI 항목 중 가장 낮은 배점의 항목은?

1) 식사
2) 대변조절
3) 개인위생
4) 화장실가기
5) 계단오르기

문제해설

56 MBI의 점수
- 의자차(휠체어) 사용
  - 보행의 최고 점수는 10점
- 정상 보행보다 10점이 낮음

답 4)

57 해설내용 참조

답 3)

MBI의 점수

Explanation

1. 의자차(휠체어) 사용

- 보행의 최고 점수는 10점

2. 정상 보행보다 10점이 낮음

항목(item)	1. 수행 못함	2. 최대 도움	3. 중도 도움	4. 최소 도움	5. 완전 독립
개인위생	0	1	3	4	5
스스로 목욕하기	0	1	3	4	5
식사	0	2	5	8	10
화장실가기	0	2	5	8	10
계단오르기	0	2	5	8	10
옷입기	0	2	5	8	10
대변조절	0	2	5	8	10
소변조절	0	2	5	8	10
보행	0	3	8	12	15
휠체어	0	1	3	4	5
의자 / 침대 이동	0	3	8	12	15

58

FIM의 항목별 '최고 점수, 준비(set-up) 시 점수, 그리고 최저 점수'의 연결이 옳은 것은?

1) 7－6－1
2) 7－6－0
3) 7－5－0
4) 7－5－1
5) 7－3－1

59

FIM의 점수에 대한 설명으로 옳은 것은?

1) 6점 : 보조도구의 사용이 없다
2) 5점 : 안전에 대한 고려가 필요하다
3) 4점 : 대상자는 75% 이상을 수행한다
4) 5점 : 최소한의 신체적 도움이 필요하다
5) 5점 : 신체적 도움으로 접촉이 포함된다

문제해설

58 FIM의 점수 : 18항목
- 최저 점수는 18점
- 최고 점수는 126점
- 준비 시 점수

답 4)

59 해설내용 참조

답 3)

FIM의 점수 및 기준

Explanation

점수		수행수준	기준
독립	7	완전 독립(정확한 시간에 안전하게 수행)	안전함, 전형적 수행, 보조도구 없음, 적절한 시간
	6	변형된 독립(보조 장치가 필요)	보다 많은 시간, 보조도구 필요, 안전에 대한 고려
의존	5	감독 또는 준비(setup)	감독, 큐, 독려 등이 필요, 신체적 도움 없음, 보조도구 및 물품의 준비
	4	최소의 도움(대상자는 75% 이상 수행)	신체적 도움(touching까지만 허용)
	3	중간 정도의 도움(대상자는 75~50% 수행)	신체적 도움(touching 이상 허용)
	2	최대 도움(대상자는 50~25% 수행)	50~25% 수행
	1	완전 의존(25% 미만의 수행)	25% 미만의 수행

60

개인의 작업, 역할, 발달연령, 환경 등과 관련된 작업수행을 면접을 통해 평가하는 도구는 무엇인가?

1) FIM
2) MBI
3) COPM
4) AMPS
5) ADAPT

문제해설

60 COPM(canadian occupational performance = measure)

- 개요
  - 목적 : 일상생활 독립성 측정
  - 대상 : 작업치료를 받는 모든 클라이언트
- 특징
  - 클라이언트 중심의 접근방법
  - 작업수행은 객관적 관찰보다 클라이언트의 주관적 결정에 의함

답 3)

Explanation

COPM(Canadian Occupational Performance Measure)

1. 개요

1) 목적 : 일상생활 독립성 측정
2) 대상 : 작업치료를 받는 모든 클라이언트

2. 특징

1) 클라이언트 중심의 접근방법
2) 작업수행은 객관적 관찰보다 클라이언트의 주관적 결정에 의함

3. 검사수행

1) Step 1 : **작업수행 문제를 결정**
   (1) 자조활동(self-care), 생산(productivity), 레저 영역의 활동에 대해 질문
   (2) 원하는 활동, 필요로 하는 것, 기대되어지는 일상 활동을 확인
2) Step 2 : **중요도 평가**
   (1) 클라이언트에게 각 활동들이 얼마나 중요한지를 10점 척도를 통해 평가함
   (2) "이 활동이 당신에게 얼마나 중요합니까?"라고 질문함
   (3) 대상자는 다음 그림의 10점 척도를 보고 답함
3) Step 3 : **점수 결정**
   (1) 수행도
   (2) 만족도
   (3) 총점

4) Step 4 : **재평가**
   (1) 초기평가와 동일한 방법으로 재평가를 시행
   (2) 수행도와 만족도 점수의 변화를 기록
      ① 수행도 점수변화=수행 점수 2-수행 점수 1
      ② 만족도 점수변화=만족도 점수 2-만족도 점수 1

61

'COPM'에 대한 설명으로 옳은 것은?

1) 비형식적이다
2) 치료사가 보고한다
3) 비구조화된 검사이다
4) 만족도와 수행도는 평가하지 않는다
5) '자조기술, 생산성, 여가' 세 영역을 평가한다

문제해설

61 해설내용 참조

답 5)

COPM(Canadian Occupational Performance Measure)

Explanation

1. 개요

1) 저자 : Mary Law, Sue Baptiste 등
2) 목적 : 일상생활의 독립성 측정
3) 대상 : 작업치료를 받는 모든 클라이언트

2. 특징

1) 클라이언트 중심의 접근방법
2) 작업수행은 객관적 관찰보다 클라이언트의 주관적 결정에 의함
3) 구조를 가진 검사

3. 검사수행

1) Step 1 : 작업수행 문제를 결정
2) Step 2 : 중요도 평가
3) Step 3 : 점수 결정
   • 수행도, 만족도, 총점
4) Step 4 : 재평가

62

다음 내용에 해당되는 MBI 점수는?

- 차려진 식사를 독립적으로 먹는다
- 보통 식사 시간보다 시간이 더 걸린다

1) 0점
2) 2점
3) 5점
4) 8점
5) 10점

문제해설

62

항목(item)	개인위생	스스로 목욕하기	식사
1. 수행 못함	0	0	0
2. 최대 도움	1	1	2
3. 중도 도움	3	3	5
4. 최소 도움	4	4	8
5. 완전 독립	5	5	10

답 4)

식사(Feeding)

Explanation

1. 모든 면에서 의존적이며 먹여주어야 함

1) 조력자가 음식을 퍼서 입으로 가져오면 환자는 오직 음식을 씹고 삼키기만 함
2) 관을 통한 식사에 최대의 도움이 필요
   - 음식 넣기(pouring), 연결하기(connecting), 정리하기(purging), 비율 조절하기(regulating)와 같은 과정에 도움이 필요

2. 먹기 도구(예 : 스푼)를 다룰 수 있지만, 어떤 사람들에게는 식사 시 적극적인 도움이 필요함

- 환자는 입으로 음식물을 가져올 수 있지만, 조력자가 식사도구(utensil)에 음식을 담아 주어야 함

3. 감독 하에 스스로 먹기가 가능

1) 우유와 설탕 차에 타기, 소금과 후추 치기, 버터 바르기, 접시 옮기기, 기타 준비 활동들에 있어 조력자가 필요함
2) 환자는 음식을 담아 입으로 가져오고 먹음
3) 조력자의 도움
   (1) 용기 열기, 따르기, 마시기 등에 도움이 필요
   (2) 고기 자르기에 도움이 필요
   (3) cuff, 보조기, 의치 / 의지(prosthesis) 등의 착용에 도움이 필요
4) 준비(set up)가 필요함
5) 큐, 조언, 감독을 위한 대기(standby) 상태가 필요
   - 목 막힘(choking), 급히 먹기 등의 가능성 때문

4. 차려진 탁자의 음식을 독립적으로 먹기

1) 예외적인 도움
   - 고기 썰기, 우유팩 열기, 병뚜껑 열기 등은 제외함
2) 보통 식사 시간보다 더 많은 시간이 걸림
3) 안전에 대한 고려가 필요
   (1) 이유 : 삼킴의 질적 수준 또는 변형된 음식물의 구성(밀도) 때문
   (2) 조력자의 도움은 필요하지 않음

5. 음식물이 손이 닿는 범위 내에 있을 경우 접시 또는 탁자에 있는 음식을 혼자 먹을 수 있음

1) 필요할 경우 환자는 보조 장치를 착용해야 함
2) 음식 자르기, 소금과 후추 치기, 버터 바르기 등을 할 수 있음
3) 환자는 스푼, 포크, 일반 컵, 유리컵, 긴 빨대, 적응 도구들, 커프(cuff) 등을 사용할 수 있음
4) 용기 열기, 음료수 따르기, 고기 자르기 등을 위험 없이 할 수 있음
5) 도움은 필요하지 않음

항목(item)	1. 수행 못함	2. 최대 도움	3. 중도 도움	4. 최소 도움	5. 완전 독립
개인위생	0	1	3	4	5
스스로 목욕하기	0	1	3	4	5
식사	0	2	5	8	10
화장실가기	0	2	5	8	10
계단오르기	0	2	5	8	10
옷입기	0	2	5	8	10
대변조절	0	2	5	8	10
소변조절	0	2	5	8	10
보행	0	3	8	12	15
휠체어	0	1	3	4	5
의자 / 침대 이동	0	3	8	12	15

63

'MBI(Modified Barthel Index)'의 항목이 아닌 것은?

1) 보행
2) 목욕하기
3) 의사소통
4) 옷 입고 벗기
5) 계단 오르내리기

문제해설

63 MBI 항목

- 개인위생
- 스스로 목욕하기
- 식사
- 화장실 가기
- 계단 오르기
- 옷입기
- 대변조절
- 소변조절
- 보행 또는 휠체어
- 의자 / 침대 이동

답 3)

MBI와 FIM

Explanation

1. MBI와 FIM의 비교

	MBI	FIM
항목	10개 영역	18개 영역
점수	최저 0점, 최고 100점	최저 7점, 최고 126점
척도	5점 척도	7점 척도
사회성 및 인지	평가 항목 없음	평가 항목 있음
독립 상태	5점	7~6점
완전 의존 상태	0~1점	1~2점

2. 항목 및 점수(MBI)

항목(item)	1. 수행 못함	2. 최대 도움	3. 중도 도움	4. 최소 도움	5. 완전 독립
개인위생	0	1	3	4	5
스스로 목욕하기	0	1	3	4	5
식사	0	2	5	8	10
화장실가기	0	2	5	8	10
계단오르기	0	2	5	8	10
옷입기	0	2	5	8	10
대변조절	0	2	5	8	10
소변조절	0	2	5	8	10
보행	0	3	8	12	15
또는 휠체어	0	1	3	4	5
의자 / 침대 이동	0	3	8	12	15

64

FIM의 점수와 내용으로 옳은 것은?

1) 6점 : 목욕물을 준비해 줌
2) 5점 : 치장의 75% 이상의 과정을 수행함
3) 4점 : 식사 시 50～74%의 과정을 수행함
4) 7점 : 옷장에서 옷을 꺼내 입고 벗을 수 있음
5) 6점 : 옷입기 시 안전에 대한 고려는 필요 없음

문제해설

64 옷 입기

- 6점 : 부분 독립(modified independent)
  - 벨크로, 보조기, 의지 등의 특별한 장치가 필요
  - 평소보다 긴 시간이 걸림
  - 안전에 대한 고려가 필요
- 7점 : 완전 독립(Complete Independent)
  - 옷장에서 옷을 꺼내 입고 벗을 수 있음

답 4)

FIM의 항목별 점수 기준

Explanation

1. 식사

1) 3점 : 중간 보조(moderate assistance)
   - 식사하기의 50～74%의 과정을 수행함

2. 치장

1) 4점 : 단순 보조(minimal contact assistance)
   - 치장의 75% 이상의 과정을 수행함

3. 목욕

1) 5점 : 지도 감독 또는 준비(supervision or set up)
   (1) 조언이 필요하며, 옆에서 지켜보며 큐(cue)를 주거나 격려해 주어야 함
   (2) 목욕 기구를 설치해주거나, 목욕물, 목욕 도구들을 사전에 준비해 줌

4. 옷 입기

1) 6점 : 부분 독립(modified independent)
   (1) 벨크로, 보조기, 의지 등의 특별한 장치가 필요
   (2) 평소보다 긴 시간이 걸림
   (3) 안전에 대한 고려가 필요
2) 7점 : 완전 독립(complete independent)
   - 옷장에서 옷을 꺼내 입고 벗을 수 있음

65

FIM의 보행(locomotion) 항목에 대한 내용으로 옳은 것은?

1) 평지에서의 보행이다
2) 5점은 45m(150피트)가 기준이다
3) 걷기를 많이 하는 경우는 'C'에 체크한다
4) 휠체어를 많이 사용하는 경우에는 'W'에 체크한다
5) 휠체어의 6점은 경사 없는 평지를 도움 없이 45m(150피트)가는 것이 기준이다

문제해설

65 부분 독립 : 6점

- 보조기나 의지, 특수신발, 지팡이(cane), 목발(crutch), 워커(walkerette) 등을 사용해 최소 45m 이상을 걷지만 시간이 좀 더 걸리거나 안전성에 대한 고려가 필요
- 걸을 수 없을 경우
  - 수동 또는 전동 휠체어를 이용해 최소 45m 이상을 독립적으로 갈 수 있음
  - 돌림 할 수 있으며, 테이블, 침대, 변기에 대처해 조작할 수 있음
  - 적어도 3° 이상의 경사로를 갈 수 있음
  - 양탄자 위에서도 이동하며, 문턱을 넘을 수 있음

답 1)

보행(Locomotion)

Explanation

- 선 자세에서 걷기 또는 앉은 자세로 휠체어 사용하기
  → 평지에서
- 가장 자주 사용되는 보행 방법을 체크
  → ( ) W=걷기, ( ) C=의자차

1. 완전 독립 : 7점

- 적어도 독립적으로 45m(150feet) 정도를 보조기 없이 걸을 수 있음

2. 부분 독립 : 6점

1) 보조기나 의지, 특수신발, 지팡이(cane), 목발(crutch), 워커(walkerette) 등을 사용해 최소 45m 이상을 걷지만 시간이 좀 더 걸리거나 안전성에 대한 고려가 필요
2) 걸을 수 없을 경우
   (1) 수동 또는 전동 휠체어를 이용해 최소 45m 이상을 독립적으로 갈 수 있음
   (2) 돌림 할 수 있으며, 테이블, 침대, 변기에 대처해 조작할 수 있음
   (3) 적어도 3° 이상의 경사로를 갈 수 있음
   (4) 양탄자 위에서도 이동하며, 문턱을 넘을 수 있음

66

다음 내용의 FIM 점수는?

- 대·소변 후 스스로 청결을 유지할 수 있다
- 생리대를 관리할 수 있으며, 대·소변 전/후 옷 입고 및 벗기를 안전하게 할 수 있다

1) 3점
2) 4점
3) 5점
4) 6점
5) 7점

67

다음 내용의 FIM 점수는?

보조기를 착용하거나 옷 입기 보조도구 사용을 위해 준비(setup)가 필요하다

1) 3점
2) 4점
3) 5점
4) 6점
5) 7점

문제해설

66 화장실가기(toileting)

- 완전 독립(Complete Independent)
  - 대·소변 후 스스로 청결을 유지할 수 있음
  - 생리대를 관리할 수 있으며, 대·소변 전/후 옷 입고 및 벗기를 안전하게 할 수 있음

답 5)

67 FIM의 옷입기 : 5점

- 지도 감독 또는 준비(supervision or set up)
  - 조언이 필요한 경우로 옆에서 지켜보며 큐(cue)를 주거나 격려해 주어야 함
  - 보조기를 착용하거나 옷 입기 보조 도구 사용을 위해 준비(setup)가 필요

답 3)

화장실가기(Toileting)

Explanation

1. 완전 독립(complete independent)

1) 대·소변 후 스스로 청결을 유지할 수 있음
2) 생리대를 관리할 수 있으며, 대·소변 전/후 옷 입고 및 벗기를 안전하게 할 수 있음

2. 부분 독립(modified independent)

1) 보조기 및 의지 등 특별한 장치가 필요
2) 평소보다 긴 시간이 걸림
3) 안전에 대한 고려가 필요

68

FIM의 기억력 항목이 5점이다. 그 내용으로 타당한 것은?

1) 환경적 큐, 격려가 필요함
2) 시간의 절반 이상에서 격려가 필요함
3) 감독은 전체 시간의 10%를 넘지 않음
4) 시간의 75～90% 정도를 재인식하고 기억함
5) 자주 마주치는 사람 또는 일상적인 일을 기억할 수 있음

문제해설

68 FIM의 기억력
- 감독(supervision)
  - 오직 스트레스가 많거나 익숙지 않은 상황에서 큐 또는 격려(prompt)가 필요함
  - 정도가 전체 시간의 10%를 넘지 않음

답 3)

기억력(Memory)

Explanation

1. 완전독립 : 7점

1) 자주 마주치는 사람 또는 일상적인 일을 기억할 수 있음
2) 반복된 설명 없이 타인의 요구를 수행할 수 있음

2. 부분독립 : 6점

1) 자주 마주치는 사람이나 일상적인 일을 기억하지만 약간의 어려움이 있음
2) 환경적 큐(cue), 자아 발동(self initiated)의 이용, 격려(prompt or aid)가 필요할 수 있음

3. 감독(supervision) : 5점

1) 오직 스트레스가 많거나 익숙지 않은 상황에서 큐 또는 격려(prompt)가 필요함
2) 정도가 전체 시간의 10%를 넘지 않음

4. 단순보조 : 4점

- 시간의 75～90% 정도를 재인식하고 기억함

5. 중간보조 : 3점

- 시간의 50～74% 정도를 재인식하고 기억함

6. 최대보조 : 2점

1) 시간의 25～49% 정도를 재인식하고 기억함
2) 시간의 절반 이상에서 격려(prompt)가 필요함

7. 완전보조 : 1점

- 시간의 25% 이하에서 재인식하고 기억함 또는 효과적인 재인식과 기억이 없음

69

다음 내용의 FIM 점수는?

- 경우에 따라 소변 사고(occasional bladder accident)가 있다
- 주 1회 이하의 요실금이 있다

1) 2점
2) 3점
3) 4점
4) 5점
5) 6점

문제해설

69 **소변조절(bladder management)**

- 단순 보조(minimal contact Assistance)
  - 배뇨 기구 사용을 돕기 위한 보조가 필요
  - 소변관리의 75% 이상의 과정을 수행할 수 있음
  - 경우에 따라 소변 사고(occasional bladder accident)가 있음
- 주 1회 이하의 요실금

답 3)

소변조절(Bladder management)

Explanation

1. 단순 보조(minimal contact assistance) : 4점

1) 배뇨 기구 사용을 돕기 위한 보조가 필요
2) 소변관리의 75% 이상의 과정을 수행할 수 있음
3) 경우에 따라 소변 사고(occasional bladder accident)가 있음
   - 주 1회 이하의 요실금

2. 중간 보조(moderate assistance) : 3점

1) 소변관리의 50~74%의 과정을 수행
2) 경우에 따라 소변 사고(occasional bladder accident)가 있음
   - 하루 1회 이하의 요실금

3. 최대 보조(maximal assistance) : 2점

1) 소변관리의 25~49%의 과정을 수행
2) 보조에도 불구하고 환자의 옷은 거의 항상 젖어있어 기저귀 또는 흡수패드가 필요
3) 카테터 또는 인공항문 장치(ostomy device)가 제 위치에 있거나 또는 없음

70

다음 내용의 FIM 점수는?

- 인공 항문 환자의 배변 조절에 지도가 필요하다
- 경우에 따라 대변 사고(occasional bowel accident)가 있다
- 월 1회 미만

1) 2점
2) 3점
3) 4점
4) 5점
5) 6점

문제해설

70 해설내용 참조

답 4)

대변가리기(Bowel management)

Explanation

1. 지도 감독 또는 준비(supervision or set up) : 5점

1) 조언이 필요한 경우로 감독을 하며 큐(cue)를 주거나 격려해줌
2) 필요한 장치를 준비해주므로 만족스런 배변패턴을 유지시켜 줌
3) 인공 항문 환자의 배변 조절에 지도가 필요
4) 경우에 따라 대변 사고(occasional bowel accident)가 있음
   - 월 1회 미만

2. 단순 보조(minimal contact assistance) : 4점

1) 배변 기구 사용을 돕기 위한 약간의 보조가 필요
2) 하제 또는 관장제, 외부장치 등을 이용하여 만족할만한 배변패턴을 유지시켜 줌
3) 대변가리기의 75% 이상의 과정을 수행할 수 있음
4) 경우에 따라 대변 사고(occasional bowel accident)가 있음
   - 주 1회 미만

3. 중간 보조(moderate assistance) : 3점

1) 배변 기구 사용을 돕기 위해 많은 보조가 필요
2) 하제, 관장제, 외부장치 등을 이용하여 만족할만한 배변패턴을 유지시켜 줌
3) 대변가리기의 50～74%의 과정을 수행할 수 있음

4) 경우에 따라 대변 사고(occasional bowel accident)가 있음
   • 하루 1회 미만

4. 최대 보조(maximal assistance) : 2점

1) 대변가리기의 25~49%의 과정을 수행
2) 보조에도 불구하고 환자의 옷은 거의 항상 대변으로 더렵혀져 있어 기저귀 또는 흡수패드가 필요
3) 인공 항문 장치가 제 위치에 있거나 또는 없음

5. 완전 보조(total assistance) : 1점

1) 25% 이하의 대변가리기 과정을 수행
2) 보조에도 불구하고 환자의 옷은 거의 항상 젖어 있어서 기저귀 또는 흡수패드가 필요
3) 인공 항문 장치가 제 위치에 있거나 또는 없음

71

다음 내용의 FIM 점수는?

• 감독 하에 한 층의 계단을 오를 수 있다
• 옆에서 격려해주면 한 층의 계단을 오르고 내릴 수 있다

1) 2점　　2) 3점
3) 4점　　4) 5점
5) 6점

72

다음 내용의 FIM 점수는?

• 휠체어에서 침대로 이동하기 위해 'sliding board'를 제공해준다
• 이동 전 발 받침대를 제거해 주어야 한다

1) 2점　　2) 3점
3) 4점　　4) 5점
5) 6점

문제해설

71 계단 오르기

• 지도 감독 : 5점
  – 보조자가 옆에서 지켜보며 큐를 주거나 격려해주면 한 층의 계단을 오르내릴 수 있음
• 단순 보조 : 4점
  – 한 층의 계단을 오르내리는 데 75% 이상을 수행함
• 중간 보조 : 3점
  – 한 층의 계단을 오르내리는 데 50~74%를 수행함

답 4)

72 이동하기 : 침대, 의자, 휠체어 (transfers : bed, chair, wheelchair)

• 지도 감독 또는 준비 : 5점
  – 조언이 필요한 경우로 옆에서 지켜보며 큐를 주거나 격려해 주어야 함
  – sliding board 놓아주기, 발받침 제거(moving foot rests) 등의 준비가 필요
• 단순 보조(Minimal contact Assistance) : 4점
  – 이동하기의 75% 이상의 과정을 수행

답 4)

73

다음 내용은 어떤 평가도구의 어떤 항목인가?

- 일상생활에서 문제 해결능력과 관련된 기술
  - 합리성, 안전성, 적절한 시간에 맞춰 문제를 해결함
  - 경제, 사회, 인간관계에 대한 문제를 해결함

1) MBI – 계산하기
2) AMPS – 기억력
3) FIM – 문제해결
4) MVPT – 표현하기
5) COPM – 대인관계

문제해설

73 해설내용 참조

답 3)

FIM의 문제 해결(Problem solving)

Explanation

- 일상생활에서 문제 해결능력과 관련된 기술
  - 합리성, 안전성, 적절한 시간에 맞춰 문제해결 등을 의미함
  - 경제, 사회, 인간관계에 대한 문제해결을 말함

1. 완전 독립

1) 문제를 적절히 파악하고 있으며, 적절히 결정할 수 있음
2) 복잡한 일을 순서에 맞게 단계적으로 풀어나감
3) 실수가 있을 경우 스스로 수정할 수 있음

	MBI	FIM
항목	10개 영역	18개 영역
점수	최저 0점, 최고 100점	최저 7점, 최고 126점
척도	5점 척도	7점 척도
사회성 및 인지	평가 항목 없음	평가 항목 있음
독립 상태	5점	7~6점
완전 의존 상태	0~1점	1~2점

74

'Wee FIM'을 실시할 수 있는 최소연령은?

1) 0개월
2) 6개월
3) 12개월
4) 24개월
5) 36개월

75

대부분의 상황에서 복잡하고 추상적인 내용을 표현할 수 있거나 또는 약간의 어려움을 지닐 경우, FIM의 점수와 관련 항목의 연결이 옳은 것은?

1) 4점 — 표현하기
2) 5점 — 표현하기
3) 6점 — 표현하기
4) 5점 — 기억하기
5) 6점 — 기억하기

문제해설

74 Wee FIM
- 대상 : 6개월~7세 아동
- 점수 : 7점
- 평가 항목 : FIM과 동일함

답 2)

75 해설내용 참조

답 3)

Explanation

표현하기(Expression)

1. 완전 독립 : 7점

- 복잡하고 추상적인 내용을 명확하고 유창하게 표현함

2. 부분 독립 : 6점

1) 대부분의 상황에서 복잡하고 추상적인 내용을 표현할 수 있음 또는 약간의 어려움을 지님
2) 도움(prompt)은 필요하지 않음
3) 대체의사소통 도구 또는 시스템이 필요할 수 있음

3. 도움을 위한 대기(standby prompting) : 5점

1) 일상적인 내용이나 요구를 90% 이상 표현할 수 있음
2) 이해를 돕는 도움(prompting)은 10% 정도
   - 여러 번 반복함(frequent repetition)

76

다음 내용의 MBI 점수는?

- 환자는 자신의 개인위생을 처리할 수 있으나, 수행 전 또는 후에 최소의 도움이 필요하다
- 플러그 꽂기, 면도기날 고정, 뜨거운 물 사용 등 준비가 필요하다
- 안전에 대한 고려가 필요하다
- 정돈과 마무리에 도움이 필요하다

1) 1　　2) 2
3) 3　　4) 4
5) 5

문제해설

76 MBI의 개인위생

- 최소도움
  - 환자는 자신의 개인위생을 처리할 수 있으나, 수행 전 또는 후에 최소의 도움이 필요
    - ◦ 플러그 꽂기, 면도기날 고정, 뜨거운 물 사용 등 준비(setup)가 필요
    - ◦ 안전에 대한 고려
    - ◦ 정돈과 마무리에 도움이 필요
- 완전독립
  - 환자는 자신의 손과 얼굴 씻기, 머리 빗기, 양치질하기, 면도하기가 가능함
    - ◦ 모든 개인위생을 독립적으로 안전하게 수행 할 수 있음

답 4)

개인위생(Personal hygiene)

Explanation

1. 환자는 개인위생 활동을 할 수 없고 모든 면에서 의존

- 양치질 및 틀니 닦기, 머리 빗기, 손 씻기, 세수하기, 면도하기, 화장하기 등을 위해 완전한 도움(assistance)에 의존함

2. 도움이 개인위생의 모든 단계에 필요함

1) 환자는 위 활동들 중 한 가지 또는 두 가지 수행이 가능할 수 있음
2) 일반적으로 각각의 활동을 위해 자신의 수행보다 많은 도움이 제공
   - 틀니 제거, 면도 등

3. 특정 도움이 개인위생의 한 단계 또는 그 이상의 단계에 필요

1) 화장하기, 손 씻기, 양치질 시 도움(압박제공), 턱 밑 면도하기, 뒷머리 빗기, 한손 말리기 시 보조가 필요
2) 온전한 수행(task)을 위해 지속적인 큐(cueing) 또는 조언(coaxing)이 필요

4. 환자는 자신의 개인위생을 처리할 수 있으나, 수행 전 또는 후에 최소의 도움이 필요

1) 플러그 꽂기, 면도기날 고정, 뜨거운 물 사용 등 준비(setup)가 필요
2) 안전에 대한 고려
3) 정돈과 마무리에 도움이 필요

5. 환자는 자신의 손과 얼굴 씻기, 머리 빗기, 양치질하기, 면도하기가 가능함

- 모든 개인위생을 독립적으로 안전하게 수행할 수 있음

항목(item)	1. 수행 못함	2. 최대의 도움	3. 중도의 도움	4. 최소의 도움	5. 완전 독립
개인위생	0	1	3	4	5

77

다음 내용의 FIM 점수는?

- 스트레스가 많거나 익숙지 않은 상황에서 감독이 필요하다
- 도움은 전체의 10% 미만이다
- 활동의 시작 시 촉진(encouragement)이 필요할 수 있다

1) 2점
2) 3점
3) 4점
4) 5점
5) 6점

문제해설

77 FIM의 사회상호작용

- 감독(supervision)
  - 감독이 필요
    - 스트레스가 많거나 익숙지 않은 상황에서 감독이 필요
      예) 모니터링, 언어적 조절, 큐 제공, 격려(coaxing)
    - 도움은 전체의 10% 미만
    - 활동의 시작 시 촉진(encouragement)이 필요할 수 있음

답 4)

사회 상호작용(Social interaction)

Explanation

1. 부분 독립

1) 대부분의 상황에서 치료진, 다른 환자, 가족들과 적절하게 관계를 유지하고 있음 또는 약간의 어려움이 있음
2) 다른 사람의 도움을 필요로 하지는 않음
3) 사회적 상황에 대처하는 데 보다 더 많은 시간이 걸림
4) 조절을 위한 약물이 필요할 수도 있음

2. 감독(supervision)

1) 감독이 필요
2) 많거나 익숙하지 않은 상황에서 감독이 필요
   예 모니터링, 언어적 조절, 큐 제공, 격려(coaxing)
3) 도움은 전체의 10% 미만
4) 활동의 시작 시 촉진(encouragement)이 필요할 수 있음

78

MBI로 측정할 때 다음과 같은 결과를 얻었다면 몇 점에 해당되는가?

> 환자는 팔을 소매에 넣기, 바지 올리기 등에 참여할 수 있지만, 옷 입기의 모든 면에서 의존적이다

1) 0점
2) 2점
3) 5점
4) 8점
5) 10점

79

MBI에 대한 내용으로 바르지 <u>못한</u> 것은?

1) 표준화된 검사이다
2) 최소 점수는 1점이다
3) 인지 영역의 항목은 없다
4) 'Modified Barthel Index'이다
5) 만성질환자의 ADL 자립 정도를 알아본다

문제해설

78 환자는 어느 단계에 참여할 수 있지만 옷 입기의 모든 면에서 의존적이다. 준비된 상태에서 옷 입기 시 최대의 도움이 필요하다.

답 2)

79 해설내용 참조

답 2)

MBI(Modified Barthel Index)

Explanation

1. 저자

- Surya Shah, Frank Vanclay, Betty Cooper(1989)

2. 목적

- 만성질환 환자의 일상생활 자립 정도를 알아보기 위한 것

3. 대상

- 만성질환을 가진 성인

4. 신뢰도

1) 검사-재검사 신뢰도 : 0.89
2) 검사자간 신뢰도 : 0.95

80

FIM과 MBI의 차이점으로 가장 거리가 먼 것은?

1) 인지 영역 유무
2) 화장실 활동 유무
3) 사회성 영역 유무
4) 의사소통 영역 유무
5) 최저 점수 및 최고 점수

81

MBI 항목 중 가장 큰 점수를 지닌 항목은?

1) 보행
2) 옷입기
3) 소변조절
4) 개인위생
5) 계단 오르기

문제해설

80 FIM과 MBI의 차이

	MBI	FIM
항목	10개 영역	18개 영역
점수	최저 0점, 최고 100점	최저 18점, 최고 126점
척도	5점 척도	7점 척도
사회성 및 인지	평가 항목 없음	평가 항목 있음
독립 상태	5점	7~6점
완전 의존 상태	0~1점	1~2점

답 2)

81 해설내용 참조

답 1)

MBI 항목과 점수

Explanation

항목(item)	1. 수행 못함	2. 최대 도움	3. 중도 도움	4. 최소 도움	5. 완전 독립
개인위생	0	1	3	4	5
스스로 목욕하기	0	1	3	4	5
식사	0	2	5	8	10
화장실가기	0	2	5	8	10
계단오르기	0	2	5	8	10
옷입기	0	2	5	8	10
대변조절	0	2	5	8	10
소변조절	0	2	5	8	10
보행	0	3	8	12	15
또는 휠체어	0	1	3	4	5
의자 / 침대 이동	0	3	8	12	15

82

다음 내용의 MBI 점수는?

- 환자는 필요 시 보조기를 착용할 수 있다
- 목발, 지팡이, 워커를 사용할 수 있다
- 도움이나 감독 없이 50m를 걸을 수 있다

1) 0점
2) 2점
3) 5점
4) 10점
5) 15점

문제해설

82 MBI의 보행

완전독립의 경우 점수는 15점임

답 5)

보 행

Explanation

1. 보행이 의존적임

1) 환자는 걸을 수 없음
2) 보행을 시도하기 위해 두 명의 보조자가 필요함

2. 한명 또는 그 이상의 보조자가 필요함

- 환자는 보행에 최대의 도움이 필요함

3. 보조 도구에 접근하거나 그것을 조작하는데 도움이 필요

1) 한명의 조력자가 필요함
2) 환자는 보행 보조 도구에 접근하기 위해, 모서리 주위를 돌 때 안전을 위해, 문턱을 넘기 위해, 거친 지형을 넘기 위해 도움이 필요함
3) 보행은 가능함

4. 환자는 보행에 독립적이나, 도움 없이 50m까지 갈 수 없음 또는 위험한 상황에서의 안전과 확인을 위해 감독이 필요함

1) 환자는 큐와 격려가 필요함
2) 거리를 완수하는데 보다 많은 시간이 걸림

5. 환자는 필요 시 보조기(brace)를 착용할 수 있어야함(잠그기와 풀기를 포함)

1) 서기 자세로 나아갈 수 있음, 앉을 수 있음

2) 보조도구 사용을 위해 적절한 위치에 놓을 수 있음
3) 목발, 지팡이, walkerette을 사용할 수 있음
4) 도움이나 감독 없이 50m를 걸을 수 있음
5) 복도(corridor)를 따라 앞뒤로 걸을 수 있음
6) 안전, 낙상, 길 잃음에 대한 고려가 없음
7) walker, 지팡이, 의수족, 보장구, 특별 구두 등을 사용하여 독립적인 보행을 함

항목(item)	1. 수행 못함	2. 최대의 도움	3. 중도의 도움	4. 최소의 도움	5. 완전 독립
보행	0	3	8	12	15
또는 휠체어	0	1	3	4	5

83

'FIM'과 'MBI'의 공통점이 아닌 것은?

1) 식사 평가
2) 보행 평가
3) 인지 평가
4) 옷입기 평가
5) ADL 독립성 평가

문제해설

83 해설내용 참조

답 3)

MBI와 FIM의 비교

Explanation

	MBI	FIM
항목	10개 영역	18개 영역
점수	최저 0점, 최고 100점	최저 7점, 최고 126점
척도	5점 척도	7점 척도
사회성 및 인지	평가 항목 없음	평가 항목 있음
독립 상태	5점	7~6점
완전 의존 상태	0~1점	1~2점

84

다음 내용의 MBI 점수는?

- 환자는 감독 또는 도움이 없이 안전하게 계단을 오르고 내릴 수 있다
- 필요 시 환자는 난간(hand rails), 지팡이, 목발 등을 사용할 수 있다

1) 0점
2) 2점
3) 5점
4) 10점
5) 15점

문제해설

84 MBI의 계단오르기
완전독립의 경우 점수는 10점임

답 4)

계단 오르기(Stair climbing)

Explanation

1. 환자는 계단 오르기를 할 수 없음

- 계단은 한 층의 계단을 의미함

2. 도움은 계단 오르기의 모든 면들에서 필요함

- 보행 보조도구의 도움을 포함

3. 환자는 계단을 오르고 내려갈 수 있지만 보행 보조도구를 이동할 수 없음

- 감독과 도움이 필요함

4. 일반적으로 도움은 필요하지는 않음

1) 특정 시기에 안전을 위해 감독이 필요함
2) 조조 강직(morning stiffness), 호흡의 어려움 등이 발생될 경우 감독이 필요함

5. 환자는 감독 또는 도움이 없이 안전하게 계단을 오르고 내릴 수 있음

1) 필요 시 환자는 난간(hand rails), 지팡이(cane), 목발 등을 사용할 수 있음
2) 이런 도구들을 가지고 계단을 오르내릴 수 있음

85

다음 내용의 MBI 점수는?

- 환자는 독립적으로 휠체어를 운전할 수 있다
- 코너 주변을 다닐 수 있으며, 테이블, 침대, 변기 등에 맞춰 휠체어를 조작할 수 있다
- 환자는 최소 50m를 밀고 나아갈 수 있다

1) 1점　　2) 2점
3) 5점　　4) 10점
5) 15점

문제해설

85 해설내용 참조

답 3)

휠체어(Wheelchair)

Explanation

1. 휠체어 이동이 의존적임

2. 환자는 평편한 면에서 짧은 거리는 혼자 밀 수 있지만 다른 모든 면에서는 도움이 필요함

1) 대부분의 시간 조력자가 휠체어를 밀어주어야 함
2) 브레이크의 사용, 팔걸이(armrest)의 수정, 가구 주변에서의 운전, 턱 넘어가기

3. 한 사람이 필요하며, 테이블 침대 등의 사용을 위한 휠체어 조작을 위해 지속적인 도움이 필요함

- 환자는 휠체어를 밀고 나아갈 수 있지만 가구 근처 또는 제한된 구역에서는 도움이 필요함

4. 일반적으로 접하는 영역에서는 적절한 시간 내 휠체어를 밀고 나아갈 수 있음

1) 좁은 코너에서는 최소의 도움이 필요할 수 있음
2) 특별한 경우 언어적 격려와 도움이 필요할 수 있음
   - 제한된 구역을 지날 때

5. 환자는 독립적으로 휠체어를 운전함

1) 코너 주변을 다닐 수 있으며, 테이블, 침대, 변기 등에 맞춰 휠체어를 조작할 수 있음
2) 환자는 최소 50m / yards를 밀고 나아갈 수 있음

항목(item)	1. 수행 못함	2. 최대의 도움	3. 중도의 도움	4. 최소의 도움	5. 완전 독립
보행	0	3	8	12	15
또는 휠체어	0	1	3	4	5

86

다음 ADL 도구 중 질적 수준을 평가하는 도구는?

1) FIM
2) MBI
3) AMPS
4) Klein-Bell ADL Scale
5) Independent Living Scales(ILS)

문제해설

86 AMPS(Assessment of Motor and Process Skills)의 특징

- 혁신적인 관찰 평가도구(innovative observational assessment)
- ADL의 질적 수준을 평가할 수 있음
  - 노력 정도(effort), 효율성(efficiency), 안전성(safety), 독립성 정도를 평가
- 개인의 ADL 업무 수행의 질적 수준을 평가하는 표준화된 유일한 평가 도구

답 3)

ADL 평가도구

Explanation

1. Klein-Bell Activities of Daily Living Scale

1) **저자**
- lein, Bell

2) **목적**
- 일상생활의 독립성 측정

3) **대상**
- 다양한 환자 집단에 사용 가능

4) **내용**

(1) 6영역 170항목
- dressing, grooming, feeding, toileting, transfer, using telephone

5) **신뢰도**
- 검사자간 신뢰도 92%

2. Kats Index of ADL

1) **목적**
- 일상생활의 독립성 측정

2) **대상**
- 다발성 경화증, 엉덩관절 골절, 뇌졸중 등의 환자들을 기초로 개발됨

3) **내용**

(1) 6영역
- feeding, dressing, bathing, going to toilet, transferring, continence

3. Kenny Self-Care Evaluation

1) **목적**
   • 일상생활의 독립성 측정

2) **대상**
   • 병원에 입원한 노인 환자에게 치료의 효과를 측정하기 위해 개발

3) **내용**
   (1) 6영역 17개 activity
      • bed mobility, transfer, locomotion, dressing, personal hygiene, feeding

4. Independent Living Scales(ILS)

1) **저자** : Patricia Anderten Loeb

2) **목적**
   (1) 인지기능의 감소를 가지는 성인을 위한 최상의 생활공간을 결정하기 위해
   (2) 인지기능의 문제를 가지는 경우에 가능한 능력의 범위를 정의하는 데 사용

3) **대상** : 노인, 뇌손상, 치매, 경증 정신지체, 정서장애를 가지는 성인

4) **내용**
   (1) 68개의 아이템(item)으로 구성
   (2) 검사시간은 약 45분
   (3) 기억력, 지남력, 돈 관리, 가정관리, 운송수단 관리, 건강과 안전, 사회적응 영역

5. 기타 ADL 도구

1) Wee FIM
2) ABS-S
3) BDI
4) CCITSN
5) COACH
6) HELP
7) PEDI
8) SFA
9) VINELAND
10) Functional autonomy measuring system
11) Functional status index
12) Goal attainment scaling
13) Patient evaluation conference system
14) Pluses profile

87

COPM의 점수에 대한 내용으로 옳은 것은?

1) 중요도는 5점 척도이다
2) 중요도는 개인마다 다르다
3) 재평가는 중요도의 점수를 말한다
4) 수행도의 5점은 매우 잘 수행함을 의미한다
5) 만족도의 5점의 수행에 대해 매우 만족함을 의미한다

88

COPM에 대한 설명으로 옳은 것은?

1) 형식이 있다
2) 비표준화된 도구이다
3) IADL을 평가할 수 없다
4) 레저 활동을 평가할 수 없다
5) 치료사 중심의 접근법이다

문제해설

87 **step 4 : 재평가**
- 초기평가와 동일한 방법으로 재평가를 시행
- 수행도와 만족도 점수의 변화를 기록
  - 수행도 점수변화 =수행점수 2−수행점수 1
  - 만족도 점수변화 =만족도 점수 2−만족도 점수 1

답 2)

88 **해설내용 참조**

답 1)

COPM(Canadian Occupational Performance Measure)

Explanation

1. 개요

1) **목적**
- 일상생활 독립성 측정

2) **대상**
- 작업치료를 받는 모든 클라이언트

2. 특징

1) 클라이언트 중심의 접근방법
2) 작업수행은 객관적 관찰보다 클라이언트의 주관적 결정에 의함

3. 검사수행

1) Step 1 : 작업수행 문제를 결정
2) Step 2 : 중요도 평가
3) Step 3 : 점수 결정 − 수행도, 만족도, 총점
4) Step 4 : 재평가

89

다음 검사 중 클라이언트 중심의 평가도구는?

1) FIM
2) MBI
3) COPM
4) AMPS
5) LOTCA

문제해설

89 COPM(Canadian Occupational Performance Measure)의 특징
- ADL 및 IADL을 평가
- 클라이언트 중심의 접근방법
- 작업수행은 객관적 관찰보다 클라이언트의 주관적 결정에 의함

답 3)

COPM의 검사수행

Explanation

1. Step 1 : 작업수행 문제를 결정

1) 자조활동(self-care), 생산(productivity), 레저 영역의 활동에 대해 질문
2) 원하는 활동, 필요로 하는 것, 기대되어지는 일상 활동 확인

2. Step 2 : 중요도 평가

1) 클라이언트에게 각 활동들이 얼마나 중요한지를 10점 척도를 통해 평가함
2) "이 활동이 당신에게 얼마나 중요합니까?"라고 질문함
3) 대상자는 다음 그림의 10점 척도를 보고 답함

3. Step 3 : 점수 결정

1) 다섯 개의 중요한 문제를 클라이언트가 선택함
2) 수행도와 만족도 점수를 기록
   (1) 수행도
      ① 현재 자신이 그 활동을 얼마나 잘 수행할 수 있는지를 질문함
      ② 대상자는 다음 그림의 10점 척도를 보고 답함
   (2) 만족도
      ① 현재 자신이 그 활동에 얼마나 만족하고 있는지를 질문함
      ② 대상자는 다음 그림의 10점 척도를 보고 답함
   (3) 총점 : 수행도와 만족도의 총점을 각각 구한 후 문제수로 나눠서 총점에 기록

4. Step 4 : 재평가

1) 초기평가와 동일한 방법으로 재평가를 시행
2) 수행도와 만족도 점수의 변화를 기록
   (1) 수행도 점수변화=수행 점수 2−수행 점수 1
   (2) 만족도 점수변화=만족도 점수 2−만족도 점수 1

90

10세의 남아는 스스로 먹을 수 있지만 안전에 대한 고려가 필요하며, 단서나 큐가 필요하다. 'FIM'의 점수는?

1) 7점
2) 6점
3) 5점
4) 4점
5) 3점

문제해설

90 FIM(Functional Independence Measure)의 식사 항목

답 3)

FIM(Functional Independence Measure)의 식사 항목

Explanation

- 식사(Eating) : 식탁이 차려진 상태에서 적당한 도구를 사용하여 음식을 입으로 가져오고, 씹으며 삼키는 과정을 포함

1. No helper

1) 7점 : 완전 독립(complete independent)
   (1) 접시의 음식을 떠먹기, 컵으로 마시기 등을 식탁(또는 밥상)에서 일반적인 식사 방식으로 수행할 수 있음
   (2) 스푼, 포크를 사용하여 음식을 입으로 가져가고, 씹으며 삼킴
2) 6점 : 부분(또는 변형된) 독립(modified independent)
   (1) 보조 기구가 필요(빨대, 스포크(spork), rocking knife 등)
   (2) 평소보다 긴 식사 시간을 갖거나 먹기 쉽게 만든 음식(또는 비벼놓은 음식) 등이 필요
   (3) 안전에 대한 고려가 있어야 함
   (4) 비경구적 투여 또는 위 절개 후 음식투여(parenteral or gastrostomy feeding) 등 영양 섭취를 다른 방법에 의존하고 있는 환자
      - 스스로 음식을 섭취할 수 있음

2. Helper

1) 5점 : 지도 감독 또는 준비(supervision or set up)
   (1) 조언이 필요하며 옆에서 감독하며 큐(cue)를 주거나 격려해 주어야 함
   (2) 보조기를 착용함에 있어 준비가 필요함
   (3) 고기를 잘라주거나 물을 따라주는 등의 도움이 필요함
2) 4점 : 최소 보조(minimal contact assistance)
   - 식사하기의 75% 이상의 과정을 수행함

3) 3점 : 중간 보조(moderate assistance)
   • 식사하기의 50~74%의 과정을 수행함
4) 2점 : 최대 보조(maximal assistance)
   • 식사하기의 25~49%의 과정을 수행함
5) 1점 : 완전 보조(total assistance)
   (1) 25% 이하의 식사 과정을 수행함
   (2) 다른 영양섭취 방법에 의존하는 경우 : 스스로 식사를 하지 못함

91

다음 중 인지평가 도구는?

1) ACL
2) FIM
3) COPM
4) AMPS
5) Katz index

문제해설

91 ACL(Allen Cognitive Level) 테스트

답 1)

ACL(Allen Cognitive Level) 테스트

Explanation

1. 저자

• Cloudia Kay Allen(1990)

2. 목적

• 일상적인 도구를 사용하여 환자의 인지기능 및 인지 수준의 변화를 평가

3. 대상

• 정신적 또는 인지적 장애를 가진 사람

4. 신뢰도

• 검사자간 신뢰도 : 0.99

5. 내용

1) 홈질(running stitch), 감침질(whip stitch), 싱글 코도반 바느질(single cordovan stitch)로 구성
2) 각 단계의 성취 여부와 문제해결 정도에 따라 적합한 인지수준을 결정
   • 1단계에서 6단계까지 부여

92

다음 중 'ADL' 평가도구가 아닌 것은?

1) ILS
2) MMDT
3) AMPS
4) Wee FIM
5) Kats Index

문제해설

92 해설내용 참조

답 2)

ADL 평가 도구

Explanation

- FIM
- MBI
- COPM(Canadian Occupational Performance Measure)
- AMPS(Assessment of Motor and Process Skills)
- Klein-Bell Activities of Daily Living Scale
- Kats Index of ADL
- Kenny Self-Care Evaluation
- ILS(Independent Living Scales)
- Wee FIM
- ABS-S
- BDI
- CCITSN
- COACH
- HELP
- PEDI
- SFA
- VINELAND
- Functional autonomy measuring system
- Functional status index
- Goal attainment scaling
- Patient evaluation conference system
- Pluses profile
- 기타

93

'AMPS(assessment of motor and process skills)'에 대한 내용으로 옳은 것은?

1) 혁신적인 수행평가 도구이다
2) ADL의 양적 수준을 평가한다
3) 클라이언트 중심의 평가도구이다
4) 20가지 ADL 운동기술(motor skills) 항목이 있다
5) 20가지 ADL 처리기술(process skills) 항목이 있다

문제해설

93 해설내용 참조

답 5)

AMPS(Assessment of Motor and Process Skills)

Explanation

1. 개요

1) 혁신적인 관찰 평가도구(innovative observational assessment)
2) ADL의 질적 수준을 평가할 수 있음
   (1) 노력 정도(effort), 효율성(efficiency), 안전성(safety), 독립성 정도를 평가
   (2) 16가지 ADL 운동 기술(motor skills)과 20가지 ADL 처리 기술(process skill) 항목
      ① ADL motor skills
         • 스스로를 움직일 때 또는 특정 업무를 수행할 때 관찰되는 기술의 수준
      ② ADL process skills
         • 장비와 재료를 선택하고 사용할 때, 그 활동을 수행할 때, 문제에 부딪쳤을 경우 그 수행을 교정할 때 관찰되는 기술의 수준
   (3) AMPS는 개인의 ADL 업무 수행의 질적 수준을 평가하는 표준화된 유일한 평가 도구

2. 항목

• 커피 끓이기, 우유 따르기, 계란 삶기, 샌드위치 만들기, 탁자에 차 올려놓기, 바닥 쓸기, 접시 닦기, 진공청소기 사용하기 등

94

FIM에는 있지만 MBI에는 없는 항목은?

1) 개인위생
2) 목욕하기
3) 옷 입기
4) 화장실 사용
5) 사회적 상호작용

95

ADL 평가도구 중 FIM에 대한 설명으로 옳은 것은?

1) 두 명 이상의 보조를 필요를 할 때는 1점을 준다
2) 원칙적으로 행동관찰보다는 면접에 의한 평가이다
3) 손상 위험이나 환자가 과제를 수행하지 않을 때는 칸을 비워 둔다
4) 환경이나 시간의 차이에 의해 수행수준이 달라지는 경우 평균 점수를 준다
5) 걷기·의자차 항목은 입원 시 가장 많이 사용하는 이동형태의 수준을 기록한다

96

FIM의 척도와 항목수로 옳은 것은?

1) 7점 척도 18개 항목
2) 8점 척도 18개 항목
3) 7점 척도 19개 항목
4) 8점 척도 19개 항목
5) 5점 척도 17개 항목

97

뇌졸중 환자인 60대 남성은 보조도구를 사용할 경우 독립적인 식사가 가능하다. 이 남성의 FIM 점수는?

1) 7점
2) 6점
3) 5점
4) 4점
5) 3점

문제해설

94 사회적 상호작용은 FIM평가에만 있는 인지영역이다.

답 5)

95 해설내용 참조

답 1)

96 해설내용 참조

답 1)

97 해설내용 참조

답 2)

FIM

Explanation

1. FIM(Functional Independence Measure)

1) 개요

(1) 저자

• Hamilton, Granger, Sherwin, Zielenzny, Tashman(1987)

(2) 목적

① 환자의 장애 정도를 평가함

② 재활 프로그램을 통해 진전된 정도를 결정함

(3) 대상

① 8세~성인

② 18개 항목

• 최대 점수 7점, 최하 점수 1점

• 최고 총점 126점, 최하 총점은 18점

2) 점수 및 항목

(1) 항목

Self care	Sphinter control	Mobility	Locomotion	Communication	Social cognition
A. 먹기 B. 치장하기 C. 목욕 D. 윗옷 입기 E. 아래옷 입기 F. 화장실 가기	G. 소변 조절 H. 대변 조절	I. 침대, 의자, 휠체어 J. 화장실 K. 목욕탕 / 샤워실	L. 걷기 / 휠체어 M. 계단	N. 이해 O. 표현	P. 사회 상호작용 Q. 문제 해결 R. 기억력

(2) 점수(level)

점수		수행수준	기준
독립	7	완전 독립(정확한 시간에 안전하게 수행)	안전함, 전형적 수행, 보조도구 없음, 적절한 시간
	6	변형된 독립(보조 장치가 필요)	보다 많은 시간, 보조도구 필요, 안전에 대한 고려
의존	5	감독 또는 준비(setup)	감독, 큐, 독려 등이 필요, 신체적 도움 없음, 보조도구 및 물품의 준비
	4	최소의 도움(대상자는 75% 이상 수행)	신체적 도움('touching'까지만 허용)
	3	중간 정도의 도움(대상자는 75~50% 수행)	신체적 도움('touching' 이상 허용)
	2	최대의 도움(대상자는 50~25% 수행)	50~25% 수행
	1	완전 의존(25% 미만의 수행)	25% 미만의 수행

98

다음 일상생활동작 평가도구 중 성격이 다른 하나는?

1) Klein-Bell ADL scale
2) Kitchen Task Assessment(KTA)
3) Assessment of Motor Process Skills(AMPS)
4) Kohlman Evaluation of Living Scale(KELS)
5) Canadian Occupational Performance Measure(COPM)

문제해설

98 해설내용 참조

답 1)

ADL 평가도구

Explanation

1. 표준화된 ADL 및 IADL 평가도구 사례

ADL 평가	IADL 평가	ADL 및 IADL 평가
Klein-Bell ADL scale FIM MBI	AMPS KTA	COPM KELS

2. 항목

1) ADL 항목
   (1) 목욕, 샤워
   (2) 소대변 관리
   (3) 옷입기
   (4) 먹기
   (5) 식사제공(feeding)
   (6) 기능적 이동(mobility)
   (7) 개인도구관리(personal device care)
   (8) 개인위생 및 치장(grooming)
   (9) 성생활(sexual activity)
   (10) 수면 및 휴식(sleep / rest)
   (11) 화장실(toilet) 위생

2) IADL 항목

(1) 타인 돌보기(care of others)
(2) 애완동물 관리
(3) 자녀 양육(child rearing)
(4) 의사소통기구 사용(communication device use)
(5) 지역사회 이동(mobility)
(6) 재정관리
(7) 건강관리 및 유지
(8) 부동산(establishment) 관리
(9) 식사 준비 및 뒷정리(cleanup)
(10) 안전처리 및 응급조치
(11) 쇼핑

99

다음은 어떤 평가도구의 일부분이다. 무엇인가?

침상동작과 욕창방지를 위한 동작	
전반적인 도움이 필요하다	0
침대에서 한 쪽으로만 돌아누울 수 있다	1
양쪽으로 돌아누울 수 있으나 욕창방지에는 못미친다	2
욕창방지에 충분한 정도로 양쪽으로 돌아누울 수 있다	3
도움 없이 침대에서 돌아누우며, 일어나 앉을 수 있다	4
독립적인 침상 움직임이 가능하다. 앉은 자세에서 몸을 들어 올릴 수 있으나(push-up) 완벽하지 못하다	5
독립적으로 침상 움직임이 가능하다. 앉은 자세에서 완벽하게 몸을 들 수 있다	6

1) AMPS
2) SCIM
3) Kats Index of ADL
4) Kenny Self-Care Evaluation
5) Klein-Bell Activities of Daily Living Scale

문제해설

99 SCIM(Spinal Cord Independence Measure)의 9번 항목이다.

답 2)

100

FIM 평가에 대한 설명으로 옳은 것은?

1) 총점은 0~126점이다
2) 0~7점으로 8점 척도이다
3) 입원 후 48시간 이내에 측정한다
4) 총 18개의 하위항목으로 이루어진다
5) 측정환경, 측정시간에 따라 수행능력이 달라지면 평균 점수를 기록한다

문제해설

100 1~7점의 7점 척도, 입원후 72시간 이내, 18~126점, 환경 및 시간에 의해 수행력이 달라지면 가장 낮은 점수를 기록한다.

답 4)

FIM

Explanation

1. 점수

점수		수행수준	기준
독립	7	완전 독립(정확한 시간에 안전하게 수행)	안전함, 전형적 수행, 보조도구 없음, 적절한 시간
	6	변형된 독립(보조 장치가 필요)	보다 많은 시간, 보조도구 필요, 안전에 대한 고려
의존	5	감독 또는 준비(setup)	감독, 큐, 독려 등이 필요, 신체적 도움 없음, 보조도구 및 물품의 준비
	4	최소의 도움(대상자는 75% 이상 수행)	신체적 도움(touching까지만 허용)
	3	중간 정도의 도움(대상자는 75~50% 수행)	신체적 도움(touching 이상 허용)
	2	최대의 도움(대상자는 50~25% 수행)	50~25% 수행
	1	완전 의존(25% 미만의 수행)	25% 미만의 수행

2. 화장실가기(toileting)

1) 7점 : 완전 독립(complete independent)
   (1) 대·소변 후 스스로 청결을 유지할 수 있음
   (2) 생리대를 관리할 수 있으며, 대·소변 전/후 옷 입고 벗기를 안전하게 할 수 있음
2) 6점 : 부분 독립(modified independent)
   (1) 보조기 및 의지 등 특별한 장치가 필요함
   (2) 평소보다 긴 시간이 걸림
   (3) 안전에 대한 고려가 필요함

3) 5점 : 지도 감독 또는 준비(supervision or set up)
   (1) 조언이 필요하며, 옆에서 감독하며 큐를 주거나 격려해 주어야 함
   (2) 보조 기구나 필요한 도구들을 준비해 두어야 함
4) 4점 : 단순 보조(minimal contact assistance)
   • 화장실 사용하기의 75% 이상의 과정을 수행
5) 3점 : 중간 보조(moderate assistance)
   • 화장실 사용하기의 50~74%의 과정을 수행
6) 2점 : 최대 보조(maximal assistance)
   • 화장실 사용하기의 25~49%의 과정을 수행
7) 1점 : 완전 보조(total assistance)
   • 25% 이하의 화장실 사용하기 과정을 수행

101

FIM의 사회상호작용(social interaction) 항목 점수로 옳은 것은?

- 가족, 친구와 일상적인 대화가 가능하고 적절하게 관계를 유지할 수 있다
- 새로운 환경에 사람들과 만나게 될 때 친구의 도움이 필요로 하지 않지만 약을 먹고 새로운 사람들과 관계를 유지할 수 있다

1) 7
2) 6
3) 5
4) 4
5) 3

102

다음 중 인지와 지각을 모두 평가하는 것은?

1) MMSE
2) Wee FIM
3) Kats Index of ADL
4) Klein-Bell ADL Scale
5) Independent Living Scales(ILS)

문제해설

101 FIM 평가의 사회생활 항목에서 가끔 조절의 어려움은 있지만 가족, 친구와 적절하게 관계를 유지하고 사회적 상황에서 적응하는데 시간이 더 요구되거나 약물로 조절할 필요가 있는 경우 6점

답 2)

102 MMSE

뇌손상 환자의 인지지각을 비교적 간단히 평가할 수 있는 도구

답 1)

103

클라이언트의 수준이 다음과 같을 때 FIM으로 측정할 경우 몇 점인가?

> 클라이언트는 하의 입기 시 긴 시간이 필요하며, 보호자나 간병인이 옆에 서서 바지의 앞뒤 구별해주기, 바지 올리기 등을 설명해야 한다

1) 3점
2) 4점
3) 5점
4) 6점
5) 7점

104

'SCI 환자'가 대변을 보는데 일주일에 한두 번 정도의 실변이 있다. 이때 FIM의 점수는?

1) 3점
2) 4점
3) 5점
4) 6점
5) 7점

문제해설

103 하의 옷입기에서 5점 지도 감독 또는 준비에 해당하여 감독으로 옆에 서있거나, 큐를 주거나 격려해주는 것, 또는 보조기를 착용하고 옷이나 옷 입는 도구를 준비해주는 단계에 속한다.

답 3)

104 해설내용 참조

답 2)

FIM의 대변 조절

Explanation

1. FIM의 대변 조절(bowel management)

1) No helper
   (1) 7점 : 완전 독립(complete independent)
      • 대변 조절을 완벽히 할 수 있으며 대변실금이 없음
   (2) 6점 : 부분 독립(modified independent)
      ① 침대용 변기, 실내변기(commode), 항문 자극(digital stimulation)
      ② 변비방지 약물(stool softner), 좌약, 하제, 관장제 등이 필요
      ③ 인공 항문(colostomy)을 가진 환자의 경우 그것을 관리할 수 있어야 함

2) Helper

(1) 5점 : 지도 감독 또는 준비(supervision or set up)

① 조언이 필요한 경우로 감독을 하며 큐(cue)를 주거나 격려해줌

② 필요한 장치를 준비해주므로 만족스런 배변패턴을 유지시켜줌

③ 인공 항문 환자의 배변 조절에 지도가 필요함

④ 경우에 따라 대변 사고(occasional bowel accident)가 있음

- 월 1회 미만

(2) 4점 : 단순 보조(minimal contact assistance)

① 배변 기구 사용을 돕기 위한 약간의 보조가 필요함

② 하제 또는 관장제, 외부장치 등을 이용하여 만족할만한 배변패턴을 유지시켜줌

③ 대변 가리기의 75% 이상의 과정을 수행할 수 있음

④ 경우에 따라 대변 사고(occasional bowel accident)가 있음

- 주 1회 미만

(3) 3점 : 중간 보조(moderate assistance)

① 배변 기구 사용을 돕기 위해 많은 보조가 필요함

② 하제, 관장제, 외부장치 등을 이용하여 만족할만한 배변패턴을 유지시켜줌

③ 대변 가리기의 50～74%의 과정을 수행

④ 경우에 따라 대변 사고(occasional bowel accident)가 있음

- 하루 1회 미만

(4) 2점 : 최대 보조(maximal assistance)

① 대변 가리기의 25～49%의 과정을 수행

② 보조에도 불구하고 환자의 옷은 거의 항상 대변으로 더럽혀져 있어 기저귀 또는 흡수패드가 필요함

③ 인공 항문 장치가 제 위치에 있거나 또는 없음

(5) 1점 : 완전 보조(total assistance)

① 25% 이하의 대변 가리기 과정을 수행

② 보조에도 불구하고 환자의 옷은 거의 항상 젖어있어서 기저귀 또는 흡수패드가 필요함

③ 인공 항문 장치가 제 위치에 있거나 또는 없음

105

환자가 식사할 때 감독하에 스스로 먹기가 가능하다면 MBI 점수는 몇 점인가?

1) 5
2) 8
3) 10
4) 15
5) 20

문제해설

105 MBI 점수

항목(item)	개인 위생	스스로 목욕하기	식사
1. 수행 못함	0	0	0
2. 최대의 도움	1	1	2
3. 중도의 도움	3	3	5
4. 최소의 도움	4	4	8
5. 완전독립	5	5	10

답 1)

MBI 점수

Explanation

1. MBI의 식사(feeding)

0점	• 모든 면에서 의존적이며 먹여주어야 함 – 조력자가 음식을 퍼서 입으로 가져오면 환자는 오직 음식을 씹고 삼키기만 함 – 관을 통한 식사에 최대의 도움이 필요함 ◦ 음식 넣기(pouring), 연결하기(connecting), 정리하기(purging), 비율 조절하기(regulating)와 같은 과정에 도움
2점	• 먹기 도구(예, 스푼)를 다룰 수 있지만, 어떤 사람들에게는 식사 시 적극적인 도움이 필요함 – 환자는 입으로 음식물을 가져올 수 있지만, 조력자가 식사도구(utensil)에 음식을 담아 주어야 함
5점	• 감독 하에 스스로 먹기가 가능함 – 우유와 설탕 차에 타기, 소금과 후추 치기, 버터 바르기, 접시 옮기기, 또는 기타 준비 활동들에 있어 조력자가 필요함 – 환자는 음식을 담아 입으로 가져오고 먹음
5점	– 조력자의 도움 ◦ 용기 열기, 따르기, 마시기 등에 도움이 필요함 ◦ 고기 자르기에 도움이 필요 ◦ cuff, 보조기, 의치/의지(prosthesis) 등의 착용에 도움이 필요함 – 준비(set up)가 필요함 – 큐, 조언, 감독을 위한 대기(standby) 상태가 필요함 ◦ 목 막힘(choking), 급히 먹기 등의 가능성 때문
8점	• 차려진 탁자의 음식을 독립적으로 먹기 – 예외적인 도움 ◦ 고기 썰기, 우유팩 열기, 병뚜껑 열기 등은 제외함 – 보통 식사 시간보다 더 많은 시간이 걸림 – 안전에 대한 고려가 필요 ◦ 이유 : 삼킴의 질적 수준 또는 변형된 음식물의 구성(밀도) 때문 ◦ 조력자의 도움은 필요하지 않음

10점	• 음식물이 손이 닿는 범위 내에 있을 경우 접시 또는 탁자에 있는 음식을 혼자 먹을 수 있음 – 필요할 경우 환자는 보조 장치를 착용해야 함 – 음식 자르기, 소금과 후추 치기, 버터 바르기 등을 할 수 있음 – 환자는 스푼, 포크, 일반 컵, 유리컵, 긴 빨대, 적응 도구들, 커프(cuff) 등을 사용할 수 있음 – 용기 열기, 음료수 따르기, 고기 자르기 등을 위험 없이 할 수 있음 – 도움은 필요하지 않음

2. MBI 점수

항목(item)	1. 수행못함	2. 최대의 도움	3. 중도의 도움	4. 최소의 도움	5. 완전독립
개인위생	0	1	3	4	5
스스로 목욕하기	0	1	3	4	5
식사	0	2	5	8	10
화장실가기	0	2	5	8	10
계단오르기	0	2	5	8	10
옷입기	0	2	5	8	10
대변조절	0	2	5	8	10
소변조절	0	2	5	8	10
보행	0	3	8	12	15
또는 휠체어	0	1	3	4	5
의자/침대 이동	0	3	8	12	15

106

아동용 기능적 독립수준 평가(Wee FIM)에 대한 설명으로 옳은 것은?

1) 총점은 12～84점이다
2) 6개 영역, 12개 항목으로 이루어진다
3) 6개월～10세 모든 아동을 대상으로 한다
4) 발달지연 아동은 12세까지 사용이 가능하다
5) 퇴원 시 점수는 퇴원 전 48시간 안에 평가한다

문제해설

106 6개월～7세 모든 아동을 대상으로 입, 퇴원 시 72시간 전에 평가를 하고 6개 영역의 18개 항목으로 18～126점으로 이루어져 있다

답 4)

107

다음 중 FIM의 점수와 기준의 연결이 바른 것은?

1) 7점 — 보조도구의 사용이 없이 독립적으로 수행함
2) 7점 — 보조도구를 사용하며 안전에 대한 고려가 필요함
3) 6점 — 신체적 도움이 없으며 활동 전 준비가 필요함
4) 5점 — 가벼운 신체 접촉 정도의 도움이 필요함
5) 3점 — 피검자는 50% 이상의 도움이 필요함

문제해설

107 해설내용 참조

답 1)

FIM의 점수 및 항목

Explanation

1. 항목

Self care	Sphinter control	Mobility	Locomotion	Communication	Social cognition
A. 먹기 B. 치장하기 C. 목욕 D. 윗옷 입기 E. 아래옷 입기 F. 화장실 가기	G. 소변 조절 H. 대변 조절	I. 침대, 의자, 휠체어 J. 화장실 K. 목욕탕 / 샤워실	L. 걷기 / 휠체어 M. 계단	N. 이해 O. 표현	P. 사회 상호작용 Q. 문제 해결 R. 기억력

2. 점수(level)

점수		수행수준	기준
독립	7	완전독립(적절한 시간 내에 안전하게 수행)	안전함, 전형적 수행, 보조도구 없음, 적절한 시간
	6	변형된 독립(보조 장치가 필요)	보다 많은 시간, 보조도구가 필요함, 안전에 대한 고려가 필요함
의존	5	감독 또는 준비(setup)	감독, 큐, 독려 등이 필요, 신체적 도움 없음, 보조도구 및 물품의 준비
	4	최소의 도움(대상자는 75% 이상 수행)	신체적 도움(접촉까지만 허용)
	3	중간 정도의 도움(대상자는 75~50% 수행)	신체적 도움(접촉 이상 허용)
	2	최대 도움(대상자는 50~25% 수행)	50~25% 수행
	1	완전 의존(25% 미만의 수행)	25% 미만의 수행

108

다음 중 FIM의 점수와 사례의 연결이 옳은 것은?

1) 2점 — 45m 중 75%의 거리를 걸어서 이동할 수 있다
2) 3점 — 대변기구 사용을 돕기 위해 약간의 신체적 도움이 필요하다
3) 4점 — 보조기를 사용하여 4~6개의 계단을 독립적으로 오르내릴 수 있다
4) 6점 — 'spork'를 사용하면 2배 이상의 시간이 걸리지만 독립적인 식사를 할 수 있다
5) 7점 — 대부분의 상황에서 환자나 가족과 적절한 관계를 유지하지만 사회적 상황을 대처하는 데 좀 더 많은 시간이 걸린다

109

뇌졸중 환자인 K씨는 독립적으로 화장실 가기가 가능하지만 평소보다 더 긴 시간이 필요하며, 안전에 대한 고려가 필요하다. K씨의 FIM 점수는?

1) 7점
2) 6점
3) 5점
4) 4점
5) 3점

문제해설

108 대변기구 사용을 돕기 위해 신체적 도움 등 약간의 보조가 필요한 경우는 4점이다. 3점은 중간보조로 대변가리기의 50~74%의 과정을 수행할 수 있고 배변 기구 사용을 돕기 위해 중간의 보조가 필요하다.

답 4)

109 해설내용 참조

답 2)

FIM의 화장실 가기

Explanation

helper – 독립	• 7점 : 완전 독립(complete Independent) – 대·소변 후 스스로 청결을 유지할 수 있음 – 생리대를 관리할 수 있으며, 대·소변 전/후 옷 입고 벗기를 안전하게 할 수 있음 • 6점 : 부분 독립(Modified Independent) – 보조기 및 의지 등 특별한 장치가 필요함 – 평소보다 긴 시간이 걸림 – 안전에 대한 고려가 필요함

110

다음 중 FIM의 항목이 아닌 것은?

1) 계단
2) 기억력
3) 소변조절
4) 표현하기
5) 계산하기

111

다음 중 혁신적인 관찰 평가도구인 AMPS의 평가 항목의 구성으로 옳은 것은?

1) 12가지 운동 기술과 16가지 처리기술
2) 16가지 운동 기술과 16가지 처리기술
3) 16가지 운동 기술과 20가지 처리기술
4) 20가지 운동 기술과 20가지 처리기술
5) 20가지 운동 기술과 24가지 처리기술

112

COPM에 대한 설명으로 틀린 것은?

1) 중요도는 개인마다 차이가 있다
2) 작업수행은 객관적인 관찰을 통해 결정된다
3) 가장 중요하다고 생각되는 5종류의 문제를 선택한다
4) 재평가를 통해 수행도와 만족도 점수의 변화를 파악할 수 있다
5) 작업수행이 사람, 환경, 작업 사이의 상호관계에서 사람이 가장 핵심이다

문제해설

110 FIM의 항목

Self care	A. 먹기 B. 치장하기 C. 목욕 D. 윗옷 입기 E. 아래옷 입기 F. 화장실 가기
Sphinter control	G. 소변 조절 H. 대변 조절
Mobility	I. 침대, 의자, 휠체어 J. 화장실 K. 목욕탕, 샤워실
Locomotion	L. 걷기, 휠체어 M. 계단
Communication	N. 이해 O. 표현
Social cognition	P. 사회 상호작용 Q. 문제 해결 R. 기억력

답 5)

111 AMPS

- 혁신적인 관찰 평가도구 (innovative observational assessment)
  - 노력 정도(effort), 효율성(efficiency), 안전성(safety), 독립성 정도를 평가함
  - 16가지 ADL 운동 기술(motor skills)과 20가지 ADL 처리기술(process skill) 항목이 있음

답 3)

112 COPM은 작업수행에서 클라이언트가 원하는 것의 우선순위를 정하고 각각의 문제에 관한 수행정도와 만족도를 평가한다. 이 평가도구는 클라이언트 자신의 인식변화를 측정하기 위해 제작된 것이다. 작업수행은 객관적 관찰보다는 클라이언트 본인의 경험에 따라 개인이 주관적으로 결정하는 것이다.

답 2)

113

MBI 총점의 결과가 '약간(mild) 의존'에 해당하는 점수의 범위는?

1) 0～24
2) 25～49
3) 50～74
4) 75～90
5) 91～99

114

뇌졸중을 지닌 남성은 독립적인 일상생활활동이 가능하지만 대변조절에만 최소의 도움이 필요하다. 이 남성의 MBI 점수는?

1) 75－mild
2) 85－mild
3) 96－minimum
4) 98－minimum
5) 100－minimum

문제해설

113 해설내용 참조

답 4)

114 해설내용 참조

답 4)

MBI 항목별 점수 및 결과

Explanation

항목(item)	1. 수행 못함	2. 최대의 도움	3. 중도의 도움	4. 최소의 도움	5. 완전독립
개인위생	0	1	3	4	5
스스로 목욕하기	0	1	3	4	5
식사	0	2	5	8	10
화장실가기	0	2	5	8	10
계단오르기	0	2	5	8	10
옷입기	0	2	5	8	10
대변조절	0	2	5	8	10
소변조절	0	2	5	8	10
보행	0	3	8	12	15
또는 휠체어	0	1	3	4	5
의자 / 침대 이동	0	3	8	12	15

의존 수준 (dependency level)	완전(total)	심한(severe)	중간(moderate)	약간(mild)	최소(minimal)
MBI 총점	0～24	25～49	50～74	75～90	91～99

115

보조도구를 사용하면 독립적인 ADL이 가능할 경우 FIM 점수는?

1) 7점
2) 6점
3) 5점
4) 4점
5) 3점

116

MBI 항목 중 가장 점수가 낮은 항목은?

1) 옷입기
2) 보행
3) 대변조절
4) 개인위생
5) 계단 오르기

117

다음 평가도구들 중 성격이 다른 하나는 무엇인가?

1) Stroke Impact Scale
2) Modified Barthel Index
3) Spinal Cord Independence Measure
4) Assessment of Motor and Process Skill
5) Global Assessment of Functioning Scale

118

다음 중 FIM에 대한 설명으로 옳은 것은?

1) 5점 척도를 사용한다
2) 최고 총점은 120점이다
3) 각 항목 당 최하점은 0점이다
4) 인지와 의사소통 항목을 평가할 수 있다
5) 보조도구를 사용해 독립적인 수행을 할 경우 5점이다

문제해설

115 보조도구의 사용이 없을 경우는 7점이며, 보조도구를 사용할 경우는 6점이다.
답 2)

116 개인위생의 최고 점수는 5점이다.
답 4)

117 Global Assessment of Functioning Scale은 전반적 지능상태 평가도구이다. DSM-Ⅳ의 다섯 번째 진단축을 평가할 때 사용되는 평가도구이다. 평가 당시 환자의 기능 수준을 체크한다. 점수는 0~100점이다. 나머지 도구들은 ADL 평가도구이다.
답 5)

118 FIM
- 18개 항목
- 최대 점수 7점, 최하 점수 1점
- 최고 총점 126점, 최하 총점은 18점

답 4)

119

MBI 평가도구를 사용해 측정할 경우 다음 내용은 몇 점에 해당하는가?

> 환자는 팔을 소매에 넣기, 바지 올리기 등에 부분적 참여가 가능하지만 옷 입기의 모든 면에서 의존적이다

1) 0점
2) 2점
3) 5점
4) 8점
5) 10점

120

다음 평가도구들 중 IADL 평가도구는?

1) FIM
2) MBI
3) COPM
4) AMPS
5) Klein-Bell ADL Scale

121

다음 중 ADL과 IADL을 모두 평가할 수 있는 도구는?

1) AMPS
2) COPM
3) A-ONE
4) Kats index
5) Klein-Bell ADL Scale

문제해설

119 2점은 환자는 어느 단계에 참여할 수 있지만 옷 입기의 모든 면에서 의존적이다. 준비된 상태에서 옷 입기 시 최대의 도움이 필요하다.

답 2)

120 해설내용 참조

답 4)

121 해설내용 참조

답 2)

ADL 평가도구

Explanation

ADL Assessments	IADL Assessments	Measure of ADLs and IADLs
Klein-Bell ADL Scale	Assessment of Motor and Process Skills (AMPS)	Canadian Occupational Performance Measure (COPM)

122

다음 소변조절 항목의 FIM 점수는?

- 배뇨기구 사용을 돕기 위한 보조가 필요하다
- 일주일에 1회 이하 정도 실수가 있다

1) 6점
2) 5점
3) 4점
4) 3점
5) 2점

문제해설

122 해설내용 참조

답 3)

FIM : 소변조절

Explanation

No helper –독립	• 7점 : 완전 독립(complete independent) ① 소변 조절을 완벽히 할 수 있으며, 요실금이 없음 • 6점 : 부분 독립(modified independent) ① 환자용 소변기, 침대용 변기, 실내변기, 카테터, 흡수패드, 기저귀 등이 필요함 ② 소변 조절을 위한 약물 복용이 필요함 ③ 카테터(catheter)를 이용하는 환자 ④ 독립적으로 카테터를 넣고 빼기를 할 수 있어야 함 ⑤ 청결함의 유지 ⑥ 콘돔형 배뇨 기구 사용 시 환자는 독립적으로 기구를 사용할 수 있어야 함
helper –의존	• 5점 : 지도 감독 또는 준비(supervision or set up) ① 조언이 필요한 경우로 옆에서 지켜보며 큐를 주거나 격려해 줌 ② 소변 장치를 준비해주므로 만족할만한 배뇨패턴을 유지시켜 줌 ③ 변기에 오르거나 침대용 소변기(bedpan) 사용에 시간이 지연됨 ④ 경우에 따라 가끔 요실금이 발생함(occasional bladder accident) ⑤ 침대용 소변기 또는 배뇨 장치에서 흘림이 있음 ⑥ 요실금은 월 1회 이하로 발생됨 • 4점 : 단순 보조(minimal contact assistance) ① 배뇨기구 사용을 돕기 위해 보조가 필요함 ② 소변관리의 75% 이상의 과정을 수행할 수 있음 ③ 경우에 따라 소변 사고(occasional bladder accident)가 있음 → 주 1회 이하의 요실금 • 3점 : 중간 보조(moderate assistance) ① 소변관리의 50~74%의 과정을 수행함 ② 경우에 따라 소변 사고(occasional bladder accident)가 있음 → 하루 1회 이하의 요실금 • 2점 : 최대 보조(maximal assistance) ① 소변관리의 25~49%의 과정을 수행 ② 보조에도 불구하고 환자의 옷은 거의 항상 젖어있어 기저귀 또는 흡수패드가 필요함 ③ 카테터 또는 인공항문 장치(ostomy device)가 제 위치에 있거나 또는 없음

helper －의존	• 1점 : 완전 보조(total assistance) ① 25% 이하의 소변관리 과정을 수행 ② 보조에도 불구하고 환자의 옷은 거의 항상 젖어있어 기저귀 또는 흡수패드가 필요함 ③ 카테터 또는 인공항문 장치(ostomy device)가 제 위치에 있거나 또는 없음

123

운동기술과 처리기술을 모두 평가할 수 있는 도구는?

1) MBI
2) FIM
3) SCIM
4) AMPS
5) 알렌인지평가

124

SCIM-3 항목 중수 배점이 가장 낮은 것은?

1) 호흡
2) 배뇨조절
3) 배변조절
4) 침상체위변경
5) 침대－휠체어 자리이동

문제해설

123 AMPS 개요
- Anne G. Fisher
  - 개발자
  - 작업치료사(콜로라도 대학교 작업치료과)
- 표준화된 검사
  - 국제적으로 표준화된 평가도구
  - 관찰을 통한 ADL 및 IADL 평가
- ADL의 질적 수준을 평가
  - 개인의 ADL 업무수행의 질적 수준을 평가하는 표준화된 유일한 평가도구임
  - 작업치료 대상자의 작업수행의 질과 작업수행 능력을 동시에 평가함
  - 작업수행의 질을 '운동기술 및 처리기술'로 평가함
- 혁신적인 관찰 평가도구(innovative observational assessment)
  - 노력 정도(effort), 효율성(efficiency), 안전성(safety), 독립성 정도를 평가함
  - 16가지 ADL 운동 기술(motor skills)과 20가지 ADL 처리기술(process skill) 항목이 있음
    - ADL motor skills : 스스로를 움직일 때 또는 특정 업무를 수행할 때 관찰되는 기술의 수준
    - ADL process skills : 장비와 재료를 선택하고 사용할 때, 그 활동을 수행할 때, 문제에 부딪쳤을 경우 그 수행을 교정할 때 관찰되는 기술의 수준

답 4)

124
- 호흡 : 10점
- 배뇨조절 : 15점
- 배변조절 : 10점
- 침상체위변경 : 6점
- 침대 ↔ 휠체어 자리이동 : 2점

답 5)

125

다음은 FIM의 소변조절(bladder management) 항목이다. 설명에 해당하는 점수는?

- 소변관리의 25~49% 정도를 수행한다
- 보조에도 불구하고 옷은 항상 젖어있고 기저귀 또는 흡수패드가 필요하다

1) 1점
2) 2점
3) 3점
4) 4점
5) 5점

문제해설

125 해설내용 참조

답 2)

소변조절(bladder management)

Explanation

No helper－독립	
7점	• 완전 독립(complete independent) – 소변 조절을 완벽히 할 수 있으며, 요실금이 없음
6점	• 부분 독립(modified independent) – 환자용 소변기, 침대용 변기, 실내변기, 카테터, 흡수패드, 기저귀 등이 필요함 – 소변 조절을 위한 약물 복용이 필요함 – 카테터(catheter)를 이용하는 환자 – 독립적으로 카테터를 넣고 빼기를 할 수 있어야 함 – 청결함의 유지 – 콘돔형 배뇨 기구 사용 시 환자는 독립적으로 기구를 사용할 수 있어야 함
helper－의존	
5점	• 지도 감독 또는 준비(supervision or set up) – 조언이 필요한 경우로 옆에서 지켜보며 큐를 주거나 격려해 줌 – 소변 장치를 준비해주므로 만족할만한 배뇨패턴을 유지시켜 줌 – 변기에 오르거나 침대용 소변기(bedpan) 사용에 시간이 지연됨 – 경우에 따라 가끔 요실금이 발생함(occasional bladder accident) – 침대용 소변기 또는 배뇨 장치에서 흘림이 있음 – 요실금은 월 1회 이하로 발생됨
4점	• 단순 보조(minimal contact assistance) – 배뇨기구 사용을 돕기 위해 보조가 필요함 – 소변관리의 75% 이상의 과정을 수행할 수 있음 – 경우에 따라 소변 사고(occasional bladder accident)가 있음 → 주 1회 이하의 요실금

3점	• 중간 보조(moderate assistance) – 소변관리의 50~74%의 과정을 수행함 – 경우에 따라 소변 사고(occasional bladder accident)가 있음 → 하루 1회 이하의 요실금
2점	• 최대 보조(maximal assistance) – 소변관리의 25~49%의 과정을 수행 – 보조에도 불구하고 환자의 옷은 거의 항상 젖어있어 기저귀 또는 흡수패드가 필요함 – 카테터 또는 인공항문 장치(ostomy device)가 제 위치에 있거나 또는 없음
1점	• 완전 보조(total assistance) – 25% 이하의 소변관리 과정을 수행 – 보조에도 불구하고 환자의 옷은 거의 항상 젖어있어 기저귀 또는 흡수패드가 필요함 – 카테터 또는 인공항문 장치(ostomy device)가 제 위치에 있거나 또는 없음

126

다음은 MBI(Modified Barthel Index)의 개인위생(personal hygiene) 항목이다. 해당 점수는?

> 뇌졸중 환자인 양씨는 자신의 개인위생을 처리할 수 있으나, 수행 전 또는 후에 최소의 도움이 필요하다. 플러그 꽂기, 면도기 날 고정, 뜨거운 물 사용 등에 준비(setup)가 필요한 상태이며, 늘 안전에 대한 고려가 필요하다

1) 1　　2) 3
3) 4　　4) 8
5) 10

문제해설

126

3점	특정 도움이 개인위생의 한 단계 또는 그 이상의 단계에 필요함 • 화장하기, 손 씻기, 양치질 시 도움(압박제공), 턱 밑 면도하기, 뒷머리 빗기, 한손 말리기시 보조가 필요함 • 온전한 수행(task)을 위해 지속적인 큐(cueing) 또는 조언(coaxing)이 필요함
4점	환자는 자신의 개인위생을 처리할 수 있으나, 수행 전 또는 후에 최소의 도움이 필요함 • 플러그 꽂기, 면도기 날 고정, 뜨거운 물 사용 등 준비(setup)가 필요함 • 안전에 대한 고려가 있음 • 정돈과 마무리에 도움이 필요함
5점	환자는 자신의 손과 얼굴 씻기, 머리 빗기, 양치질하기, 면도하기가 가능함 • 모든 개인위생을 독립적으로 안전하게 수행할 수 있음 • 남성 모든 종류의 면도기를 사용할 수 있음 – 도움 없이 면도기의 날을 교체함 – 면도기의 플러그를 꽂을 수 있음 – 서랍이나 캐비닛에서 꺼낼 수 있음 • 여성 – 혼자 화장을 할 수 있어야 함 – 머리 묶기(braid), 머리 모양내기 등은 해당 안됨

답 3)

127

다음과 같은 방식으로 식사가 가능하다면 MBI 점수는?

> 감독이나 보호자 없이 식사는 가능하지만 잘게 다져진 형태의 음식으로 식사를 할 경우에만 독립적 식사가 가능하다

1) 0점
2) 2점
3) 5점
4) 8점
5) 10점

문제해설

127 해설내용 참조

답 4)

MBI 점수 및 해석

Explanation

항목(item)	1. 수행 못함	2. 최대의 도움	3. 중도의 도움	4. 최소의 도움	5. 완전 독립
개인위생	0	1	3	4	5
스스로 목욕하기	0	1	3	4	5
식사	0	2	5	8	10
화장실가기	0	2	5	8	10
계단오르기	0	2	5	8	10
옷입기	0	2	5	8	10
대변조절	0	2	5	8	10
소변조절	0	2	5	8	10
보행	0	3	8	12	15
또는 휠체어	0	1	3	4	5
의자 / 침대 이동	0	3	8	12	15

8점	• 차려진 탁자의 음식을 독립적으로 먹기 – 예외적인 도움 ◦ 고기 썰기, 우유팩 열기, 병뚜껑 열기 등은 제외함 – 보통 식사 시간보다 더 많은 시간이 걸림 – 안전에 대한 고려가 필요함 ◦ 이유 : 삼킴의 질적 수준 또는 변형된 음식물의 구성(밀도) 때문 ◦ 조력자의 도움은 필요하지 않음

10점	• 음식물이 손이 닿는 범위 내에 있을 경우 접시 또는 탁자에 있는 음식을 혼자 먹을 수 있음 - 필요할 경우 환자는 보조 장치를 착용해야 함 - 음식 자르기, 소금과 후추 치기, 버터 바르기 등을 할 수 있음 - 환자는 스푼, 포크, 일반 컵, 유리컵, 긴 빨대, 적응 도구들, 커프(cuff) 등을 사용할 수 있음 - 용기 열기, 음료수 따르기, 고기 자르기 등을 위험 없이 할 수 있음 - 도움은 필요하지 않음

128

MBI의 두 항목인 보행와 식사의 사례이다. 두 점수의 합은?

- 보행을 위해 2명의 보호자가 필요하고 도움을 받으면 50미터 미만 이동이 가능하고 시간이 오래 걸린다
- 보호자가 숟가락에 음식을 올려주면 입으로 가져가 먹을 수 있다

1) 2
2) 7
3) 13
4) 17
5) 20

129

다음 사례의 MBI 평가 점수는?

- 계단 오르기 및 보행 항목을 제외한 모든 항목에서는 독립적인 수행이다
- 계단 오르기의 경우 오를 때 2명 이상의 도움이 필요하다
- 의자차의 경우 전진은 시킬 수 있으나 가구 주위나 제한된 공간에서 조작할 때 도움이 필요하다

1) 70
2) 73
3) 78
4) 80
5) 85

문제해설

128 MBI 보행 항목의 경우 보호자 2명 이상의 도움을 받을 시 0점이다.
식사하기 항목에서 숟가락에 음식을 올려주면 입으로 가져가 먹을 수 있다. '숟가락 사용은 가능하나 음식을 뜰 수는 없음'의 경우 2점이다. 그러므로 총 2점이다.

답 1)

129
- 계단 오르기 항목 : 2명 이상의 도움을 받음 → 0점
- 보행(의자차) 항목 : 한 명의 도움이 필요하고 탁자나 침대 등에 의자차를 가까이 할 때 항상 도움이 필요, 제한된 공간에서 조작할 때 도움이 필요함 → 3점
- 계단 오르기, 보행 항목을 제외한 항목은 독립적 수행이 가능하므로 75 + 0 + 3 = 총 78점

답 3)

130

Wee FIM 평가 중 보행항목에 대한 설명으로 옳은 것은?

1) 휠체어를 사용할 경우 최대점수는 7점이다
2) 네발기기를 사용할 경우 최대점수는 5점이다
3) 네발기기를 사용하여 10∼15m(방에서 밖으로 이동)은 5점이다
4) 휠체어를 이용하여 독립적으로 50m 정도를 갈 수 있으면 7점이다
5) 보행항목의 1점을 부여받는 경우 한명의 보조자의 도움이 필요하다

131

MBI 검사 항목과 점수가 바르게 연결된 것은?

가. 환자는 대체적으로 실뇨가 없으나 화장실을 빨리 찾지 못하면 실뇨를 할 수 있다
나. 환자는 보행이 가능하지만, 보행보조도구를 챙기거나 보조도구를 조작하는데, 문지방이나 불규칙한 지면을 지날 때에 도움이 필요하다
다. 환자는 활동 중 하나 이상에서 약간의 도움이 필요하다. 면도하기, 칫솔을 치아에 누르기, 세수하기 등 작업을 끝내기 위해 계속적인 힌트가 필요하다

1) 나－보행 3점
2) 가－배변조절 8점
3) 가－배뇨조절 8점
4) 다－목욕하기 3점
5) 다－개인위생 4점

132

SCIM 평가에서 실외 이동의 평가 기준이 되는 거리는?

1) 100m
2) 70m
3) 50m
4) 25m
5) 10m

문제해설

130 휠체어를 사용할 경우 최대점수는 6점이고, 휠체어로 독립적으로 50m를 갈 수 있으면 최대점수인 6점, 네발기기로 10∼15m 이동 시 4점, 보행항목에서 1점은 두 명의 보조자가 필요하다.

답 2)

131
- 가 : 배뇨조절에 8점 대체적으로 실뇨가 없으나 화장실을 빨리 찾지 못하면 실뇨를 할 수 있고 기구 사용에 약간에 도움이 필요하다.
- 나 : 보행 항목의 8점
- 다 : 개인위생 항목의 3점

답 3)

132 SCIM은 실내 이동 10m 이내, 중거리 이동 10∼100m, 실외 이동 100m 이상을 기준으로 평가한다.

답 1)

133

다음 사용된 노인의 ADL 평가도구는?

- 척도(Rating code)
  - 0 = 완전의존
  - 1 = 전반적인 도움
  - 2 = 중도의 도움
  - 3 = 최소 도움 또는 감독(supervision)
- 평가 내용 및 항목 : 6영역 17개의 활동으로 구성됨
  - 식사(feeding)
  - 이동(transfer)
  - 보행(locomotion)
  - 옷 입기(dressing)
  - 침상이동(bed mobility)
  - 개인위생(personal hygiene)

1) Barthel index
2) Katz index of ADL
3) Kenny index of ADL
4) Independent Living Scales
5) Klein-Bell Activities of Daily Living Scale

문제해설

133 해설내용 참조

답 3)

Kenny Self-care Evaluation 결과 기록지 일부

Explanation

병실	병동	진단명	이름																발병일			입원일		
			침상 (Bed)		이동 (Transfers)			보행 (Locomotion)			옷입기 (Dressing)			개인위생 (Personal hygiene)					먹기(Feeding)	자기관리 점수(Self-care score)	물리치료사(Physical therapist)	작업치료사(Occupational therapist)	간호사(Nurse)	신체적(Physical)
			침대 내 이동(Move in bed)	일어서기 및 앉기(rise and sit)	앉기(sitting)	서기(standing)	화장실(toilet)	걷기(Walking)	앉기(stairs)	휠체어(Wheelchair)	상의입기(Upper trunk and arms)	하의입기(Lower trunk and legs)	양말(Feet)	얼굴·머리·팔(Face·hair·arms)	몸통·회음부(Trunk·perineum)	하체(Lower extremities)	대변관리(Bowel program)	방광관리(Bladder program)						

134

퇴원을 앞둔 척수손상환자의 작업수행의 질을 운동기술과 처리기술로 평가하여 지역사회 독립생활 가능여부와 중재접근의 방향을 판단하는 평가도구는?

1) MBI
2) FIM
3) COPM
4) SCIM
5) AMPS

135

다음 사례의 홍 씨에게 부합하는 FIM 점수는?

> 45세 척수손상 환자인 홍 씨는 면도기 홀더(holder)만 있으면 독립적인 면도가 가능하다. 면도하는 시간이 조금 더 걸리지만 스스로 전 과정을 도움 없이 수행할 수 있다

1) 3점
2) 4점
3) 5점
4) 6점
5) 7점

136

다음과 같은 활동이 과제인 ADL 평가도구는?

> • 커피 끓이기 • 우유 따르기
> • 샌드위치 만들기

1) COPM
2) AMPS
3) A-ONE
4) Wee FIM
5) Kenny Self-Care Evaluation

문제해설

134 AMPS는 신체적 노력정도와 효율성, 안정성, 과제 수행의 독립성을 바탕으로 지역사회에서의 독립생활을 위한 점수를 제공하고 있다. 또한 처리기술을 기반으로 중재의 방향을 설정하는 정보를 제공한다.

답 5)

135 치장하기 FIM 점수

No helper –독립	• 7점 : 완전 독립(complete independent) – 양치질, 머리 빗기, 세수, 세안, 면도, 화장을 함 – 필요한 용품 준비를 포함 • 6점 : 부분 독립(modified independent) – 보조기 및 의지 등 특별한 장치가 필요함 – 평소보다 긴 시간이 걸림 – 안전에 대한 고려가 필요함

답 4)

136 AMPS 과제

항목	커피 끓이기, 우유 따르기, 계란 삶기, 샌드위치 만들기, 탁자에 차 올려놓기, 바닥 쓸기, 접시 닦기, 진공청소기 사용하기 등 총 85개의 과제(AMPS 6판)
과제의 예	디저트 준비 : 음료수, 토스트와 커피, 시리얼, 음료수, 계란요리, 프렌치토스트, 샌드위치, 샐러드 등
음식준비	인스턴트라면, 볶음밥, 야채볶음 등
가사관리	집안청소, 침대시트 갈기, 빨래, 식사준비 등
PADL	옷 입기, 양치질, 치장하기

답 2)

137

MBI 결과해석이 최소(minimal) 의존에 해당하는 점수는?

1) 0~24
2) 25~49
3) 50~74
4) 75~90
5) 91~99

문제해설

137 해설내용 참조

답 5)

측정 및 평가

MBI 결과 해석

Explanation

의존 수준	완전 (total)	심한 (severe)	중간 (moderate)	약간 (mild)	최소 (minimal)
MBI 총점	0~24	25~49	50~74	75~90	91~99

138

다음 평가도구 중 18개 항목으로 구성되어 있으며 7점 척도로 대상자의 일상생활을 평가하는 도구는?

1) MBI
2) FIM
3) COPM
4) AMPS
5) A-ONE

문제해설

138 FIM의 항목

Self care	A. 먹기 B. 치장하기 C. 목욕 D. 윗옷 입기 E. 아래옷 입기 F. 화장실 가기
Sphinter control	G. 소변 조절 H. 대변 조절
Mobility	I. 침대, 의자, 휠체어 J. 화장실 K. 목욕탕, 샤워실
Locomotion	L. 걷기, 휠체어 M. 계단
Communication	N. 이해 O. 표현
Social cognition	P. 사회 상호작용 Q. 문제 해결 R. 기억력

답 2)

139

다음 중 FIM평가에 대한 설명으로 옳은 것은?

1) FIM 평가도구의 총점은 125점이다
2) MBI평가와 다르게 호흡 항목이 있다
3) 입원 후, 퇴원 전 72시간 이내에 평가를 한다
4) 보조도구를 사용하여 스스로 할 수 있으면 5점을 부여한다
5) 상황에 따라 수행능력이 다른 경우 가장 높은 점수를 기록하여 빈칸이 없도록 한다

140

TBI 환자인 50대 홍○○씨가 화장실을 갈 때 보호자는 옆에서 늘 조언이나 격려를 해주어야 한다. 예상되는 홍○○씨의 FIM 점수는?

1) 6점
2) 5점
3) 4점
4) 3점
5) 2점

문제해설

139 FIM 평가도구의 총점은 126점이고, 호흡 항목은 SCIM 평가도구에 있다. 보조도구를 사용하여 스스로 할 수 있는 경우에 6점을 부여하고 상황에 따라 수행능력이 다른 경우 가장 낮은 점수를 기록하여 빈칸이 없도록 한다.

답 3)

140 해설내용 참조

답 2)

FIM : 화장실가기

Explanation

No helper 의존	• 5점 : 지도 감독 또는 준비(supervision or set up) - 조언이 필요하며, 옆에서 감독하며 큐를 주거나 격려해 주어야 함 - 보조 기구나 필요한 도구들을 준비해 두어야 함 • 4점 : 단순 보조(minimal contact assistance) - 화장실 사용하기의 75% 이상의 과정을 수행함 • 3점 : 중간 보조(moderate assistance) - 화장실 사용하기의 50~74%의 과정을 수행함 • 2점 : 최대 보조(maximal assistance) - 화장실 사용하기의 25~49%의 과정을 수행함 • 1점 : 완전 보조(total assistance) - 25% 이하의 화장실 사용하기 과정을 수행함

141

다음에 제시된 평가도구는?

> 집안일, 여가, 업무, 실외활동 등 15가지 IADL을 측정한다

1) Rankin Scale
2) Arm Motor Ability Test
3) Frenchay Activities Index
4) Kohlman Evaluation of Living Skills
5) Functional Test for the Hemiparetic Upper Extremity

142

다음 환자의 MBI 점수는?

> • 대상
>   – 휠체어를 사용하는 SCI 환자
> • 수행수준
>   – 목욕하기와 계단오르내리기는 완전 의존 상태
>   – 위 두 항목을 제외한 나머지 항목은 모두 독립상태

1) 74　　2) 75
3) 76　　4) 77
5) 78

143

SCI 환자의 일상생활 수행력을 평가하는 SCIM 항목 중 가장 높은 배점의 항목은?

1) 목욕　　2) 배변
3) 배뇨　　4) 호흡
5) 체위변경

문제해설

141 1) 6등급으로 전반적인 disability 측정
2) 28개 과제
4) 17개 과제
5) 17개 과제

답 3)

142 휠체어를 사용하므로 최대 점수는 90점이다. 5점 항목인 목욕하기와 10점 항목인 계단오르내리기가 완전의존 상태이므로 90점에서 15점을 빼주면 결과값은 75점이다.

답 2)

143 목욕 6점 / 배변 10점 / 배뇨 15점 / 호흡 10점 / 체위변경 6점

답 3)

측정 및 평가

144

다음 중 화장실 이동에 대한 FIM 점수와 그 기준이 바르게 연결된 것은?

1) 3점 : 보조자가 필요하며 25~49% 정도를 수행할 경우
2) 4점 : 조언이 필요하며 슬라이딩 보드를 놓아줄 경우
3) 5점 : 독립적이지만 시간이 더 소모되고 안전에 대한 고려가 필요할 경우
4) 6점 : 시간의 지체가 없지만 안전에 대한 고려가 필요할 경우
5) 7점 : 휠체어를 이용해 변기에 오르고 내리기를 안전하게 수행할 경우

문제해설

144 해설내용 참조

답 5)

FIM의 점수 및 기준

Explanation

점수		수행수준	기준
독립	7	완전 독립(정확한 시간에 안전하게 수행)	• 보행이 가능할 경우(if walking) – 일반 변기에 앉기, 서기 – 안전한 수행 • 휠체어를 사용할 경우 – 변기에 접근하기 – 브레이크 잠그기, 발판 올리기, 팔걸이 제거 – 선 자세에서 축을 이용해 돌기(standing pivot), 미끄러져 이동하기, 다시 휠체어로 돌아오기 • 안전하게 수행
	6	부분 독립(보조 장치가 필요)	• 보조기 및 의지를 포함한 보조도구의 사용 – sliding board, lift, grab bar, special seat • 시간이 좀 더 걸리거나 안전성에 대한 고려가 필요함
의존	5	감독 또는 준비(setup)	• 조언이 필요한 경우로 옆에서 지켜보며 큐를 주거나 격려해 주어야 함 • 'sliding board' 놓아주기, 발받침 제거(moving foot rests) 등의 준비가 필요
	4	단순 보조(minimal contact assistance)	• 화장실로 이동하기의 75% 이상의 과정을 수행함
	3	중간 보조(moderate assistance)	• 화장실로 이동하기의 50~74%의 과정을 수행함
	2	최대 보조(maximal assistance)	• 화장실로 이동하기의 25~49%의 과정을 수행함
	1	완전 보조(total assistance)	• 25% 이하의 화장실로 이동하기 과정을 수행함

145

다음과 같은 항목과 결과해석을 지닌 평가 도구는?

1. 식사(수저사용, 뚜껑 열기, 음식물 입으로 가져오기, 음료컵 잡기)	
비경구(또는 위절제술) 섭식 또는 구강섭식 시 전반적인 도움이 필요하다	0
보조도구들을 사용해 잘려진 음식을 먹을 수 있다 : 컵을 쥐지 못한다	1
손으로 한 종류의 보조도구를 사용해 잘라놓은 음식을 먹을 수 있다. 변형된 컵을 사용할 수 있다	2
보조도구 없이 잘라놓은 음식을 먹는다. 일반 컵을 사용할 수 있다. 용기 뚜껑을 열 때 도움이 필요하다	3
보조도구 없이 모든 활동을 독립적으로 수행한다	4

1) AMPS
2) SCIM
3) Kats Index of ADL
4) Kenny Self-Care Evaluation
5) Klein-Bell Activities of Daily Living Scale

146

다음에 설명된 평가도구는?

간단한 요리, 전화사용, 약 복용 고지서 납부를 평가한다

1) Contextual Memory Test
2) Test of Everyday Attention
3) Executive Function Performance Test
4) Self-Awareness of Deficits Interview
5) Arnadottir OT-ADL Neurobehavioral Evaluation

문제해설

145 급성 및 만성 SCI 환자의 ADL를 평가하는 도구이다.

답 2)

146 Executive Function Performance Test

- 표준화된 상위하향식 수행에 근거한 실행기능 척도, EFPT는 자기관리와 연관된 네 가지 기본 과제 수행을 실시함
- 간단한 요리, 전화사용, 약복용, 고지서 납부, EFPT는 임상가가제공한 단서의 측정을 통해 능력 수준을 강조하는 서열 점수체계를 사용함

답 3)

147

노경숙씨는 화장실을 갈 때나, 배가 고파서 음식이 먹고 싶을 때, 그리고 추워서 담요가 필요할 땐 간호사에게 말한다. 하지만 경숙씨는 최근에 본 TV쇼 내용에 대해 이야기 할 때는 어지럽고 혼란스러워 했다. FIM의 표현(expression) 점수는?

1) 3(Moderate assist)
2) 4(Minimal assist)
3) 5(Supervision)
4) 6(Modified Independency)
5) 7(Independency)

문제해설

147 해설내용 참조

답 3)

FIM

Explanation

1. 다음은 FIM에서 표현하기(expression)이다.

이 환자는 일상적인 내용 및 요구를 할 수 있으나, 복잡하고 추상적인 내용을 표현하는데 어려워하므로 5점에 해당한다.

2. 표현하기 점수

1) 7점 : 완전독립(complete Independent)
   - 복잡하고 추상적인 내용을 명확하고 유창하게 표현함
2) 6점 : 부분 독립(modified Independent)
   (1) 대부분의 상황에서 복잡하고 추상적인 내용을 표현할 수 있거나 약간의 어려움을 지님
   (2) 도움은 필요하지 않으나 대체 의사소통 도구 또는 시스템이 필요할 수 있음
3) 5점 : 지도 감독 또는 준비(supervision or set up)
   (1) 일상적인 내용이나 요구를 90% 이상 표현할 수 있음
   (2) 이해를 돕는 도움은 10% 정도, 여러 번 반복한다.
4) 4점 : 최소 보조(minimal contact assistance)
   - 일상인 내용이나 요구를 75~90% 표현 할 수 있음
5) 3점 : 중간 보조(moderate assistance)
   - 일상인 내용이나 요구를 50~74%의 과정을 수행
6) 2점 : 최대보조(maximal assistance)
   (1) 일상인 내용이나 요구를 25~49%의 과정을 수행함
   (2) 한 단어 또는 제스처를 사용하며 절반 이상의 도움이 필요함

7) 1점 : 완전 보조(total assistance)
   (1) 일상인 내용이나 요구를 25% 이하로 표현할 수 있음
   (2) 도움이 있지만 기본적 요구를 적절히 또는 지속적으로 표현하지 못함
   (3) 적당하게 표현하지 못하고 도움을 주어도 적절하게 표현하지 못함

148

다음 중 MBI의 항목은?

1) 약먹기
2) 차타기
3) 전화하기
4) 계단오르기
5) 안경 사용하기

149

다음 환자의 MBI 먹기 점수는?

> 50대 김씨는 입으로 음식물을 가져올 수는 있지만, 보호자가 숟가락에 음식물을 담아주어야 식사를 할 수 있다

1) 0
2) 2
3) 5
4) 8
5) 10

문제해설

148 개인위생, 목욕, 식사, 화장실가기, 계단오르기, 옷입기, 대변조절, 소변조절, 보행 또는 휠체어, 의자/침대 이동

답 4)

149 MBI 식사하기

2점	• 먹기 도구(예) 스푼)를 다룰 수 있지만, 특정 사람들에게는 식사 시 적극적인 도움이 필요함 – 환자는 입으로 음식물을 가져올 수 있지만, 조력자가 식사도구(utensil)에 음식물을 담아주어야 함
5점	• 감독 하에 스스로 먹기가 가능함 – 우유와 설탕을 차에 타기, 소금과 후추 치기, 버터 바르기, 접시 옮기기, 또는 기타 준비 활동들에 있어 조력자가 필요함 – 환자는 음식을 담아 입으로 가져오고 먹음 – 조력자의 도움 • 용기 열기, 따르기, 마시기 등에 도움이 필요함 • 고기 자르기에 도움이 필요함 • cuff, 보조기, 의치 / 의지(prosthesis) 등의 도움이 필요함 – 준비(set up)가 필요함 – 큐, 조언, 감독을 위한 대기(standby) 상태가 필요함 – 목 막힘(choking), 급히 먹기 등의 가능성 때문

• 중등도 도움이 필요한 단계의 환자이다. 식사 시 숟가락을 이용한 식사는 가능하다 젓가락질 이용은 어렵다.

답 2)

150

SCIM의 항목과 최대 점수의 연결이 옳은 것은?

1) 호흡 — 8점
2) 식사 — 5점
3) 계단이동 — 3점
4) 세면 및 꾸미기 — 3점
5) 용변처리 및 화장실 사용 — 8점

151

뇌졸중 환자인 60대 여성은 현재 식사 시 음식을 퍼서 입으로 가져오면 오직 음식을 씹고 삼키기만 가능한 상태이다. 이 여성의 식사 항목의 MBI 점수는?

1) 0점
2) 1점
3) 2점
4) 3점
5) 5점

문제해설

150
- 호흡 : 10점
- 식사 : 4점
- 계단이동 : 3점
- 세면 및 꾸미기 : 4점
- 용변처리 및 화장실 사용 : 5점

답 3)

151 MBI 식사 항목

0점	• 모든 면에서 의존적이며 먹여주어야 함 • 조력자가 음식을 퍼서 입으로 가져오면 환자는 오직 음식을 씹고 삼키기만 함 • 관을 통한 식사에 최대의 도움이 필요함 – 음식 넣기(pouring), 연결하기(connecting), 정리하기(purging), 비율 조절하기(regulating)와 같은 과정의 도움

답 1)

2

C·H·A·P·T·E·R

운동 평가 (Evaluation of Motor)

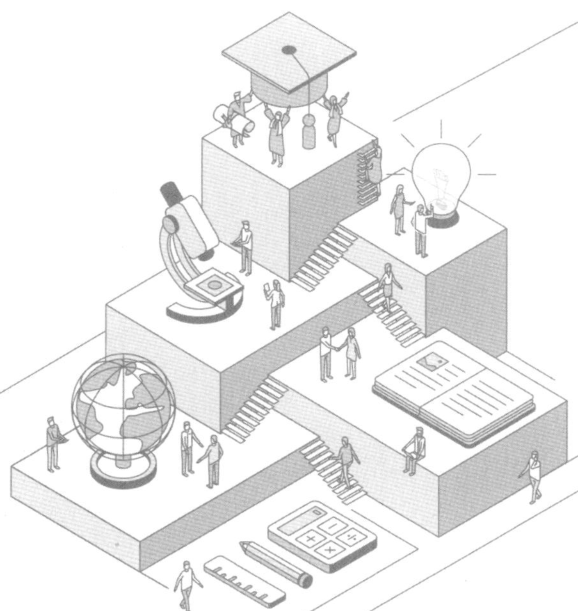

예·상·문·제·풀·이

01

'Grooved pegboard test'에 대한 설명으로 옳은 것은?

1) 미국에서 개발된 신경정신검사이다
2) 성인은 20세 이상의 연령으로 보고 실시한다
3) 9세 3개월 아동은 10개의 페그를 끼우고 초시간을 측정한다
4) 50개의 페그를 돌려 구멍에 빠르게 끼우는 검사도구이다
5) 페그는 모두 같은 모양으로 구성되어 있고 복합적 시운동 협응 검사이다

02

다음은 악력계 측정 결과이다. 이 검사의 최종 결과 값은?

- 1회 측정 값 : 40kg
- 2회 측정 값 : 30kg
- 1회 측정 값 : 20kg

1) 20kg
2) 25kg
3) 30kg
4) 35kg
5) 40kg

03

Purdue Pegboard Test의 조립 항목 평가 시 측정시간은?

1) 30초
2) 60초
3) 180초
4) 300초
5) 360초

문제해설

01 Grooved pegboard test는 3그룹으로 분류하여 실시하는데 성인은 15년 0개월 이상, 청소년은 9세 0개월에서 14세 12개월, 아동은 5세 0개월에서 8세 12개월까지이다. 아동은 처음 두 줄인 10개의 페그만 끼우고 초시간을 측정한다. 청소년과 성인은 25개의 구멍에 모두 끼운다.

답 5)

02 악력계의 결과 값은 3회 측정 후 평균 값으로 한다.

답 3)

03 측정 시간

- 오른손(30초)
- 왼손(30초)
- 양손(30초)
- 오른손+왼손+양손(Note : 실제로 평가하지 않음 : 수학적인 점수 합산)
- 조립(60초)

답 2)

04

'Jebsen-Taylor Hand Function Test'의 작은 물건 집어 올리기 (picking up small object) 항목 평가 시 왼손 평가에 필요한 도구의 배열로 옳은 것은?

1) 콩 → 병뚜껑 → 동전 → 빈깡통(오른쪽 끝)
2) 장기알 → 병뚜껑 → 동전 → 빈깡통(오른쪽 끝)
3) 병뚜껑 → 장기알 → 동전 → 빈깡통(오른쪽 끝)
4) 종이 클립 → 병뚜껑 → 동전 → 빈깡통(오른쪽 끝)
5) 종이 클립 → 병뚜껑 → 장기알 → 빈깡통(오른쪽 끝)

05

'Modified moberg pick up test'의 두 번째 검사 내용은?

1) 통증
2) 민첩성
3) 입체지각
4) 소운동 협응
5) 대운동 협응

06

버그균형검사의 항목이다. 점수는?

도움 없이 양 발을 모으고 30초간 서 있을 수 있다

1) 4점
2) 3점
3) 2점
4) 1점
5) 0점

문제해설

04

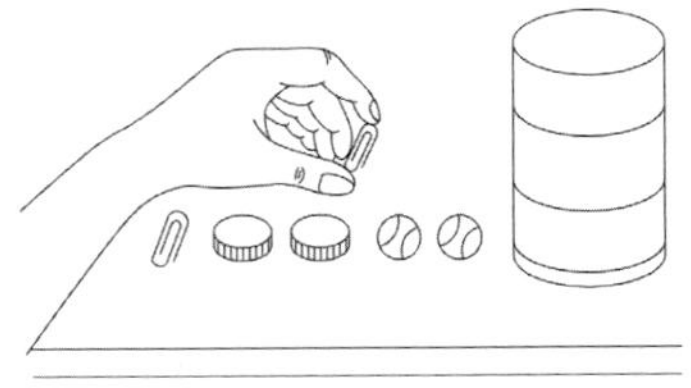

답 4)

05 Modified moberg pick up test

- 개요
  - 사물의 재인식은 감각기능(sensory function)의 최종 단계가 됨
  - '정중신경 손상' 또는 '정중신경과 자신경의 복합 손상'에 사용됨
  - 처음은 시각차단 없이 평가하며, 두 번째 평가 시에는 시각차단 후 평가함
- 순서
  - 9~10개의 작은 물체를 책상 위에 둠
  - 환자에게 그것을 보면서 작은 통에 넣을 것을 지시함(시각 차단 없음)
  - 시간을 측정함
  - 반대 손으로도 반복함
    - 시각차단 후 이전 과정을 처음부터 다시 반복
  - 시각차단 후 물건이 무엇인지 질문받게 됨(한 번에 하나씩)

답 3)

06

- 4 : 독립적으로 양 발을 모으고 안전하게 1분간 서 있을 수 있음
- 3 : 감독 하에 양 발을 모으고 1분간 서 있을 수 있음
- 2 : 도움 없이 양 발을 모으고 30초간 서 있을 수 있음
- 1 : 도움 하에 15초간 서 있을 수 있음
- 0 : 도움 하에 15초도 서 있을 수 없음

답 3)

07

검사 결과에 3.125를 곱해야 하는 평가도구는?

1) Purdue Pegboard
2) Grooved pegboard
3) Manual Function Test
4) Jebson-Taylor Hand Function
5) Minnesota Manual Dexterity Test

08

'Manual Function Test'에 대한 설명으로 옳은 것은?

1) 각 검사는 원칙적으로 환측부터 실시한다
2) 집기 검사에서 동전을 집어 올릴 수 있으면 3점을 준다
3) 손가락 조작은 입방체 옮기기, 페그보드, 집기 소영역으로 구성된다
4) 손바닥을 등에 대는 검사 시 MP관절이 등줄기를 지나가는 경우는 4점이다
5) 손바닥을 뒷머리로 가져가기 검사는 손이 흉부(칼돌기)보다 위로 올라간 경우 3점을 준다

09

Jebsen-Taylar Hand Test에 대한 설명으로 옳은 것은?

1) 카드 뒤집기에서 오른손을 검사할 때 가장 오른쪽에 있는 카드부터 뒤집는다
2) 카드 뒤집기에서 카드는 앞 테이블 가장자리에 종이의 끝을 맞춰서 배치한다
3) 글쓰기의 시간 측정은 '시작' 지시부터 종이에서 펜이 떨어질 때까지를 측정한다
4) 장기알 쌓기의 시간 측정은 '시작' 지시부터 1번째 장기알이 3번째 장기알과 접촉할 때까지 측정한다
5) 작은 물건 집어 올리기에서 통 바로 옆에 3개의 미국동전, 3개의 병뚜껑, 3개의 종이클립을 배치한다

문제해설

07 Manual Function Test의 경우 32점 만점으로 총점에 3.125를 곱하여 100만점으로 환산한다.

답 3)

08 Manual Function Test는 뇌졸중 환자의 신경학적 회복시기에 있어 상지 운동기능을 측정하는 것으로 기본적으로 양쪽 상지를 같이 검사하고 원칙적으로 건측부터 시행한다. 집기 검사에서 동전을 집어 올릴 수 있으면 2점을 주고, 손바닥을 뒷머리로 가져가기 검사에서 손이 흉부보다 위로 올라간 경우는 2점을 준다. 손가락 조작은 입방체 옮기기, 페그보드 2항목으로 구성되어 있다.

답 4)

09 Jebsen-Taylar Hand Test 검사를 실시할 때 카드 뒤집기에서 카드는 대상자 앞 테이블 가장자리에 종이 끝을 맞추는 게 아니라, 테이블 끝에서 5인치(12.7cm) 앞으로 떨어뜨려 배치하고 각 카드는 2인치(5cm)씩 떨어뜨려 배치한다.

답 3)

10

뇌졸중 상지 기능 검사(Manual Function Test)의 항목은?

1) 카드 뒤집기
2) 장기말 쌓기
3) 먹는 흉내내기
4) 손바닥 등에 닿기
5) 크고 무거운 물건 옮기기

11

'Grooved pegboard test'의 내용으로 옳은 것은?

1) 손의 근력을 평가한다
2) 6세 아동을 평가할 수 있다
3) 아동과 성인의 검사방법이 같다
4) 페그의 두 측면에 키(key)가 있다
5) 피검자는 키를 맞추기 위해 페그를 회전시키면 안된다

12

다음 중 'Jebsen-Taylor hand function test'의 평가 영역이 아닌 것은?

1) 글씨쓰기
2) 모의 식사
3) 카드 뒤집기
4) 입방체 옮기기
5) 작은 물건 집어 올리기

13

상지의 소운동 협응력을 검사하기 위한 평가도구는 무엇인가?

1) MMSE
2) MVPT
3) DDST
4) LOTCA
5) Jebsen Taylor hand function test

문제해설

10 1), 2), 3), 5)는 Jebsen-Talyor 손기능 평가의 항목이다.

답 4)

11 grooved pegboard test

- 성인과 아동의 평가방법이 다름
- 아동은 두 줄만을 사용해서 평가함

답 2)

12 해설내용 참조

답 4)

13 해설내용 참조

답 5)

14

'눈 – 손 협응능력'을 가장 잘 평가할 수 있는 도구는 무엇인가?

1) COPM　　2) A-ONE
3) MMSE　　4) LOTCA
5) grooved pegboard test

문제해설

14 해설내용 참조

답 5)

Grooved Pegboard Test

Explanation

1. 개요

1) **목적**
- 손의 조작 및 기민성 평가

2) **대상**
(1) 성인 : 15세 이상
(2) 청소년기 : 9~14세 12개월
(3) 아동기 : 5~8세 12개월

3) **특징**
(1) 손끝을 이용한 민첩성 평가
(2) 모양이 일정치 않은 25개의 구멍으로 구성
(3) 페그(peg)의 한 측에 키가 있음
(4) 구멍에 키를 맞추기 위해 페그를 돌림 시켜야 함
- 다른 페그보드(pegboard)보다 더 복잡한 시운동 협동이 요구됨

2. 내용

1) **평가 방법**
(1) 페그보드(pegboard)를 테이블 가장자리에 대상자의 중심에 위치시킴
- 페그의 트레이(tray)를 위로 위치시킴

(2) 평가자는 평가에 대한 설명을 제공함
- "이것은 페그보드(pegboard)이고, 이것들은 페그(peg)입니다(평가자는 손으로 각각을 지적하며 페그 하나를 잡고 지속함). 모든 페그는 똑같습니다. 그것은 볼록 튀어나온 부분을 가지고 있습니다. 그것은 둥근면에 네모진 모양을 가졌으며 그 모양이 보드의 구멍(hole)과 같습니다. 당신이 해야 할 일은 페그의 돌출 부위와 보드의 돌출 부위를 맞춰야 합니다. 이 peg를 이렇게 구멍에 끼워 넣습니다(평가자는 가장 위쪽 줄을 채우므로 시범을 보임).

(3) 페그를 제거하고, 그것을 다시 트레이에 넣음

• "제가 시작이라고 말하면 여기부터 시작하며, 당신이 할 수 있는 한 최대로 빠르게 보드에 페그를 넣으세요. 오직 우세손만을 사용하세요. 이쪽에서부터 저쪽까지 윗줄을 완전히 채우세요. 건너뛰어 채우지 말며, 윗줄을 채운 것과 같은 방식으로 각 줄을 채워 넣으세요. 질문이 있나요? 준비. 당신이 할 수 있는 한 최대로 빨리 수행하세요. 시작."

2) **성인 및 청소년을 위한 평가 안내**(supplementary instruction : adult, adolescent)

(1) 시범보이기

① 오른손 검사 시 평가자는 페그(peg)를 대상자의 왼쪽에서 오른쪽으로 넣기를 시범

② 왼손 검사 시 오른쪽에서 왼쪽으로 넣기를 시범

(2) 우세 손을 먼저 실시하고 비우세 손을 그다음에 시행함

(3) 평가자는 대상자가 가능한 한 빠르게 수행할 수 있도록 격려함

• 필요할 경우 속도를 올리기 위해 조언을 할 수 있음

(4) 페그는 반드시 정확한 순서와 정확한 방향으로 보드에 넣어야 함

① 새롭게 시작되는 줄의 첫 번째 구멍을 지적해줄 수 있음

• 특히 비우세 손 검사 시 필요함

(5) 한 번에 한 개의 페그만을 집어 들어야 함

• 대상자가 1개 이상을 집어 들었을 경우 즉시 알려주어야 함

(6) 오직 한 손만을 사용해야함

• 페그를 돌리기 위해 다른 손을 사용하려는 시도를 보인다면 무릎 위에 손을 유지하도록 유도함

(7) 필요할 경우 환자를 위해 보드(board)가 흔들리지 않도록 잡아줄 수 있음

(8) 심한 운동 손상을 지닌 대상자의 경우

• 하나의 페그(peg)라도 넣을 수 있는지 없는지를 보기 위해 이 검사를 수행

(9) 수행에 영향을 미칠 수 있는 모든 요소들이 기록되어야 함

예 손가락의 통증, 붕대 등

(10) 만약 페그가 바닥에 떨어졌을 경우

① 평가자는 검사가 진행되는 동안 그것을 대상자가 집어 들지 않도록 함

② 이미 보드에 정확하게 넣어진 페그를 꺼내서 다시 사용하게 함

• 보통 첫 번째 또는 두 번째 페그를 이용함

3) **아동을 위한 평가 안내**(supplementary instruction : kiddie)

(1) 성인용(version)과 동일한 내용

• 설명(description), 필요한 도구, 평가안내(instruction) 및 채점

(2) 성인용과 다른 내용

① 모든 면에서 동일하지만 요구되는 페그의 수가 보다 적음

② 오직 페그보드(pegboard)의 첫 번째 줄과 두 번째 줄을 채움

• 페그의 총 개수는 10개임

(3) 정확한 순서와 방향을 지적하기 위해 특별한 주의가 필요함

15

다음 내용으로 구성된 평가도구는 무엇인가?

- 오른손(30초)
- 왼손(30초)
- 양손(30초)
- 오른손+왼손+양손(실제로 평가하지 않음–수학적인 점수 합산)
- 조립(60초)

1) BBT
2) MMDT
3) Purdue pegboard test
4) Grooved pegboard test
5) Jebsen-Taylor hand function test

문제해설

15 해설내용 참조

답 3)

Purdue pegboard test

Explanation

1. 테스트 구성 및 시간 측정(test batteries and timing)

1) 평가자는 각각의 평가를 완전히 마친 후 다음 5개의 분리된 점수를 조합해야 함
   (1) 오른손(30초)
   (2) 왼손(30초)
   (3) 양손(30초)
   (4) 오른손+왼손+양손(note : 실제로 평가하지 않음–수학적인 점수 합산)
   (5) 조립(60초)
2) 이 테스트 조합(test batteries)은 연속적인 순서로 진행함
   - 왼손잡이의 경우는 예외(1번과 2번이 반대로 진행) : 왼손이 먼저, 그 다음에 오른손
3) 3회 수행을 권장함

2. 도구(equipment required)

1) Purdue pegboard test(model #32020)
   (1) 매뉴얼(instruction manual)
   (2) 1개 테스트 판(1 test board)
   (3) 핀, 콜라, 와셔(pins, collars, washers)
   (4) 점수기록지(score sheets)
2) 높이 30인치 이상의 평가 테이블
3) 초를 잴 수 있는 초시계(stopwatch) 또는 시계

16

BBT(Box & Block Test)의 내용으로 옳은 것은?

1) 2분간 측정해 결과를 얻는다
2) 30초간의 연습시간이 필요하다
3) 상지의 소운동 협응을 측정한다
4) 평가자는 대상자의 측면에 앉는다
5) 빠르고 간편하게 실시할 수 있는 것이 특징이다

문제해설

16 해설내용 참조

답 5)

BBT(Box & Block Test)

Explanation

1. 개요

1) **목적**
- 상지의 대운동 협응 기능 측정 시 사용

2) **특징**
(1) 빠르고 간편하게 실시할 수 있음
(2) 1분간 측정하여 결과를 얻음

2. 평가 방법

1) **준비**
(1) 박스(box)를 열어 놓음
(2) 분리대(partition)를 세워 신체 중심에 놓음
(3) 박스의 위치는 표준 높이의 테이블 끝선에 놓음
(4) 대상자는 박스를 마주보고 앉음(표준 높이의 의자)
(5) 평가자는 대상자의 정면에 앉음

2) **우세손 평가**
(1) 우세손을 먼저 평가함(적목의 개수는 150개)
(2) 평가자는 3개의 적목을 같은 방향으로 이동시킴
(3) 다음 평가자는 대상자에게 같은 방식으로 옮길 것을 요구함
(4) 시범이 다 끝난 후 적목들을 제 위치로 이동시킴
(5) 15초간 연습을 실시함
① 초시계를 이용하여 15초가 종료되면 “그만 하세요”라고 말함
② 만약 어떤 문제점이 발생되었다면 그것들을 연습 동안 수정해줌

(6) 연습 후 적목들을 시작한 위치에 옮겨 놓음
  • 적목은 무작위로 배치함(섞음)
(7) 옮겨진 적목의 개수를 기록함
  • 만약에 대상자가 한 번에 두 개 이상 큐브를 옮겼거나 대상자의 손가락 끝이 분리대를 넘지 않았다면 총점에서 그것을 빼줌

3) **비우세손 평가**
(1) 반대로 박스를 돌려놓음
(2) 우세손과 같은 방식으로 실시함

17

다음 내용의 평가도구로 가장 타당한 것은?

- 한 손과 두 손을 이용한다
- 눈과 손의 협응을 평가한다
- 넣기 테스트(placing test)와 뒤집기 테스트(turning test)로 구성된다

1) MMDT
2) Purdue pegboard test
3) Grooved pegboard test
4) O'connor finger dexterity test
5) Jebsen-taylor hand function test

18

다음 내용의 평가도구로 가장 타당한 것은?

- 뇌졸중 환자의 상지운동 기능의 변화를 측정할 목적으로 사용된다
- 상지의 운동, 쥐기, 손가락 조작의 3가지 영역으로 구성된다

1) Purdue pegboard test
2) Grooved pegboard test
3) MFT(Manual Function Test)
4) O'connor finger dexterity test
5) Jebsen-taylor hand function test

문제해설

17 'Minnesota Manual Dexterity Test (MMDT)'
- 목적
  - 팔과 손의 기민성 측정
  - 눈과 손의 협응 평가
  - 대운동 기술 평가
- 두 가지로 구성된 테스트
  - 넣기 테스트(placing test)
  - 뒤집기 테스트(turning test)
  - 한 손 평가 및 두 손 평가로 구성

답 1)

18 'Manual Function Test(MFT)'
- 목적
  - 뇌졸중 환자의 조기 재활치료의 신경학적 회복의 시기에 있어서 상지 운동기능의 변화를 측정하고 기록하기 위함
- 대상 : 뇌졸중 환자
- 내용
  - 3영역 8항목 32개 소검사로 구성
    ◦ 상지의 운동(4 항목)
    ◦ 쥐기(2 항목)
    ◦ 손가락 조작(2 항목)의 3가지 영역
  - 검사 시 양측을 모두 검사

답 3)

19

다음 설명하는 평가도구로 가장 적합한 것은?

- 일상생활에서 사용되는 손 기능을 평가한다
- 글씨쓰기 항목이 있다
- 비우세손을 먼저 평가한다

1) BBT
2) MMDT
3) Purdue Pegboard Test
4) Grooved Pegboard Test
5) Jebsen-Taylor Hand Function Test

문제해설

19 해설내용 참조

답 5)

Jebsen-Taylor Hand Function Test

Explanation

1. 저자

- RH Jebsen, N Taylor

2. 목적

- 일상생활에서 사용되는 손 기능(협응력)을 단계별로 간편하게 평가하기 위함

3. 대상

- 아동에서 성인

4. 내용

1) 글쓰기(writing) : subtest #1
2) 카드 뒤집기(card turning) : subtest #2
3) 작은 물건 집어 올리기(picking up small object) : subtest #3
4) 모의 식사(simulating feeding) : subtest #4
5) 장기알 쌓기(stacking checkers) : subtest #5
6) 크고 가벼운 물건 들어올리기(lifting large light objets) #6
7) 크고 무거운 물건 들어올리기(lifting large heavy objects) #7

20

'Grooved pegboard test'의 결과 측정에 대한 내용으로 옳은 것은?

1) 분으로 시간을 기록한다
2) 시작 후 10분 후에 중단해야 한다
3) '떨어진 핀(drop)'의 개수는 점수에 반영된다
4) 점수 계산에는 떨어진 핀의 수와 정확히 위치한 핀의 수만 요구된다
5) 한 개 이상의 페그를 들었을 경우 의도적으로 한 개를 떨어뜨릴 수 없다

문제해설

20 grooved pegboard test의 점수

- 세 가지 점수가 수합됨
  - 총 시간, 떨어진 페그의 총 개수, 보드에 정확히 위치한 페그의 총 개수

답 3)

Grooved pegboard test의 점수

Explanation

1. 시간 기록

1) 초로 기록
2) 각 수행 때마다 측정
3) 시작부터 대상자가 마지막 페그(peg)를 넣을 때까지 또는 평가가 중단될 때까지

2. 수행의 중단

- 5분 후에 중단됨

3. 두 번째 점수

1) 각 수행동안 발생한 '떨어진 핀(drop)'의 개수
2) '떨어진 핀(drop)'의 정의
   - 트레이(tray)에서 페그 집기부터 구멍에 정확히 위치하기까지의 과정 중 떨어진 모든 페그를 말함
3) 예외
   (1) 한 개 이상의 페그를 트레이에서 집어 들었다가 의도적으로 한 개를 떨어뜨릴 경우는 제외함
   (2) 페그를 의도적으로 조작하기 위하여 페그를 접시 또는 테이블에 내려놓을 경우는 제외함
4) 다른 손(평가 대상이 아닌 손)을 사용하여 페그를 돌릴 경우 기록함

4. 세 번째 점수

1) 각 수행 동안 구멍에 정확하게 위치된 페그의 개수를 말함
2) 우세손 수행 후 비우세손 수행
   - 각각 3회의 수행
3) 세 가지 점수가 수합됨
   - 총 시간, 떨어진 페그의 총 개수, 보드에 정확히 위치한 페그의 총 개수

21

다음은 'Jebsen-Taylor hand function test'의 내용이다. 어떤 항목인가?

- 테이블 끝에서 5″ 떨어진 곳 1 파운드의 빈 커피 캔을 놓는다
- 2개의 1″ 종이클립, 2개의 일반크기 병뚜껑, 2개의 미국 동전을 수평적으로 정렬한다

1) 모의 식사(simulating feeding)
2) 장기알 쌓기(stacking checkers)
3) 작은 물건 집어 올리기(picking up small object)
4) 크고 가벼운 물건 들어올리기(lifting large light objets)
5) 크고 무거운 물건 들어올리기(lifting large heavy objects)

문제해설

21 해설내용 참조

답 3)

Jebsen-Taylor hand function test

Explanation

1. 개요

1) **저자**
- RH Jebsen, N Taylor

2) **목적**
- 일상생활에서 사용되는 손기능을 단계별로 간편하게 평가하기 위함

3) **대상**
- 아동에서 성인

2. 내용

1) 글쓰기(writing) : Subtest #1
2) 카드 뒤집기(card turning) : Subtest #2
3) 작은 물건 집어 올리기(picking up small object) : Subtest #3
4) 모의 식사(simulating feeding) : Subtest #4
5) 장기알 쌓기(stacking checkers) : Subtest #5
6) 크고 가벼운 물건 들어올리기(lifting large light objets)
7) 크고 무거운 물건 들어올리기(lifting large heavy objects)

Jebsen-Taylor hand function test의 작은 물건 집어 올리기(picking up small object) : subtest #3

① 과정(procedure)

- 대상자의 전방 테이블 끝에서 5″ 떨어진 곳 1 파운드의 빈 커피 캔을 놓음
- 2개의 1″ 종이클립(수직으로), 2개의 일반크기 병뚜껑(각 1″ 직경이며 뚜껑의 안쪽면이 위를 향하게), 2개의 미국 동전을 비우세손 쪽에 수평적으로 정렬함
- 캔에서 동전이 가장 가까우며 클립이 가장 멀리 떨어져 있음
- 각각은 대략 2″ 씩 떨어져 있음
- "시작"이라는 말과 동시에 시간을 측정하며, 마지막 물체가 캔 안에 떨어지는 소리가 들릴 때까지 초를 측정함
- 우세손도 반복함
- 우세손의 정렬은 앞서 서술된 내용의 거울상처럼 배치함(반대로 배치)
- 우세손 쪽의 캔을 제외한 나머지 물체를 재위치시키킴

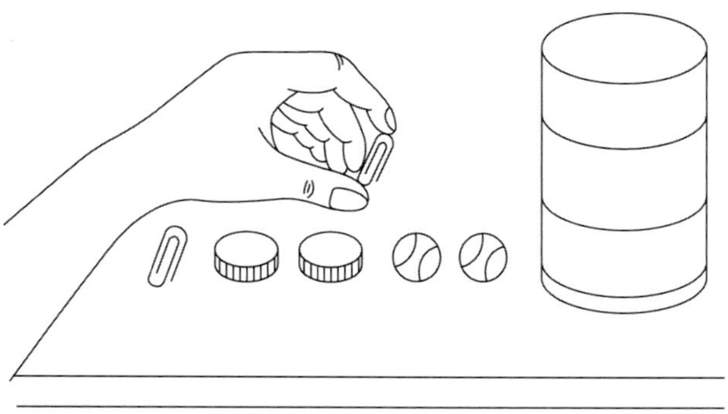

arrangement for left hand

그림 2-15 작은 물건 집어 올리기 왼손 평가

② 언어적 지시(verbal instructions)

- 비우세손(non-dominant hand)

  "당신의 (   )손을 테이블 위에 올려놓으세요. 제가 '시작'이라는 말을 하면 한 번에 하나씩 빠르게 이 물건들을(비우세손 쪽의 클립을 가리킴) 캔 안에 집어서 넣어주세요. 이해하셨나요? 준비. 시작."

- 우세손(dominant hand)

  "자, 이제 앞서 실시한 (   )손과 똑같이 반복하세요(우세손 쪽의 클립을 가리킴). 준비. 시작."

22

다음 내용의 평가도구로 가장 타당한 것은?

- 직경이 3/16인치인 100개의 구멍을 지닌 판이 있다
- 3개의 핀을 한 구멍에 넣는다

1) MMDT
2) Purdue pegboard test
3) Grooved pegboard test
4) O'connor finger dexterity test
5) Jebsen-Taylor hand function test

문제해설

22 해설내용 참조

답 4)

O'Connor finger dexterity test

Explanation

1. 개요

1) **목적** : 손의 미세 조작 측정 시 사용

2) **구성**

(1) 직경이 3/16인치인 100개의 구멍을 지닌 판

① 각 줄은 10개의 구멍을 가지며 10개의 줄로 배열됨

② 아래가 얕게 뚫려 있는 구멍

③ 11×5½ formica-topped masonite 판

④ 구멍의 간격은 1/2인치

(2) 길이 1인치 직경 1/16인치의 핀

2. 평가 방법

1) **대상자**

(1) 대략 30인치 높이의 테이블에 편안히 앉음

(2) 오른손잡이일 경우 대상자의 오른쪽에서 평가도구를 배치함

- 평가자의 앞 대략 테이블 끝에서부터 12″ 쯤에 위치

(3) 왼손잡이일 경우 왼쪽에 배치함

(4) 주의사항 : 핀 바꾸기의 속도가 손톱의 상태에 의해 영향을 받기 때문에 모든 대상자들은 손톱을 고르며 짧게 깎을 것이 제안됨

2) **지시사항**

(1) “한 번에 세 개의 핀을 집어 각 구멍에 세 개의 핀을 가능한 빨리 넣으세요.”

(2) “오직 한 손만을 사용할 수 있습니다.”

(3) “가장 먼 왼쪽 코너에서 시작해 오른쪽으로 진행하세요.”

- 왼손잡이의 경우 오른쪽에서 왼쪽으로 진행

23

'Box and Blocks test'에 대한 설명으로 옳은 것은?

1) 30초간 연습을 실시한 후 실시한다
2) 검사는 비우세손에서 우세손으로 실시한다
3) 손끝이 칸막이를 넘어가야 성공한 숫자에 포함된다
4) 검사자는 피검자 옆에 앉은 자세에서 검사를 실시한다
5) 150개의 블록은 검사하는 손의 반대쪽에 두고 실시한다

24

40대 남성이 'Berg Balance Test' 후 '넘어질 위험이 매우 낮음' 이라는 결과를 얻었다면 이 남성의 점수는?

1) 11～26점
2) 21～36점
3) 31～36점
4) 41～56점
5) 51～66점

문제해설

23 Box and Blocks test는 15초간 연습을 실시하고 검사의 시작은 우세손부터 시작하여 60초간 옮긴 블록수를 측정한다. 검사자는 피검자 정면에 마주보고 앉아서 검사를 실시한다. 150개의 블록은 검사하는 손 쪽에 두고 실시한다. 손끝이 칸막이에 넘어가야 하고 블록을 옮기다 바닥에 떨어지면 숫자에 포함시킨다.

답 3)

24 해설내용 참조

답 4)

Berg Balance Test

Explanation

개요	• 항목 및 개발 목적 – 14개 항목 – 노인의 균형감 평가를 위해 개발됨 • 필요한 장비(equipment needed) – 줄자(ruler), 2개의 표준형 의자(팔걸이가 있는 것과 없는 것 각 1개), 발받침대(footstool or step), 초시계(stopwatch) • 측정시간(completion) – 시간 : 15～20분 • 점수 – 점수범위 : 0～4점 • "0"은 가장 낮은 점수이며, "4"는 가장 높은 점수임 – 총점 : 56점 – 점수해석 → 41～56＝넘어짐에 대한 위험도가 낮음(low fall risk) → 21～40＝중간 정도의 위험도(medium fall risk) → 0～20＝높은 위험도(high fall risk)

25

Manual Function Test(MFT)에 대한 설명으로 옳은 것은?

1) 환측을 먼저 평가한다
2) 점수는 0~32점까지이다
3) 검사는 시범 없이 바로 진행된다
4) 장악력 평가의 쥐기(grasp) 항목은 4점이 만점이다
5) 평가구성은 상지운동 3항목, 장악력 2항목, 손가락 조작 2항목이다

26

다음 중 'Modified moberg pick up test'의 평가 내용으로 가장 타당한 것은?

1) 협응력 및 민첩성
2) 공간지각 및 민첩성
3) 민첩성 및 입체지각 능력
4) 지남력 및 입체지각 능력
5) 구성실행 및 입체지각 능력

27

The Minnesota Manual Dexterity Test에 대한 설명으로 옳은 것은?

1) 비표준화된 평가도구이다
2) 'placing test'는 비우세손만 검사한다
3) 'eye-hand coordination'과 'arm-hand dexterity'를 평가하기 위한 도구이다
4) 검사실시는 검사자가 시범을 보이고 피검자가 3회 연습한 후 본 검사를 실시한다
5) 'turing test'에서 두 번째 줄은 비우세손으로 디스크를 집고 우세손으로 디스크를 돌려 끼워 넣는다

문제해설

25 쥐기 항목은 3점, 평가구성으로는 상지운동 4항목, 장악력 2항목, 손가락 조작 2항목이다. 평가는 건측부터 진행, 검사자가 시범을 보인 후 평가를 한다.

답 2)

26 **평가 방법 및 순서**

- 9~10개의 작은 물체를 책상 위에 둠
- 환자에게 그것을 보면서 작은 통에 넣을 것을 지시함(시각 차단 없음)
- 시간을 측정함
- 반대 손으로도 반복함
  - 시각차단 후 이전 과정을 처음부터 다시 반복
- 시각차단 후 물건이 무엇인지 질문받게 됨(한 번에 하나씩)

답 3)

27 The Minnesota Manual Dexterity Test는 자주 사용되고 표준화된 도구로서 대상자가 작은 물건을 다양한 간격으로 옮길 수 있는 능력을 평가하는 것이다. turing test에서 두 번째 줄은 우세손으로 disk를 집고 비우세손으로 디스크를 돌려 끼워 넣는다.

답 3)

28

다음은 Modified moberg pick up test의 진행 과정이다. 순서가 올바른 것은?

> 가. 시각차단 후 물건이 무엇인지 답함
> 나. 9~10개의 작은 물체를 책상 위에 둠
> 다. 시각차단 후 작은 물체를 책상 위에 둠
> 라. 환자에게 동전, 종이클립을 보면서 작은 통에 넣을 것을 지시함

1) 가-나-다-라
2) 가-다-나-라
3) 나-가-다-라
4) 나-다-가-라
5) 나-라-다-가

29

다음 보기의 지시가 필요한 평가도구는?

> "당신 앞에 놓인 판에는 100개의 구멍이 있습니다. 각 구멍은 3개의 핀을 담을 만큼 큽니다. 한 번에 세 개의 핀을 집어 각 구멍에 가능한 빨리 넣으세요. 오직 한 손만을 사용할 수 있습니다..... (중략) 제가 시작이라고 말하면 시작하고, 완전히 판이 채워지기 전까지는 멈추지 마세요."

1) Purdue pegboard test
2) Grooved pegboard test
3) O'connor finger dexterity test
4) Jebsen-Taylor hand function test
5) Minnesota manual dexterity test

문제해설

28 Modified moberg pick up test 순서

1) 9~10개의 작은 물체를 책상 위에 둠(예 동전, 종이클립)
2) 환자에게 그것을 보면서 작은 통에 넣을 것을 지시함(시각 차단 없음)
   • 시간을 측정함 : 가능한 빨리 한 번에 한 개씩 작은 통에 넣어야 함
3) 반대 손으로도 반복함
4) 시각차단 후 이전 과정을 처음부터 다시 반복
5) 시각차단 후 물건이 무엇인지 질문받게 됨(한 번에 한 개씩)

답 5)

29 O'connor finger dexterity test

목적	• 손의 미세 조작 측정
구성	• 직경이 3/16″인 100개의 구멍을 지닌 판(board) - 보드의 구성 → 각 줄은 10개의 구멍을 가지며 10개의 줄로 배열됨 → 아래가 얕게 뚫려 있는 구멍이 100개 → 11 × 5½ Formica-topped masonite 판 → 구멍의 간격은 1/2″ - 길이 1″이고 직경이 1/16″인 핀 315개 - 초시계, 평가기록지

답 3)

측정 및 평가

30

다음 보기는 어떤 평가도구의 준비물이다. 다음 평가에 필요한 준비물은?

3×5인치의 카드 5장, 초시계

1) 연필, 동전, 바늘
2) 장기말 4개, Clamp board, 초시계
3) 빈 깡통 5개, Clamp board, 초시계
4) 빈 깡통, 클립 2개, 병뚜껑 2개, 동전 2개, 초시계
5) 강낭콩 5개, Clamp board, 빈 깡통, 티스푼, 초시계

31

MMDT에 대한 설명으로 옳은 것은?

1) 평가는 연습 없이 이루어진다
2) 앉은 자세에서 평가 도구는 몸의 중앙에 오도록 한다
3) 'placing test'의 오른손 검사 시 왼쪽에서 오른쪽으로 윗줄부터 끼운다
4) 연습 1회 시간을 포함하여 최소 2회수행의 시간 합산으로 결과를 해석한다
5) 'turning test'의 오른손 검사 시 1, 3줄은 오른쪽에서 왼쪽으로 진행하며 오른손으로 뒤집는다

32

소운동 협응능력을 알아보기 위한 검사가 아닌 것은?

1) MBOTP
2) Ayres space test
3) Grooved pegboard
4) Box and block test
5) Jebsen Taylor hand function test

문제해설

30 Jebsen Taylor Hand Function 중 "카드 뒤집기"를 위한 준비물이다. 다음의 평가는 "작은 물건 옮기기"를 실시해야 하므로 "1파운드 무게의 빈 깡통, 클립 2개, 병뚜껑 2개, 동전 2개, 초시계"가 필요함

답 4)

31 평가는 1회 연습을 시행하고 본 검사를 실시한다고 평가는 반드시 선 자세에서 이루어지며 placing test의 오른손 검사 시 오른쪽에서 왼쪽으로 평가를 진행한다. 연습시간 1회를 포함하지 않고 최소 2회수행의 시간 합산으로 결과를 해석한다.

답 5)

32 **소운동 협응능력 검사도구**

- Jebsen-Taylor Hand Function Test
- Purdue Pegboard Test
- Grooved Pegboard Test
- Box & Block Test(BBT)
- O'connor Finger Dexterity Test
- Minnesota Manual Dexterity Test (MM DT)
- MBOTP 등

답 2)

33

다음 보기는 어떤 평가의 주의점에 관한 설명이다. 무엇인가?

- 검사자의 시범 후 피검자의 1회 연습 시행함 → 검사 실시함
- 최소 2회 수행(연습 1회 제외)의 시간 합산으로 결과를 해석함
- 반드시 선 자세에서 실시함

1) Box and Block Test
2) Moberg Pickup Test
3) Purdue Pegboard Test
4) Allen Cognitive Level Screen-5
5) The Minnesota Manual Dexterity Test

34

다음 평가도구 중 비우세손을 먼저 평가하는 도구는?

1) Box & block test
2) Purdue pegboard
3) Grooved pegboard
4) 9-hole pegboard
5) Jebsen-taylor hand function test

문제해설

33 다음 평가의 주의사항에 해당하는 것은 Minnesota Manual Dexterity Test(MMDT)이다. 특히 "반드시 선 자세에서 실시" 해야 하는 것은 MMDT의 특징적인 주의점이다.

답 5)

34 Jebsen-taylor hand function test

- 개요
  - 저자
    - RH Jebsen, N Taylor
  - 목적
    - 일상생활에서 사용되는 손기능을 단계별로 간편하게 평가하기 위함
  - 대상
    - 아동에서 성인
  - 측정 순서
    - 비우세손 측정 후 우세손도 반복함
- 내용
  - 글쓰기(writing) : Subtest #1
  - 카드 뒤집기(card turning) : Subtest #2
  - 작은 물건 집어 올리기(picking up small object) : Subtest #3
  - 모의 식사(simulating feeding) : Subtest #4
  - 장기알 쌓기(stacking checkers) : Subtest #5
  - 크고 가벼운 물건 들어올리기(lifting large light objets)
  - 크고 무거운 물건 들어올리기(lifting large heavy objects)

답 5)

35

소운동협응과 가장 관계 깊은 검사는?

1) Phalen's test
2) Drop arm test
3) Light touch test
4) Purdue pegboard test
5) Two point discrimination test

36

'Jebsen Taylor Hand Function Test'의 항목이 아닌 것은?

1) 깡통 쌓기
2) 카드 뒤집기
3) 식사 흉내내기
4) 작은 물체 집기
5) 짧은 문장 따라쓰기

문제해설

35 purdue pegboard test

- 저자
  - Joseph Tiffin, 1948
- 목적
  - 손가락, 손과 팔의 대움직을 평가
  - 소운동 기민성의 평가 및 기본 자료 제시

답 4)

36 Jebsen Hand Function Test

- 구성
  - 간단한 문장 쓰기
  - 카드 뒤집기
  - 작은 물건 집어 올리기
  - 먹기 흉내 내기
  - 장기 쌓기
  - 가벼운 물건 올리기
  - 무거운 물건 들어올리기

답 1)

Jebsen Hand Function Test

Explanation

1. 목적

- 기능적인 일상 활동을 대표하는 과제를 통해 손의 기능과 협응 능력을 평가

2. 대상

- 아동(5세 이상)~성인

3. 구성

1) 간단한 문장 쓰기
2) 카드 뒤집기
3) 작은 물건 집어 올리기
4) 먹기 흉내 내기
5) 장기 쌓기
6) 가벼운 물건 올리기
7) 무거운 물건 들어올리기

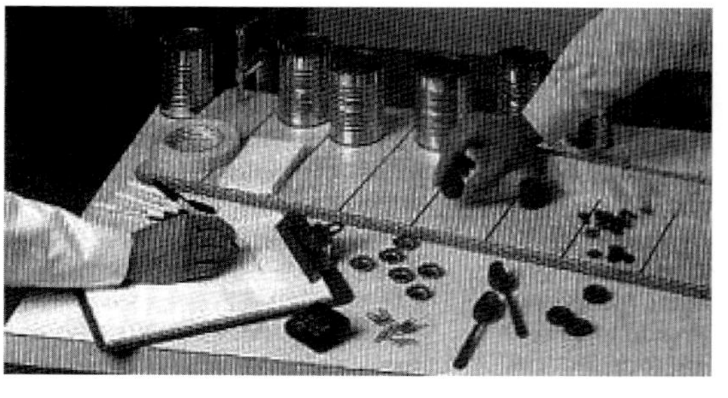

37

다음의 방법과 과정에 부합하는 평가도구는?

- 피검자의 검사자세는 서있는 자세이다
- 검사자가 환자와 마주 본 상태에서 환자의 오른손 검사 시 치료사의 왼쪽부터 시범을 보인다

1) Box & block Test
2) Grooved pegboard
3) Manual Function Test
4) Minnesota manual dexterity test
5) Jebson-Taylor Hand Function Test

38

다음 중 'Jebson-Taylor 손 기능 평가'에 대한 설명으로 옳은 것은?

1) 우세 손에서 비우세 손 순서로 측정한다
2) 카드 뒤집기 항목은 6개의 카드를 뒤집는다
3) 장기말 쌓기 항목은 장기말을 4개 쌓아야 한다
4) 카드뒤집기 항목에서 뒤집은 카드는 정돈되어 있어야 한다
5) 작은 물건 옮기기 항목은 깡통 → 동전 1개 → 병뚜껑 1개 → 클립 1개 순서로 둔다

39

MFT 평가 중 손바닥 뒷머리에 닿기 항목에서 손의 일부가 귀에 닿았을 경우 해당하는 점수는?

1) 1점
2) 2점
3) 3점
4) 4점
5) 0점

문제해설

37 MMDT평가는 서있는 자세로 평가를 실시하고, 환자가 오른손을 검사할 경우 검사자는 맞은편에서 왼손으로 거울처럼 시범을 보여준다.

답 4)

38 비우세 손 → 우세 손 순서이며, 카드뒤집기 항목은 5개의 카드를 뒤집고 뒤집은 카드들은 정돈을 할 필요가 없다, 작은 물건 옮기기 항목은 깡통－동전 2개, 병뚜껑 2개, 클립 2개 순서로 둔다.

답 3)

39
- 1점－어깨관절 벌림, 팔꿈치관절 굽힘 중 어떠한 움직임이라고 나타난 경우
- 2점－손이 흉부보다 위로 올라간 경우
- 3점－손의 일부가 머리 뒤, 귀, 앞쪽의 어느 쪽이라도 닿는 경우
- 4점－MP관절이 후두결절을 지나가는 경우 손바닥을 머리 뒤에 완정히 붙일 수 있는 경우

답 3)

40

다음 설명하는 중재방법을 평가하는 도구로 옳은 것은?

> 작업치료사인 K씨는 클라이언트의 비손상측 상지에 보조기를 착용시켜 움직임을 제한하고 손상측 상지를 이용하여 활동을 하도록 하였다

1) Purdue Pegboard
2) Manual Function Test
3) Wolf Motor Function Test
4) Jebson-Taylor Hand Function
5) Minnesota Manual Dexterity Test

문제해설

40 보기의 중재방법은 CIMT에 대한 설명이고, CIMR를 평가하는 도구로는 Motor Activity Log, Actual Amount of Use Test, Arm Motor Ability, Wolf Motor Function Test

답 3)

41

다음 중 O'connor finger dexterity test에 대한 설명으로 옳은 것은?

1) 서 있는 자세에서 검사를 시행한다
2) 검사 중 핀을 떨어뜨리면 주워서 다시 한다
3) 한 구멍도 건너뛰지 말고 순서대로 채운다
4) 도구의 위치는 검사하고자 하는 손과 멀리 둔다
5) 점수화 : {위쪽 5줄 시간 + (아래 5줄 시간 × 1.2)} ÷ 2이다

41 검사는 앉은 자세에서 시행하며, 검사 중 핀을 떨어뜨리면 신경쓰지 않고 새로운 핀으로 진행을 하고 도구는 검사하고자 하는 손과 가까이 위치시킨다. 점수화 하는 방법으로 {위쪽 5줄 시간 + (아래 5줄 시간 × 1.1)} ÷ 2이다.

답 3)

42

다음 중 Purdue peg board test에 대한 설명으로 옳은 것은?

1) 조립의 측정시간은 45초이다
2) 오른손, 왼손, 양손의 측정시간은 30초이다
3) 어깨와 팔꿈치의 대동작과 민첩성을 평가한다
4) 조립 종료 후 다 완성되지 못한 것은 점수를 주지 않는다
5) 우세손이 오른손일 경우 오른쪽부터 핀, 워셔, 컬러, 핀 순서로 놓는다

42 조립의 측정시간은 60초이며, 측정시간이 지난 후 완성되지 못한 것에 끕힌 부속품의 개별 1점을 준다. 손가락, 손, 팔, 미세한 손끝에 대한 민첩성 평가이고, 우세손이 오른손일 경우 핀, 컬러, 워셔, 핀 순서로 놓는다.

답 2)

43

Jebson-Taylor Hand Function Test에 대한 설명으로 옳은 것은?

1) 평가는 우세손에서 비우세손으로 진행한다
2) 장기말 쌓기 항목에는 6개의 장기말이 필요하다
3) 손의 기능 수준을 평가하기 위한 항목의 완성도를 진단하는 검사이다
4) 작은 물건 옮기기 항목에는 빈 깡통, 클립, 병뚜껑, 미국동전이 각각 1개씩 필요하다
5) 먹기 흉내내기 항목은 강낭콩 5개, 빈 깡통, 티스푼, 초시계, Clamp board가 필요하다

44

O' connor finger Dexterity Test에 대한 설명으로 옳은 것은?

1) 비우세손을 먼저 검사한다
2) 연습 시 15개의 구멍에 연습을 할 수 있다
3) 시간은 첫 번째 줄 시작부터 10번째 줄 마지막 끝나는 순간까지 측정한다
4) 오른손 검사 시 보드판의 가장 윗줄의 오른쪽에서 왼쪽 방향으로 실시한다
5) 손톱의 상태에 따라 핀을 움직이는데 영향이 있기 때문에 손톱은 적당하게 자른다

45

다음은 어떠한 신경계 기능에 관한 평가인가?

> 한쪽 다리의 발뒤꿈치로 반대쪽 다리의 종아리 앞을 따라 무릎에서 엄지발가락까지 미끄러지듯 내려가 보세요

1) 소뇌
2) 중뇌
3) 대뇌
4) 시상
5) 바닥핵

문제해설

43 비우세손 → 우세손 순서로 진행한다. 작은 물건 옮기기는 클립, 병뚜껑, 미국동전 각 2개씩 필요하다. 장기말 쌓기는 4개의 장기말로 수행한다. 항목의 완성도가 아닌 시간화된 진단 검사이다.

답 5)

44 연습은 10개의 구멍에 한다. -10개 이상은 수행 능력에 영향을 미침, 첫 번째 다섯 줄의 시간, 두 번째 다섯 줄의 시간을 따로 잼, 오른손 검사시 왼쪽 → 오른쪽 순으로 핀이 걸리는 것을 방지, 우세손을 먼저 검사한다.

답 5)

45 다음 검사는 발꿈치-정강 검사로 소뇌 기능 장애와 관련된 하지 실조증 검사이다.

답 1)

측정 및 평가

46

다음에서 설명하는 평가도구는?

- 준비물 : 9개의 구멍이 뚫린 나무 상자, 9개의 나무 핀, 초시계
- 실시방법
  - 조용한 치료실에서 피검사자를 의자에 앉히고 정중앙에 pegboard를 놓음
  - 피검사자는 우세손으로 먼저 pegboard의 1줄 3개의 구멍에 연습함
  - 피검사자는 검사자의 '시작'과 동시에 끼우기를 시작하고 다 끼운 후에는 다시 핀을 뽑는 것까지 수행함

1) 9-hole pegboard
2) Grooved pegboard
3) Purdue Pegboard Test
4) O'connor Finger Dexterity Test
5) Minnesota Manual Dexterity Test

문제해설

46 9-hole pegboard

목적	• 시각-운동 협응 능력 평가 • 직업평가 • 조작적 기민성 평가
준비물	• 9개의 구멍이 뚫린 나무 상자, 9개의 나무 핀, 초시계
검사 자세	• 앉은 자세
주의 사항	• 검사의 순서는 우세손을 먼저 검사한 후 비우세손을 검사함 • 양손잡이인 경우 우측손을 먼저 측정함 • 학습효과를 고려하여 검사는 양측 1회만 실시함
실시 방법	• 조용한 치료실에서 피검사자를 의자에 앉히고 정중앙에 pegboard를 놓음 • 피검사자는 우세손으로 먼저 pegboard의 1줄(3개의 구멍)을 연습함 • 피검사자는 검사자의 '시작' 지시와 동시에 끼우기를 시작하고 다 끼운 후에는 다시 핀을 뽑는 것까지 수행함 • 'pegboard'에 핀을 다 끼우고 그것을 다시 뺄 때까지의 시간을 초시계로 측정함
기타	• 손가락의 민첩성 및 협응력 증진을 연습하기 위해 사용하기도 함

답 1)

47

다음과 같은 지시 사항이 있는 평가도구는?

"당신의 앞에 놓여진 판에는 100개의 구멍이 있습니다. … (중략) 한 번에 핀을 집어 각 구멍에 핀을 가능한 빨리 넣으세요. 오직 한 손만 사용할 수 있습니다."

1) Purdue Pegboard Test
2) Manual Function Test(MFT)
3) O'connor Finger Dexterity Test
4) Jebsen-Taylor Hand Function Test
5) Minnesota Manual Dexterity Test(MMDT)

47 O'connor Finger Dexterity Test

목적	• 손의 미세 조작 측정
구성	• 직경이 3/16″인 100개의 구멍을 지닌 판(board) – 보드의 구성 ◦ 각 줄은 10개의 구멍을 가지며 10개의 줄로 배열됨 ◦ 아래가 얕게 뚫려 있는 구멍이 100개 ◦ 11 × 5½ Formica-topped masonite 판 ◦ 구멍의 간격은 1/2″ – 길이 1″이고 직경이 1/16″인 핀 315개 – 초시계, 평가기록지

답 3)

48

다음에서 설명하는 평가도구는?

- 항목 : 오른손(right hand) 30초
- 치료사의 지시 : "오른쪽에 있는 컵에서 오른손을 사용하여 한 번에 한 개씩 핀을 집어 올리세요. 오른쪽 가장 위쪽 구멍을 시작으로 그 줄에 핀을 넣으세요(시범보인 핀은 구멍에서 제거함). 지금부터 연습 삼아 몇 개의 핀을 넣도록 하겠습니다. 만약 평가 도중 핀을 떨어뜨렸다면 그것을 줍기 위해 멈추지 마세요. 그냥 컵 속의 다른 핀을 집어 올려 계속 진행하세요."

1) MFT
2) LOTCA 2
3) Purdue Pegboard Test
4) Grooved Pegboard Test
5) Jebsen-Taylor Hand Function Test

49

다음에 제시된 Fugl Meyer 운동평가의 결과에 해당하는 브론스트롬 단계는?

- 검사자의 지시
"손바닥을 위/아래로 회전시키며 앞으로 팔을 뻗으세요."
- 수행결과
팔꿉관절은 완전 폄을 유지하며 어깨관절을 30~90도까지 굽히는 동시에 아래팔의 엎침과 뒤침을 반복하였다

1) 1단계
2) 2단계
3) 3단계
4) 4단계
5) 5단계

문제해설

48 Purdue Pegboard Test

테스트 구성 및 시간 측정 (test batteries and timing)	• 평가자는 각각의 평가를 완전히 마친 후 다음 5개의 분리된 점수를 조합해야 함 – 오른손(30초) – 왼손(30초) – 양손(30초) – 오른손+왼손+양손(Note : 실제로 평가하지 않음 : 수학적인 점수 합산) – 조립(60초) • 이 테스트 조합(test batteries)은 연속적 순서로 진행함 – 왼손잡이의 경우는 예외(1번과 2번이 반대로 진행) – 왼손이 먼저, 그 다음에 오른손을 실시함 • 3회 수행을 권장함
도구 (equip -ment required)	• Purdue Peyboard test(Model#3020) – 매뉴얼(instruction manual) – 1개 테스트 판(1test board) – 핀, 콜라, 와셔(pins, collars, washers) – 점수지(score sheets) • 높이 30인치 이상의 평가 테이블 – 대상자는 테스트 수행 내내 앉아 있어야 함 • 초를 잴 수 있는 초시계(stopwatch) 또는 시계

답 3)

49 Fugl Meyer 운동평가

5단계(시너지를 벗어난 수의적 움직임)	
검사자의 지시	• 손바닥을 위/아래로 회전시키며 앞으로 팔을 뻗으세요.
피검자의 반응 (항목)	• 팔꿉관절이 완전 폄을 유지하며 어깨관절을 30~90도까지 굽히는 동시에 아래팔의 엎침과 뒤침을 반복함
점수	• 0점 : 팔의 자세를 취하지 못하거나 아래팔을 회전시키지 못함 • 1점 : 자세를 정확하게 취할 수 있지만 지속적인 회전을 수행하지 못함 • 2점 : 완전한 수행

답 5)

측정 및 평가

50

다음은 어떤 평가의 일부분이다. 어떤 기능을 평가하고자 하는가?

- 진단 : 뇌졸중
- 평가 내용 : 환자의 눈을 감게 한 뒤 치료사는 마비측의 팔을 움직인 후 환자의 건측 팔을 사용하여 모방하도록 하였다

1) 촉각 분별
2) 단기 기억
3) 위치 감각
4) 양측 협응
5) 고유수용성감각

51

상지기능 평가 도구 중 다음과 같은 지시가 필요한 것은?

"당신의 왼 손을 테이블 위에 올려놓으세요. 제가 '시작'이라는 말을 하면 한 번에 하나씩 빠르게 이 물건들을(비우세손 쪽의 클립을 가리킴) 캔 안에 집어 넣어주세요."

1) 9-hole pegboard
2) Purdue pegboard
3) Box & block test
4) Grooved pegboard
5) Jebsen-taylor hand function test

52

MFT 검사에서 22점을 받은 환자의 점수를 환산점수(100점)로 계산하면?

1) 62점
2) 75점
3) 77점
4) 88점
5) 69점

문제해설

50 시각차단 상태에서 마비측의 신체를 움직여 건측을 똑같이 흉내내는 것은 고유수용성 감각의 손상여부를 평가하는 것이다. 고유수용성 감각은 신체한부분과 다른 부분의 자세에 대한 정보를 제공하고 근육, 관절, 기타내부 조직의 복합적인 감각을 해석하는 역할을 한다.

답 5)

51 Jebsen-Taylor Hand Function Test의 작은 물건 집어 올리기(picking up small object)이다.

답 5)

52 32점 만점 도구이며 100점 만점으로 환산하기 위해서는 3.125를 곱하여야 한다. 따라서 환산점수는 69점이다.

답 5)

53

다음 설명에 해당하는 평가도구는?

- 대상 : 뇌졸중
- 검사시간 : 약 10분
- 검사도구 : 각도계, 공, 동전, 바늘, 연필, CC보드, 적목, 페그보드, 페그, 초시계

1) MFT
2) MVPT
3) AMPS
4) LOTCA
5) MMSE-K

54

다음과 같은 재료가 필요한 평가도구는?

- pins
- collars
- washers

1) 9-hole pegboard
2) Purdue pegboard
3) Box & block test
4) Grooved pegboard
5) Jebsen-taylor hand function test

문제해설

53 MFT

- 목적 : 뇌졸중 환자의 조기 재활치료의 신경학적 회복의 시기에 있어 상지운동기능의 변화를 측정하고 기록하기 위해
  - 증상 발생 후 기간과 MFT 점수를 쌍곡선으로 나타낼 수 있음
  - 초기 단기간의 기능수준 변화와 이후 기능회복 수준을 예측할 수 있음
- 대상 : 뇌졸중 환자
- 검사시간 : 약 10분
- 검사도구 : 각도계, 공, 동전, 바늘, 연필, CC보드, 적목, 페그보드, 페그, 초시계
- 구성
  - 영역 및 항목 : 3영역 8항목 32개 소검사로 구성됨
    - ◦ 상지운동 4항목
    - ◦ 장악력 2항목
    - ◦ 손가락 조작 2항목
  - 하위검사 : 32개

답 1)

54 Purdue pegboard

- 테스트 구성 및 시간 측정(test batteries and timing)
  - 평가자는 각각의 평가를 완전히 마친 후 다음 5개의 분리된 점수를 조합해야 함
    - ◦ 오른손(30초)
    - ◦ 왼손(30초)
    - ◦ 양손(30초)
    - ◦ 오른손+왼손+양손(note : 실제로 평가하지 않음-수학적인 점수 합산)
    - ◦ 조립(60초)
  - 이 테스트 조합(test batteries)은 연속적인 순서로 진행함
    - ◦ 왼손잡이의 경우는 예외(1번과 2번이 반대로 진행) : 왼손이 먼저, 그 다음에 오른손
  - 3회 수행을 권장함
- 도구(equipment required)
  - Purdue pegboard test(model #32020)
    - ◦ 매뉴얼(instruction manual)
    - ◦ 1개 테스트 판(1 test board)
    - ◦ 핀, 콜라, 와셔(pins, collars, washers)
    - ◦ 점수기록지(score sheets)
  - 높이 30인치 이상의 평가 테이블
  - 초를 잴 수 있는 초시계(stopwatch) 또는 시계

답 2)

측정 및 평가

55

뇌졸중 상지기능검사(MFT)의 장악력 항목 검사에서 동전 다음에 제시하는 것은?

1) 클립　　2) 동전
3) 바늘　　4) 강낭콩
5) 장기말

56

홍○○씨는 40대이며, 오른손이 우세손이다. 작업치료사는 콩 5개와 빈 통을 정렬하고 다음과 같이 지시하며, 시간을 측정하였다. 예상되는 평가 도구는?

> 먼저, 왼손으로 티스푼을 잡으세요. 제가 시작이라고 지시하면 스푼을 이용해 한 번에 하나씩 콩을 들어 올려 통 안으로 넣으세요. 가능한 빨리 통 안으로 넣어야 합니다. 이해하셨죠. 자! 준비! 시작!

1) MFT　　2) MMDT
3) BO test　　4) LOTCA 2
5) Jebsen-Taylor Hand Function Test

문제해설

55 뇌졸중상지기능검사(MFT) 장악력은 잡기 항목과 쥐기 항목으로 구분되며, 잡기에서는 공을 잡고 놓는 것을 검사하며, 집기에서 연필, 동전, 바늘을 순서대로 제시한다. MFT는 난이도 순으로 항목이 제시되어 있으므로, 검사지침의 순서에 검사물품을 제시해야 한다.

답 3)

56 해설내용 참조

답 5)

Explanation: Jebsen-Taylor Hand Function Test의 모의 식사(simulating feeding) : subtest #4

과정(procedure)	• 테이블 끝에서 5″ 떨어진 곳에 판(clamp board)을 놓음 • 약 5/8″ 정도의 콩 5개를 판 위에 위치시킴 – 콩은 중심에서 비우세손 쪽을 향하도록 배치함 – 콩은 각각 2″ 정도 떨어져 수직으로 정렬됨 – 콩은 판의 벽과 맞닿아 있으며, 평행하게 정렬됨 • 판의 앞쪽 가운데 지점에 빈 커피 캔을 위치시킴 • 보통의 티스푼이 제공됨 • "시작"이라는 말과 함께 시간이 측정되며, 캔 안에 마지막 콩이 떨어지는 소리가 들릴 때까지 시간을 측정함 • 우세손도 반복함 – 콩은 우세손 쪽 중심부에 위치함

57

다음과 같은 과정이 필요한 'Jebsen-Taylor Hand Function Test'의 하부항목은?

< 준비 및 수행 >
① 대상자의 전방 테이블 끝에서 5" 떨어진 곳 1 파운드의 빈 커피 캔을 놓는다
② 2개의 1" 종이클립, 2개의 일반크기 병뚜껑, 2개의 미국 동전을 비우세손 쪽에 수평적으로 정렬한다
③ "시작"이라는 말과 동시에 시간을 측정하며, 마지막 물체가 캔 안에 떨어지는 소리가 들릴 때까지 시간을 측정한다

1) 물건 뒤집기
2) 작은 물체 구별하기
3) 작은 물건 집어 올리기
4) 크고 무거운 물건 들어올리기
5) 크고 가벼운 물건 들어올리기

58

다음과 같은 지시가 필요한 평가도구는?

"당신은 보드 구멍에 모든 조각들이 들어가 있는지 확인해야 합니다. 만약 조각을 떨어뜨릴 경우 그것을 집어 올바른 구멍에 끼워 넣으세요 … (중략) … 한 번의 평가를 마쳤을 때 보드와 디스크는 다음 평가를 위해 시작지점으로 다시 원위치 시켜야 합니다. 다시 말하면, 반대쪽 디스크의 색이 나타나게 됩니다."

1) BBT
2) MMDT
3) Purdue Pegboard Test
4) Grooved Pegboard Test
5) Jebsen-Taylor Hand Function Test

문제해설

57 작은 물건 집어 올리기(picking up small object)

① 대상자의 전방 테이블 끝에서 5″ 떨어진 곳 1파운드의 빈 커피 캔을 놓음
② 2개의 1″ 종이클립(수직으로), 2개의 일반크기 병뚜껑(각 1″ 직경이며 뚜껑의 안쪽면이 위를 향하게), 2개의 미국 동전을 비우세손 쪽에 수평적으로 정렬함
• 캔에서 동전이 가장 가까우며 클립이 가장 멀리 떨어져 있음
③ 각각은 대략 2″씩 떨어져 있음
④ "시작"이라는 말과 동시에 시간을 측정하며, 마지막 물체가 캔 안에 떨어지는 소리가 들릴 때까지 초를 측정함
⑤ 우세손도 반복함
⑥ 우세손의 정열은 앞서 서술된 내용의 거울상처럼 배치함(반대로 배치)
⑦ 우세손 쪽의 캔을 제외한 나머지 물체를 재위치시킴

답 3)

58 MMDT의 Turning Test의 수행 순서

① 평가자는 피검사자의 맞은편에 앉아 검사 방법과 목적을 설명하기
② 연습하기
③ 첫 번째 줄을 모두 마친 후 두 번째 줄의 실행방법 설명하기
④ 검사의 방법과 자세에 대해 다시 한 번 설명하기
"당신은 끝마치기 전 보드 구멍에 모든 조각들이 끼워져 있는지 확인해야 합니다. 만약 조각을 떨어뜨릴 경우 그것을 집어 올바른 구멍에 끼워 넣으세요. 점수는 몇 번의 평가를 마치는 데 걸리는 시간의 합으로 만들어 집니다. 저는 개별적인 각각의 평가 시간을 기록할 것입니다. 한 번의 평가를 마쳤을 때 보드와 디스크는 다음 평가를 위해 시작지점으로 다시 위치시켜야 합니다. 다시 말하면 반대쪽 디스크의 색상이 보이게 되는 것입니다. 다음 지시가 있을 때까지 디스크 조각들을 만지지 마세요."
⑤ 연습 후 실제 평가 진행하기

답 2)

59

Fugl-Myer Assessment의 항목이다. 제시된 설명에 해당하는 Brunnstrom 단계는?

> 팔을 천장으로 높게 뻗으세요

1) Ⅱ단계
2) Ⅲ단계
3) Ⅳ단계
4) Ⅴ단계
5) Ⅵ단계

60

다음 보기의 재료가 사용되는 도구는?

> 동전, 콩, 병뚜껑

1) MFT
2) MMDT
3) LOTCA 2
4) Grooved Pegboard Test
5) Jebsen-Taylor Hand Function Test

61

다음 지시사항을 치료사가 환자에게 제공하였다면 어떤 평가도구인가?

> 자, 이제 오른손으로 두 번째 줄의 첫 번째 블록을 집어주세요. 그리고 그것을 왼손으로 옮기면서 뒤집어주세요. 바닥면이 위로 올라오도록 뒤집은 뒤 원래의 구멍에 내려놓으세요. 이 줄 전체를 마칠 때까지 오른쪽으로만 진행하셔야합니다

1) BBT
2) MMDT
3) Purdue Pegboard Test
4) Grooved Pegboard Test
5) Jebsen-Taylor Hand Function Test

문제해설

59 Ⅴ단계 : 시너지에서 벗어난 수의적 동작

답 4)

60 Jebsen-Taylor Hand Function Test의 구성

- 글쓰기 : 팬, 종이
- 카드 뒤집기 : 카드
- 작은 물건 집어들기 : 동전, 클립, 병뚜껑
- 모의 식사 : 콩, 스픈
- 장기알 쌓기 : 장기알
- 크고 가벼운 물건 들어올리기 : 캔
- 크고 무거운 물건 들어올리기 : 캔

답 5)

61 MMDT의 뒤집기(turning) 테스트 중 연습을 위한 치료사의 지시이다.

답 2)

62

다음은 MFT 검사 항목 중 손바닥 등에 닿기 항목의 수행 결과이다. 점수는?

> 환자 손의 일부가 몸통의 옆면(옆구리)을 지나 같은 쪽 등 옆면에 닿았다

1) 1점
2) 2점
3) 3점
4) 4점
5) 5점

63

다음과 같은 재료 및 도구가 필요한 평가는?

> • 직경이 3/16"인 100개의 구멍을 지닌 보드
> • 길이 1", 직경 1/16"인 315개의 핀
> • 초시계, 평가 기록지

1) Purdue Pegboard Test
2) Manual Function Test
3) O'connor Finger Dexterity Test
4) Minnesota Manual Dexterity Test
5) Jebsen-Taylor Hand Function Test

64

'Berg balance test'의 결과가 '넘어짐에 대한 위험도가 낮다'라면 해당 점수는?

1) 10점
2) 20점
3) 30점
4) 40점
5) 50점

문제해설

62 결과 및 점수

- 어깨 관절 폄이 조금이라도 나타난 경우 : 1점
- 손이 몸의 옆을 지나고 손가락, 손등 등 손의 일부가 같은 쪽 등 옆면을 닿았을 경우 : 2점
- 척추까지 닿았을 경우 : 3점
- MP관절이 척추를 지나는 경우 : 4점

답 2)

63 O'connor Finger Dexterity Test

목적	• 손의 미세 조작 측정
구성	• 직경이 3/16″인 100개의 구멍을 지닌 판(board) – 보드의 구성 ◦ 각 줄은 10개의 구멍을 가지며 10개의 줄로 배열됨 ◦ 아래가 얇게 뚫려 있는 구멍이 100개 ◦ 11 × 5½ Formica-topped masonite 판 ◦ 구멍의 간격은 1/2″ – 길이 1″이고 직경이 1/16″인 핀 315개 – 초시계, 평가기록지

답 3)

64 Berg balance test의 결과

- 41~56점 : 넘어짐에 대한 위험도가 낮음(low fall risk)
- 21~40점 : 중간 정도의 위험도(medium fall risk)
- 0~20점 : 높은 위험도(high fall risk)

답 5)

측정 및 평가

65

MMDT(Minnesota Manual Dexterity Test)의 디스크 뒤집기 테스트(turning test) 방법에 대한 설명으로 옳은 것은?

1) 평가 전 연습은 피해야 한다
2) 전체 디스크를 모두 뒤집어야 한다
3) 반드시 한 손만을 사용해서 뒤집어야 한다
4) 디스크의 색은 열마다 교대로(검정 / 빨강) 배치해야 한다
5) 첫 번째 열의 뒤집기가 끝나면 곧바로 첫 열을 다시 원상태로 뒤집어 놓아야 한다

문제해설

65 해설내용 참조

답 2)

MMDT의 Turning Test

Explanation

1. 준비

1) 보드는 피검사자 쪽 테이블 끝에서부터 2.24cm 떨어져 있음
2) 디스크의 색깔은 모두 똑같게 채워져 있음

2. 수행 순서

1) 평가자는 피검사자의 맞은편에 앉아 검사 방법과 목적을 설명하기
   - 한 손으로 블록을 집고, 다른 한 손으로는 블록을 뒤집어 원래의 구멍에 넣기에 대해 설명함
2) 연습하기
   (1) 방법을 알려주고 연습으로 Test를 실시함
   (2) 지시 : "당신의 왼 손으로 오른쪽 상단 끝에 있는 블록을 집어 올리세요. 디스크를 오른손으로 옮기면서 뒤집으세요. 바닥면이 위로 올라오도록 뒤집어 원래의 구멍에 내려놓으세요. 당신의 왼쪽 맨 위쪽 줄을 따라가며 수행해야 합니다."
3) 첫 번째 줄을 모두 마친 후 두 번째 줄의 실행방법 설명하기
   - 지시 : "자 이제 오른손으로 두 번째 줄의 첫 번째 블록을 집어 드세요. 디스크를 왼손으로 옮기면서 뒤집으세요. 바닥면이 위로 올라오도록 뒤집어 원래의 구멍에 내려놓으세요. 이 줄 전체를 마칠 때까지 오른쪽으로 진행해야 합니다."
4) 검사의 방법과 자세에 대해 다시 한 번 설명하기
   - 지시 : "당신은 끝마치기 전 보드 구멍에 모든 조각들이 끼워져 있는지 확인해야 합니다. 만약 조각을 떨어뜨릴 경우 그것을 집어 올바른 구멍에 끼워 넣으세요. 점수는 몇 번의 평가를 마치는 데 걸리는 시간의 합으로 만들어 집니다. 저는 개별적인 각각의 평가 시간을 기록할 것입니다. 한 번

의 평가를 마쳤을 때 보드와 디스크는 다음 평가를 위해 시작지점으로 다시 위치시켜야 합니다. 다시 말하면 반대쪽 디스크의 색상이 보이게 되는 것입니다. 다음 지시가 있을 때까지 디스크 조각들을 만지지 마세요."

5) 연습이 끝난 후 실제 평가 진행하기
 (1) "시작"이라고 말하는 동시에 초시계(스톱워치)로 측정을 시작함
 (2) 지시 : "당신의 왼손을 보드 오른쪽의 가장 윗부분의 디스크 조각 위에 두세요. 준비, 시작"
6) 첫 번째 줄 평가를 마치고 점수를 기록한 후 다음 평가 진행하기
 (1) 보드를 테이블 끝에서 약 1인치 정도 떨어지게 놓음
 (2) 지시
  • 당신의 왼손을 보드의 오른쪽 가장 윗부분의 디스크 조각 위에 두세요. "준비, 시작"
  • 보드의 끝까지 디스크를 채움
7) 마지막까지 같은 방법으로 평가 진행하기
 • 진행하는 동안 격려의 말을 제공함

66

MFT의 항목을 다음과 같이 수행하였다. 점수는?

30초 동안 페그보드를 6개 수행하였다

1) 6점　　2) 5점
3) 4점　　4) 3점
5) 2점

67

Dellon의 수정된 Moberg Picking-Up Test에 대한 설명으로 옳은 것은?

1) 자신경 검사에 유용한다
2) 두 번째 시도에서 정상반응은 9~16초이다
3) 열쇠, 못, 나사볼트, 면봉 등의 물체를 사용한다
4) 10개의 물체를 집어넣은 전체 시간을 점수화 한다
5) 넷째 손가락과 다섯째 손가락을 사용하여 물건을 잡는다

문제해설

66 측정기준
• 1점 : 1~3개
• 2점 : 4~6개
• 3점 : 7~9개
• 4점 : 10~12개
• 5점 : 13~15개
• 6점 : 1~16개 이상

답 5)

67 정중신경 검사에 유용하다. 면봉은 검사재료에 포함되지 않는다. 12개의 물건을 사용한다. 넷째 손가락과 다섯째 손가락을 사용하지 않는다.

답 2)

측정 및 평가

68

Jabsen hand function test에 필요한 소품은?

1) 포크
2) 병뚜껑
3) 야구공
4) 딸랑이
5) 테니스공

69

상지에 신경손상 있는 30대 남성은 악력계(dynamometer)로 악력을 측정하였다. 그 결과가 다음과 같을 경우 치료사가 기록해야 하는 결과 값은?

> • 1회 측정 값 : 25kg • 2회 측정 값 : 20kg
> • 3회 측정 값 : 30kg

1) 20kg
2) 23kg
3) 25kg
4) 28kg
5) 30kg

70

MFT 평가 시 손이 몸의 옆을 지나 손가락이 측면부에 닿는 경우 이 항목에서 얻게 되는 점수는?

1) 1점
2) 2점
3) 3점
4) 4점
5) 5점

문제해설

68 • sub test 3번 : 작은 물건 집기의 배치
- 클립, 병뚜껑, 동전, 깡통이 필요함

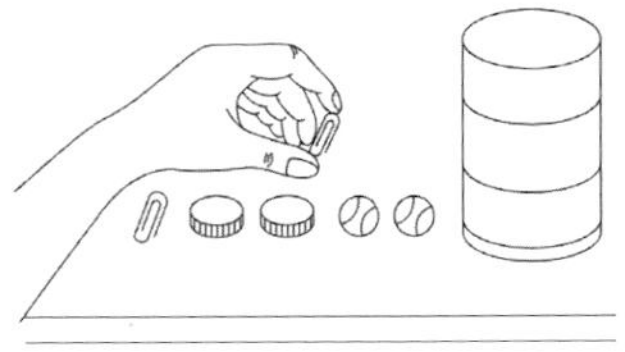

답 2)

69 3회 측정 후 평균 값을 기록함
$(25+20+30) \div 3 = 25\text{kg}$

답 3)

70 MFT의 손바닥을 등으로 가져오기
• 지시
- "손을 펴서 등에 붙여주세요."
• 측정
- 손이 등까지 도달하는 것을 관찰함
- 몸을 앞으로 기울일 수 있지만 일어서기는 허용되지 않음
- 측정기준
  ◦ 1점 : 어깨관절의 폄을 약간이라도 할 경우
  ◦ 2점 : 손이 몸의 옆을 지나고, 손가락, 손등 등 손의 일부가 같은 쪽 측면 전부에 닿는 경우
  ◦ 3점 : 손가락, 손등이 등줄기까지 도달하는 경우
  ◦ 4점 : MP관절이 등줄기를 지나가는 경우 또는 손바닥이 등줄기에 딱 달라붙는 경우

답 2)

71

Purdue pegboard test를 수행한 40대 남성은 조립(assembly) 부분에서 8개를 완전히 조립한 후 핀과 와셔까지 조립하였다. 이 남성의 조립 항목 점수는?

1) 10점
2) 17점
3) 25점
4) 34점
5) 42점

72

다음 평가도구들 중 보기의 내용으로 구성된 것은?

- Placing Test(놓기 테스트)
- Turning Test(뒤집기 검사)

1) Purdue Pegboard Test
2) Manual Function Test(MFT)
3) O'connor Finger Dexterity Test
4) Jebsen-Taylor Hand Function Test
5) Minnesota Manual Dexterity Test(MMDT)

문제해설

71
- 한 개의 조립 점수는 4점이며, 추가되는 부품 한 개당 1점씩 더하게 된다.
- 산식은 $(8 \times 4)+2$ 이므로 결과점수는 34점이다.

답 4)

72 Minnesota Manual Dexterity Test (MMDT)
- 목적
  - 팔과 손의 기민성 측정
  - 눈과 손의 협응 평가
  - 대운동 기술 평가
- 두 가지로 구성된 테스트
  - 넣기 테스트(placing test)
  - 뒤집기 테스트(turning test)

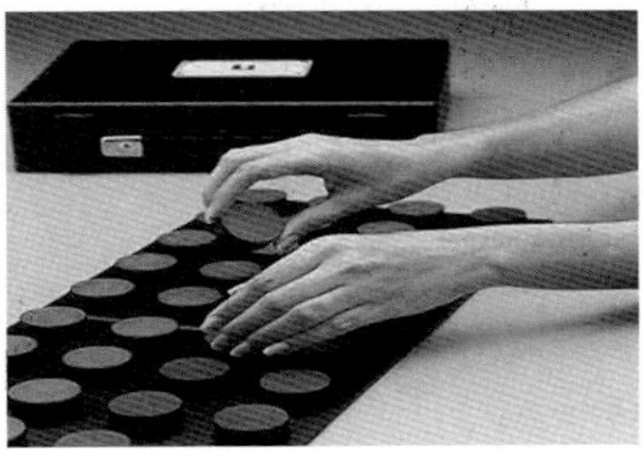

MMDT

답 5)

측정 및 평가

2024 OCCUPATIONAL THERAPY

3

C·H·A·P·T·E·R

MMT·근 긴장도·ROM 평가

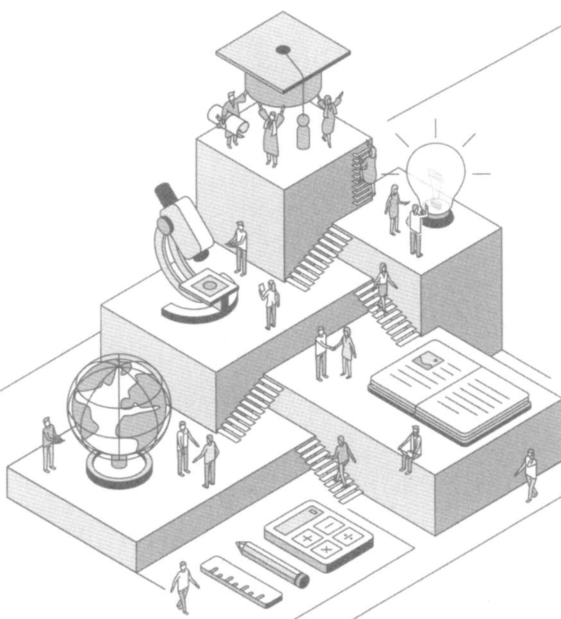

예·상·문·제·풀·이

01

팔의 벌림 운동 시 전체 ROM은 180도이다. 이때 오목위팔관절(glenohumeral joint) : 견봉쇄골관절(acromioclavicular joint) : 복장빗장관절(sternoclavicular joint)의 움직임 비율은?

1) 1 : 2 : 1
2) 1 : 4 : 1
3) 4 : 1 : 1
4) 3 : 1 : 2
5) 2 : 2 : 1

02

볼륨 측정기(volumeter) 사용에 대한 설명으로 옳은 것은?

1) 손목 경계선까지만 넣는다
2) 결과는 3회 측정 후 평균값으로 한다
3) 측정 시 반드시 주먹을 쥐고 넣어야 한다
4) 비커에 물보다 농도가 높은 액체를 넣어야 한다
5) 막대의 위치는 반드시 중지와 약지 사이에 위치해야 한다

03

손가락 모음이 어려워 강한 쥐기가 어렵다면 의심되는 근육은?

1) 벌레근(lumbricales)
2) 손가락폄근(extensor digitorum)
3) 새끼폄근(extensor digiti minimi)
4) 손등쪽 뼈사이근(dorsal interossei)
5) 손바닥쪽 뼈사이근(volar interossei)

문제해설

01
- 팔의 벌림운동의 전체관절가동범위는 180°이다. 이 중에서 glenohumeral joint 120°
- acromioclavicular joint 30°, sternoclavicular joint 30°의 움직임을 나타낸다.

답 3)

02 볼륨 측정기(volumeter)

평가 방법	• 수조에 물을 가득 채움 • 중지와 약지 사이에 멈춤막대가 들어가도록 하여 멈출 때까지 손을 끝까지 넣음 • 비커로 들어가는 물의 양을 측정함

답 5)

03 손가락 모음(finger adduction)의 주동근은 손바닥쪽 뼈사이근(volar introssei)이다.

답 5)

04

어깨와 팔꿈치 근력이 MMT 3+ 이상인 사지마비 환자의 욕창 예방법으로 가장 타당한 것은?

1) 휠체어에 가죽 끈을 묶어 체중을 감소시킨다
2) 팔을 이용해 좌우로 한 번씩 체중을 감소시킨다
3) 침대에 앉아서 양 팔을 밀어 체중을 감소시킨다
4) 머리 위의 구조물을 잡아 당겨 체중을 감소시킨다
5) 팔꿈치를 펴시키고 체중으로 앞으로 기울여 다리에 체중을 신는다

05

제시된 관절에서 가동범위가 가장 큰 것은?

1) 뒤침
2) 엎침
3) 손허리손가락 굽힘
4) 몸쪽 손가락뼈사이 굽힘 – 폄
5) 먼쪽 손가락뼈사이 굽힘 – 폄

06

MMT 측정 시 다음과 같은 자세가 시작인 움직임은?

- 엎드려 누움(prone)
- 위팔뼈(humerus)의 90° 벌림(abduction)
- 팔꿉(elbow) 관절의 90° 굽힘(flexion)

1) 어깨 폄(shoulder extension)
2) 어깨 굽힘(shoulder flexion)
3) 어깨 모음(shoulder adduction)
4) 어깨 벌림(shoulder abduction)
5) 어깨 안쪽돌림(shoulder internal rotation)

문제해설

04 C6 환자 중 MMT 3+ 이상인 환자는 가죽 끈을 이용해 앞으로 기울이며 체중을 감소시킬 수 있다.

답 1)

05
- 뒤침 : 0~80
- 엎침 : 0~80
- 손허리손가락 굽힘 : 0~90
- 몸쪽 손가락뼈사이 굽힘·폄 : 0~100
- 먼쪽 손가락뼈사이 굽힘·폄 : 0~90

답 4)

06 어깨 안쪽돌림 (shoulder internal rotation)
- 시작 자세
  - 엎드려 누움(prone)
  - 위팔뼈(humerus)의 90° 벌림(abduction)
  - 팔꿉(elbow) 관절의 90° 굽힘(flexion)
- 안정화
  - 위팔뼈(humerus)에서 팔꿉(elbow)까지 고정함
  - 돌림(rotation)만을 허용함
- 지시
  - "천장을 향해 손바닥을 드세요."
- 저항
  - 평가자의 한 손 : 아래팔(forearm)의 먼 끝(distal end) 아랫면에 위치하므로 바닥 쪽으로 저항 제공함
  - 평가자의 다른 손 : 팔꿉(elbow) 관절의 지지 및 뒤침(supination) 방지를 위해 90° 굽힘을 만듦

답 5)

07

어깨관절의 수평벌림 동작의 MMT 'G 등급' 측정 자세는?

1) 선 자세
2) 앉은 자세
3) 배로 누운 자세
4) 등으로 누운 자세
5) 측면으로 누운 자세

08

다음 중 손가락 벌림을 만드는 근육으로만 구성된 조합은?

가. 벌레근(lumbricales)
나. 등쪽 뼈사이근(dorsal interossei)
다. 손바닥쪽 뼈사이근(volar introssei)
라. 새끼벌림근(abductor digiti minimi)

1) 가, 나, 다
2) 가, 다
3) 나, 라
4) 라
5) 가, 나, 다, 라

09

다음 중 관절가동범위가 가장 큰 동작은?

1) hip flexion
2) knee flexion
3) elbow flexion
4) shoulder abduction
5) shoulder external rotation

문제해설

07 어깨 수평 벌림(shoulder horizontal abduction)

- 주동근
  뒤 어깨세모근(posterior deltoid)
- 항중력 자세
  - 시작 자세
    - 배를 대고 누움(prone)
    - 매트 가장자리 위에 대상자의 팔을 위치시킴
      → 어깨 관절의 90° 벌림(abduction)
      → 팔꿉(elbow) 관절의 90° 굽힘(flexion)
  - 안정화
    어깨뼈(scapula)와 몸통(trunk)을 매트로 안정시킴
  - 지시
    "천장을 향해 팔꿈치를 드세요."
  - 저항
    - 평가자의 손은 위팔뼈(humerus)의 먼 끝(distal end) 뒷부분에 위치함
    - 수평모음(horizontal adduction) 방향으로 저항을 줌

답 3)

08 손가락 벌림(finger abduction)의 주동근

- 등쪽 뼈사이근(dorsal interossei)
- 새끼벌림근(abductor digiti minimi)

답 3)

09

- hip flexion : 120도
- knee flexion : 135도
- elbow flexion : 130~140도
- shoulder abduction : 170도
- shoulder external rotation : 130도

답 4)

10

팔굽관절의 빠른 수동 굽힘 시 10~45도 범위에서 저항이 느껴졌다. MAS 등급은?

1) 0
2) 1
3) 1+
4) 2
5) 3

11

두갈래근(biceps)의 MMT는 5이며, 세갈래근(triceps)의 MMT가 0인 C6 사지마비 환자의 앉아서 균형유지하기 방법은?

1) 방석을 이용해 균형을 유지한다
2) 가죽 끈을 이용해 균형을 유지한다
3) 몸통을 지지할 보조도구를 사용한다
4) 팔꿈치 폄을 이용해 균형을 유지한다
5) 머리와 목을 지지하는 고정장치를 사용한다

12

다음 중 손의 정상 ROM 크기가 가장 큰 관절은?

1) 손가락 PIP 굽힘+폄(finger PIP flexion/extension)
2) 손가락 DIP 굽힘+폄(finger DIP flexion/extension)
3) 엄지손가락 IP굽힘+폄(thumb IP flexion/extension)
4) 손가락 MCP 굽힘+폄(finger MCP flexion/extension)
5) 엄지손가락 MP 굽힘+폄(thumb MP flexion/extension)

문제해설

10 MAS Grade

- 0 : 수동 신장 시 긴장도 증가가 없다.
- 1 : 수동 신장 시 관절가동범위 끝부분에서 저항이 감지된다.
- 1+ : 수동 신장 시 관절가동범위 1/2 이하에서부터 약간의 저항이 감지된다.
- 2 : 수동 신장 시 대부분의 관절가동범위에서 저항이 감지되지만 쉽게 수동신장이 가능하다.
- 3 : 수동 신장 시 대부분 관절가동범위에서 상당히 많은 저항이 감지되고 수동신장이 어렵다.
- 4 : 수동신장이 불가능한 구축

답 3)

11 SCI C6 환자의 앉기

- 양팔을 폄시켜 균형을 유지함
- 팔꿈치 잠금을 사용해 균형을 유지함

답 4)

12

손(hand)	각도
엄지손가락 CMC 굽힘 (thumb CMC flexion)	15°
엄지손가락 CMC 폄 (thumb CMC extension)	20°
엄지손가락 MP 굽힘/폄 (thumb MP flexion/extension)	50°
엄지손가락 IP굽힘/폄 (thumb IP flexion/extension)	80°
손가락 MCP 굽힘/폄 (finger MCP flexion/extension)	90°
손가락 PIP 굽힘/폄 (finger PIP flexion/extension)	100°
손가락 DIP 굽힘/폄 (finger DIP flexion/extension)	90°

답 1)

13

Supine position에서 할 수 없는 검사는?

1) 대퇴비스듬근(sartorius) – Poor
2) 중간둔부근(gluteus medius) – Fair
3) 목빗근(sternocleidomastoid) – Fair
4) 배곧은판근(rectus abdominis) – Poor
5) 허리네모근(quadratus lumborum) – Poor

14

어깨세모근(deltoid) 마비 시 어깨 벌림의 역할을 대신할 수 있는 근육은?

1) 작은원근(teres minor)
2) 어깨밑근(subscapularis)
3) 가시위근(supraspinatus)
4) 가시아래근(infraspinatus)
5) 위팔두갈래근(biceps brachii)

15

다음 중 MMT 등급이 P– 인 경우에 해당하는 사례는?

1) 중력을 이기며 손목을 60° 굽힌다
2) 중력을 이기며 팔꿈치를 60° 굽힌다
3) 중력을 제거하고 팔꿈치 폄이 0°이다
4) 중력을 제거하고 손목 굽힘이 60°이다
5) 중력을 제거하고 어깨관절 굽힘이 180°이다

16

다음 중 가시위근(supraspinatus)의 손상 여부를 평가하는 검사는?

1) Roos test
2) Adson test
3) Hawkins test
4) Empty can test
5) Neer impingement test

문제해설

13 중간둔부근의 Fair는 Sidelying에서 검사한다.

답 2)

14 어깨세모근 마비시 가시위근이 어깨벌림을 보상할 수 있다.

답 3)

15 P–(2–) 등급의 기준은 중력을 제거해도 완전 ROM이 불가능할 경우이다.

답 4)

16 1) Roos test : 가슴우리증후군 검사
2) Adson test : 가슴우리증후군 검사
3) Hawkins test : 위팔두갈래근의 충돌 및 압박 검사
5) Neer impingement test : 위팔두갈래근의 충돌 및 압박 검사

답 4)

17

다음 중 손가락의 정상 ROM 범위가 올바르게 연결된 조합은?

1) 손가락 DIP 굽힘(finger DIP flexion) — 45°
2) 손가락 PIP 굽힘(finger PIP flexion) — 45°
3) 손가락 MCP 굽힘(finger MCP flexion) — 90°
4) 엄지손가락 CMC 굽힘(thumb CMC flexion) — 30°
5) 엄지손가락 CMC 폄(thumb CMC extension) — 40°

18

MMT(manual muscle testing) 측정 중이다. 중력을 제거했더니 측정 대상 근육이 움직임을 보였지만 완전한(full) 관절가동범위의 움직임은 보여주지 못했다. MMT 등급은?

1) 0
2) 1
3) 2−
4) 2
5) 2+

19

다음은 어떤 동작의 ROM 평가이다. 무엇인가?

> 각도계(goniometer)의 축은 봉우리 돌기(acromion process)의 윗부분이다. 정적 팔(stationary arm)은 아래팔(forearm)의 윗면(superior aspect)과 평행하며, 동적 팔(movable arm)은 윗면(superior aspect)의 세로축과 평행하게 움직였다. 보상동작은 몸통(trunk)의 돌림(rotation)이다

1) 어깨 관절의 굽힘(flexion)
2) 어깨 관절의 폄(extension)
3) 어깨 관절의 벌림(abduction)
4) 어깨 관절의 안쪽 돌림(internal rotation)
5) 어깨 관절의 수평 모음(horizontal adduction)

문제해설

17 손의 정상 ROM

손(hand)	각도
엄지손가락 CMC 굽힘	15°
엄지손가락 CMC 폄	20°
엄지손가락 MP 굽힘	50°
엄지손가락 IP굽힘	80°
손가락 MCP 굽힘	90°
손가락 PIP 굽힘	100°
손가락 DIP 굽힘	90°

답 3)

18 P−(2−)는 중력을 제거했지만 완전(full) ROM을 수행 못했을 경우이다.

답 3)

19 어깨 관절의 수평 모음(horizontal adduction)의 정상 ROM은 45도이다.

답 5)

20

정상 관절가동범위가 바르게 연결된 것은?

1) MP flexion : 0~75도
2) DIP flexion : 0~80도
3) PIP flexion : 0~130도
4) Hip internal rotation : 0~30도
5) Thumb – palmar abduction : 0~90도

21

각도계를 사용하여 환자의 관절가동범위를 측정하였을 때, 수동측정범위가 능동측정범위보다 클 경우 추정 가능한 것은?

1) 근력이 정상이다
2) 근력이 마비가 되어 있다
3) 근력 약화를 의심할 수 있다
4) 근력이 정상보다 지나치게 강하다
5) 관절가동범위가 정상범위 내에 있다

22

체간의 왼쪽 회전(Left side rotation)시 작용하는 근육은?

1) Rectus abdominis(배곧은근) and erector spinae(척추세움근)
2) Left external oblique(배바깥빗근) and Left internal oblique(배속빗근)
3) Left external oblique(배바깥빗근) and Right internal oblique(배속빗근)
4) Right external oblique(배바깥빗근) and Left internal oblique(배속빗근)
5) Right external oblique(배바깥빗근) and Right internal oblique(배속빗근)

문제해설

20
- Hip internal rotation : 0~45도
- DIP flexion : 0~80도
- PIP flexion : 0~110도
- MP flexion : 0~90도
- Thumb – palmar abduction : 0~50도

답 2)

21 관절운동이 수동검사에서는 완전한 운동범위로 움직일 수 있었는데, 능동운동 검사에서는 제한되어 있다면 근력의 약화가 운동을 제한시킨다.

답 3)

22 체간의 회전시에는 같은쪽의 배속빗근과 반대쪽의 배바깥빗근이 작용한다.

답 4)

측정 및 평가

23

팔꿈치 관절의 MMT(manual muscle testing) 측정이다. 굽힘(flexion)의 경우 중력을 이기고 40도의 움직임을 보였다. MMT 등급은?

1) 0
2) 1
3) 2−
4) 2
5) 2+

24

다음은 MMT 등급에 대한 설명이다. 내용이 올바른 것은?

1) P : 중력을 이기고 완전 ROM을 수행함
2) F : 중력을 이기며 부분적인 ROM이 가능함
3) F− : 중력을 이기고 50% 미만의 ROM을 수행함
4) P− : 중력을 제거했지만 부분적인 ROM을 수행하지 못함
5) P+ : 중력은 없지만 약간의 저항을 이기며 완전 ROM을 수행함

25

어깨(shoulder) 관절의 MMT 측정 결과와 내용의 연결이다. 바르지 <u>못한</u> 연결은?

1) 3 : 중력을 이기고 굽힘이 150°이다
2) 2 : 중력제거 상태에서 굽힘(flexion)이 180°이다
3) 3− : 중력을 이기고 벌림(abduction)이 120°이다
4) 3+ : 중력과 약간의 저항을 이기고 완전 ROM이 가능하다
5) 2+ : 중력제거 상태에서 약간의 저항을 이기며 폄(extension)이 60°이다

문제해설

23 팔꿈치(elbow) 관절 굽힘의 정상 범위는 135도이다. 중력을 이기지만 ROM이 50% 미만인 경우는 P+(2+)이다.

답 5)

24
- P− : 중력을 제거했지만 완전 ROM을 수행 못할 경우
- P : 중력을 제거하고 완전 ROM을 수행할 경우
- P+ : 중력은 이기지만 ROM이 50% 미만이거나, 중력은 없지만 약간의 저항을 이기며 완전 ROM을 수행할 경우

답 5)

25 1) 3 : 중력을 이기고 굽힘이 180도이다.

답 1)

26

두 개 관절(two-joint) 근육이 지나가는 관절의 관절가동범위를 측정할 때 치료사가 취해야하는 자세는?

1) 근육을 늘린 상태에서 측정
2) 근육에 힘을 준 상태에서 측정
3) 관절들의 중립자세에서 측정
4) 근육을 수축한 상태에서 측정
5) 근육에 힘을 주고 고정한 상태에서 측정

27

50대 남성의 어깨관절 굽힘근의 근력을 측정하고자 한다. 중력을 이기는 동시에 약간의 저항도 이기며 180° 를 굽힘 할 수 있었다. 이 남성의 MMT 등급은?

1) 2
2) 2+
3) 3−
4) 3
5) 3+

28

다음은 무슨 동작의 근력 측정 방법인가?

- 매트 위에 앉음
- 양손을 매트위에 지지함
- 평가자의 한손이 무릎 위 먼 넙다리의 가쪽면을 지지함
- "제가 당신의 다리를 당길테니 당겨지지 않게 버티세요"
- 저항 : 발목 안쪽에서 가쪽 방향으로 저항

1) 발 가쪽 번짐
2) 엉덩관절 벌림
3) 엉덩관절 모음
4) 엉덩관절 안쪽돌림
5) 엉덩관절 가쪽돌림

문제해설

26 two-joint 관절이 다른 근육을 당겨 움직임을 방해하지 않도록 중립자세에서 측정한다.

답 3)

27 3+(F+)의 기준은 중력과 함께 약간의 저항을 이기고 완전 ROM을 수행하는 것이다.

답 5)

28 엉덩관절 가쪽돌림

엉덩관절 가쪽돌림 자세는 무릎이 바깥으로 향하고 발목이 안으로 향하는 자세로 저항은 그와 반대로 가함

답 5)

29

MMT 평가를 위해 대상자를 의자에 앉힌 한 후 치료사는 대상자의 안정(stability)을 위해 빗장뼈(clavicle)와 어깨뼈(scapular) 위에 손을 올려놓았다. 치료사는 "팔을 앞으로 들어 올리세요. 그리고 제가 저항을 가할 때 팔이 아래로 내려가지 않도록 견디세요."라고 지시하였다. 치료사의 저항은 위팔뼈(humerus)의 먼 끝(distal end) 폄(extension) 방향이었고, 보상운동은 어깨관절 벌림(abduction)과 몸통 폄(extension)이었다면 이 동작과 주동근은?

1) 어깨뼈 올림과 위 등세모근(upper trapezius)
2) 어깨관절 모음과 큰 가슴근(pectoralis major)
3) 어깨관절 폄과 뒤 어깨세모근(posterior deltoid)
4) 어깨관절 굽힘과 앞 어깨세모근(anterior deltoid)
5) 어깨관절 벌림과 앞 어깨세모근(anterior deltoid)

문제해설

29 해설내용 참조

답 4)

어깨 굽힘(Shoulder flexion)

Explanation

- 주동근
  - 앞 어깨세모근(anterior deltoid)
  - 부리위팔근(coracobrachialis)
  - 큰가슴근 : 빗장뼈의 머리(pectoralis major : clavicular head)
  - 위팔두갈래근 : 양쪽 머리(biceps : both heads)

1. 항중력 자세

1) **시작자세**
   (1) 의자에 앉음
   (2) 양 팔을 가쪽(lateral) 중앙에 위치시킴

2) **안정화**
   - 빗장뼈(clavicle)와 어깨뼈(scapular) 위에 평가자의 손을 올림

3) **지시**
   - "당신의 어깨 높이까지 팔을 앞으로 들어 올리세요. 제가 저항을 줄 때 팔이 내려가지 않도록 유지하세요."

4) **저항**
   (1) 가자의 손을 위팔뼈(humerus)의 먼 끝(distal end) 위에 위치하고 폄(extension) 방향으로 밀어줌

(2) 90° 이상의 움직임 시에는 어깨뼈 돌림(scapular rotation)이 포함됨

5) **보상**

(1) 어깨의 벌림근(abductor)

(2) 어깨뼈 올림(scapular elevation)

(3) 몸통(trunk)의 폄(extension)

2. 중력제거 자세

1) **시작자세**

(1) 옆으로 누움(side lying)

(2) 팔은 몸통(trunk)의 가쪽(lateral)을 따라 중심에 위치함

(3) 평가자는 팔꿉(elbow) 아래를 지지해 줌

2) **지시**

• "손이 어깨 수준까지 올라 올 수 있도록 팔을 들어 보세요."

30

MMT 등급에 대한 설명으로 옳은 것은?

1) P : 중력을 이기며 완전한 ROM이 가능하다
2) F^- : 중력을 이기지만 ROM은 50% 미만이다
3) F : 중력을 제거했지만 완전한 ROM을 수행하지 못한다
4) P^+ : 중력은 없지만 약간의 저항을 이기며 완전한 ROM을 수행한다
5) P^- : 중력을 이기며 동시에 약간의 저항을 이기고 완전한 ROM이 가능하다

31

뇌졸중 환자인 60대 여성에게 근긴장도 측정을 실시했다. 전체 관절가동범위 반 이하에서 저항의 느낌이 있다면 근긴장도는?

1) MAS 1
2) MAS 1+
3) ASIA 1
4) ASIA 2
5) MMSE 30

문제해설

30 기준 및 등급

등급		기준
3^-	air minus (F^-)	중력을 이기고 50% 이상의 ROM을 수행함(완전 ROM은 불가능함)

답 4)

31 Modified Ashworth Scale의 1점은 관절가동범위 끝부분에서 약간의 저항을 느끼는 것이며, 1+점은 전체 관절가동범위의 반 이하에서 저항을 느끼는 것이다.

답 2)

32

다음 중 MMT 등급이 2+인 경우는?

1) 중력을 제거하고 손목을 80° 굽힐 수 있다
2) 중력을 제거하고 손목을 40° 굽힐 수 있다
3) 중력을 이기고 팔꿉 관절을 60° 굽힐 수 있다
4) 중력을 이기고 팔꿉 관절을 150° 굽힐 수 있다
5) 중력을 이기고 60° 이상의 손목 굽힘이 가능하다

33

도수근력 검사(MMT) 시 근수축이 일어나지만 움직임(motion)이 없는 경우의 등급은?

1) 0
2) 1
3) 2
4) 3
5) 4

문제해설

32 해설내용 참조

답 3)

33 해설내용 참조

답 2)

도수근력 검사

Explanation

※ MMT(muscle manual test)

등급		기준
0	zero(Z)	• 근수축이 보이지도 만져지지도 않음
1	trace(T)	• 근수축이 일어나지만 움직임(motion)은 없음
2−	poor minus(P^-)	• 중력을 제거해도 full ROM을 못함
2	poor(P)	• 중력을 제거하고 full ROM 가능
2+	poor plus(P^+)	• 중력을 이기지만 ROM은 50% 미만 • 중력을 제거하고 약간의 저항을 이기고 full ROM 가능
3−	fair minus(F^-)	• 중력을 이기지만 ROM은 50% 미만 • 중력을 제거하고 약간의 저항을 이기고 full ROM 가능
3	fair(F)	• 중력을 이기고 full ROM 가능
3+	fair plus(F^+)	• 중력과 함께 약간의 저항을 이기고 full ROM 가능
4	good(G)	• 중력과 함께 약간의 저항을 이기고 full ROM 가능
5	normal(N)	• 중력과 함께 약간의 저항을 이기고 full ROM 가능

※ 정상 ROM

팔꿉(elbow)	각도	손목(wrist)	각도
팔꿉 굽힘(elbow flexion) 및 폄(extension)	0~150°	손목 굽힘(wrist flexion)	80°
아래팔 뒤침(forearm supination)	80°	손목 폄(wrist exetension)	70°
아래팜 엎침(forearm pronation)	80°	손목 자쪽 편위(wrist ulnar deviation)	30°
		손목 노쪽 편위(wrist radial deviation)	20°

34

MMT 등급이 Fair⁻(F⁻)인 경우는?

1) 근수축이 일어나지만 움직임은 없다
2) 중력을 이기지만 ROM은 50% 미만이다
3) 중력을 제거하고 완전한 ROM을 수행한다
4) 중력을 이기고 50% 이상의 ROM을 수행한다
5) 중력을 이기며 동시에 약간의 저항을 이기며 완전한 ROM이 가능하다

35

뇌졸중 환자인 42세 남성은 현재 'Modified ashworth scale'을 통해 근긴장 수준을 평가 받고 있다. 이 남성의 팔꿉관절에 폄 동작을 만들려고 하자 수동적으로도 움직이기 힘들 정도의 저항이 느껴진다. 이 남성의 평가 결과는?

1) 1
2) 1^{+}
3) 2
4) 3
5) 4

문제해설

34 MMT

등급		기준
3^{-}	air minus (F^{-})	중력을 이기고 50% 이상의 ROM을 수행함(완전 ROM은 불가능함)
3	fair(F)	중력을 이기며 완전 ROM이 가능함
3^{+}	fair plus (F^{+})	중력을 이기며 동시에 약간의 저항을 이기고 완전 ROM이 가능함

답 4)

35 Modified Ashworth Scale

0	• 근 긴장도 또는 저항의 증가가 없음
1	• 관절가동범위의 끝부분에서 약간의 저항을 느낌
1^{+}	• 전체 관절가동범위의 반 이하에서 저항을 느낌
2	• 관절가동범위 대부분에서 저항을 느낌
3	• 수동적으로 움직이기 힘들 정도로 저항을 느낌
4	• 폄 및 굽힘에서의 강직(rigidity)이 나타남

답 4)

36

치료사는 환자의 팔꿉 관절을 굽힘 방향으로 움직였더니 관절가동범위 반 이하에서 저항의 느낌이 있다. Modified Ashworth Scale 점수는?

1) 1
2) 1+
3) 2
4) 3
5) 4

37

MMT 검사를 위해 25세 여성이 의자에 앉아 있다. 이 여성은 어깨관절 굽힘을 위해 중력을 이기고 팔을 100도까지 들어올렸다. 이 여성의 MMT 등급은?

1) P
2) P^+
3) F^-
4) F
5) F^+

문제해설

36 Modified Ashworth Scale의 1점은 관절가동범위 끝부분에서 약간의 저항을 느끼는 것이며, 1+점은 전체 관절가동범위의 반 이하에서 저항을 느끼는 것이다.

답 2)

37 해설내용 참조

답 3)

MMT 기준 및 등급

Explanation

등급		기준
0	zero(Z)	• 근수축이 보이지도 만져지지도 않음
1	trace(T)	• 근수축이 일어나지만 움직임은 없음
2^-	poor minus(P^-)	• 중력을 제거했지만 완전(full) ROM을 수행 못함
2	poor(P)	• 중력을 제거하고 완전 ROM을 수행함
2^+	poor plus(P^+)	• 중력은 이기지만 ROM이 50% 미만 • 중력은 없지만 약간의 저항을 이기며 완전 ROM을 수행함
3^-	fair minus(F^-)	• 중력을 이기고 50% 이상의 ROM을 수행함(완전 ROM은 불가능함)
3	fair(F)	• 중력을 이기며 완전 ROM이 가능함
3^+	fair plus(F^+)	• 중력을 이기며 동시에 약간의 저항을 이기고 완전 ROM이 가능함
4	good(G)	• 중력을 이기며 동시에 중도(moderate)의 저항을 이기고 완전 ROM이 가능함
5	normal(N)	• 중력을 이기며 동시에 최대(maximal)의 저항을 이기고 완전 ROM이 가능함

38

중력제거 시 최대 PROM이 90° 이며, 최대 AROM이 90° 인 환자가 중력을 이기고 팔꿉관절을 75° 굽힘하였다. MMT 등급은?

1) poor
2) poor$^+$
3) fair$^-$
4) fair
5) fair$^+$

문제해설

38 해설내용 참조

답 3)

팔꿉관절의 굽힘(Elbow flexion) : 135°

Explanation

- 주동근(prime movers)
  - biceps
  - brachialis
  - brachioradialis

등급		기준
2−	poor minus(P$^-$)	• 중력을 제거해도 full ROM을 못함
2	poor(P)	• 중력을 제거하고 full ROM 가능
2+	poor plus(P$^+$)	• 중력을 이기지만 ROM은 50% 미만 • 중력을 제거하고 약간의 저항을 이기고 full ROM 가능
3−	fair minus(F$^-$)	• 중력을 이기고 50% 이상의 ROM 가능(full ROM 불가능)
3	fair(F)	• 중력을 이기고 full ROM 가능
3+	fair plus(F$^+$)	• 중력과 함께 약간의 저항을 이기고 full ROM 가능

1. 항중력 자세(against-gravity position)

1) 시작자세(start position) : 의자에 앉음(측면에 팔을 위치)
2) 저항(resistance) : 치료사의 손은 아래팔의 원위부(먼쪽) 끝(폄방향으로 당김)

2. 중력이 제거된 자세(gravity-eliminated position)

1) 시작자세(start position)
   (1) 의자에 앉음
      ① 팔은 90° 벌림(abduction)하여 치료사가 지지
      ② 팔꿈치는 폄
2) 지시(instruction) : "손이 어깨 쪽으로 움직이는 것을 시도하세요."
3) 보상(substitution) : 손목 굽힘근(wrist flexor)의 보상

39

MMT 검사 중 손의 맞섬(opposition)에 대한 설명으로 옳은 것은?

1) 아래팔은 엎침되어 지지된다
2) 엄지는 벌림과 폄 자세를 취한다
3) 주동근은 엄지손가락 모음근과 새끼 맞섬근이다
4) 보상으로는 짧은 엄지 굽힘근, 긴엄지폄근, 짧은 엄지폄근이다
5) 저항은 두 손을 사용하여 1번 손허리뼈와 5번 손허리뼈를 잡고 제공한다

문제해설

39 해설내용 참조

답 5)

맞섬(Opposition)

Explanation

• 주동근
  – 엄지손가락맞섬근(opponens pollicis)
  – 새끼맞섬근(opponens digiti minimi)

1. 항중력 자세

1) 시작자세

(1) 아래팔(forearm)은 뒤침(supination)되어 지지됨
(2) 손목은 중립
(3) 엄지는 모음(adduction)과 폄(extension)

2) 안정화

• 중립 자세에서 손목을 고정함

3) 지시

• "엄지의 끝을 새끼손가락 끝에 접촉하세요. 제가 저항을 가할 때 그것이 떨어지지 않도록 유지하세요."

4) 저항

• 평가자의 저항은 두 손을 사용하여 1번 손허리뼈(metacarpal)와 5번 손허리뼈를 잡고 저항을 제공함

5) 보상

(1) 짧은엄지모음근(adductor pollicis brevis)
(2) 짧은엄지굽힘근(flexor pollicis breivis)

(3) 긴엄지굽힘근(flexor pollicis longus)

2. 중력제거 자세

1) **시작자세**

(1) 팔꿉(elbow)을 테이블 위에 놓음

(2) 아래팔(forearm)을 테이블과 수직으로 위치시킴

(3) 손목의 중립자세

(4) 엄지의 모음(adduction) 및 폄(extension)

2) **안정화**

- 중립으로 손목을 고정함

3) **지시**

- "엄지 끝을 새끼손가락 끝에 접촉하세요."

40

다음 중 테니스 선수에게 가장 흔히 발생하는 근육 손상이 나타나는 부위는?

1) brachialis
2) brachioradialis
3) serratus anterior
4) deltoid middle fiber
5) extensor carpi radialis

41

다음 내용은 무엇에 관한 설명인가?

- 움직임이 자동적이며 지속적인 적응이 가능하다
- 중력 저항만큼의 긴장도이다
- 수의적이고 선택적 움직임이 가능하다

1) 평형반응
2) 원시반사
3) 감각통합
4) 적당한 강직
5) 정상적인 근긴장도

문제해설

40 tennis elbow

- 테니스 또는 스쿼시와 같은 라켓을 사용하는 사람들에게 발생
- 라켓으로 인한 긴 레버(lever) 형성으로 팔꿈치 부위에 큰 부하가 걸림
- 반복적인 강력한 수축으로 팔꿈치 폄근의 미세손상(micro trauma) 발생
  - 염증의 발현
- 대상 근육
  - extensor carpi radialis brevis
  - pronator teres

답 5)

41 정상적 움직임의 특징

수의적 운동, 운동조절, 평형유지, 적절한 근긴장, 선택적 움직임, 유연성, 시지각 통합, 지속적인 적응, 협응적 움직임, 정확도, 민첩성 등

답 5)

42

어깨관절 가쪽돌림(shoulder external rotation) 검사에 대한 설명으로 옳은 것은?

1) 정상 ROM은 0～45°이다
2) 주동근은 'subscapularis'이다
3) 'poor' 등급은 측면으로 누워서 검사한다
4) 'good' 등급은 앉은 자세에서도 검사할 수 있다
5) 치료사의 한 손은 팔꿈치를 받치고 다른 손은 MCP에 저항을 준다

문제해설

42 MMT 검사
- 항중력 자세
  - 엎드려 누운 자세 또는 앉은 자세에서 측정

답 4)

Shoulder external rotation

Explanation

1. ROM 측정 : Shoulder External Rotation

1) **각도계 위치**(goniometer placement)
   (1) 축(axis) : 'ulna'의 'olecranon process'
   (2) 정적 상태의 팔(stationary arm)
      ① 90° 직각 자세로 앉음
         - 측면 몸통과 평행함
         - 바닥과 수직
         - 엉덩관절은 90°
      ② 각도계 시작점은 90°
         - ROM 기록 시 최종 점수로부터 빼기
   (3) 동적 상태의 팔(movable arm)
      - 자뼈의 장축과 평행함
2) **보상**(possible substitutions)
   (1) 어깨뼈의 내림(depression)과 상방돌림(upward rotation)
   (2) 몸통의 폄, 팔꿉관절의 폄

2. MMT 측정 : shoulder external rotation

- 주동근(prime movers)
  - intraspinatus
  - teres minor
  - posterior deltoid

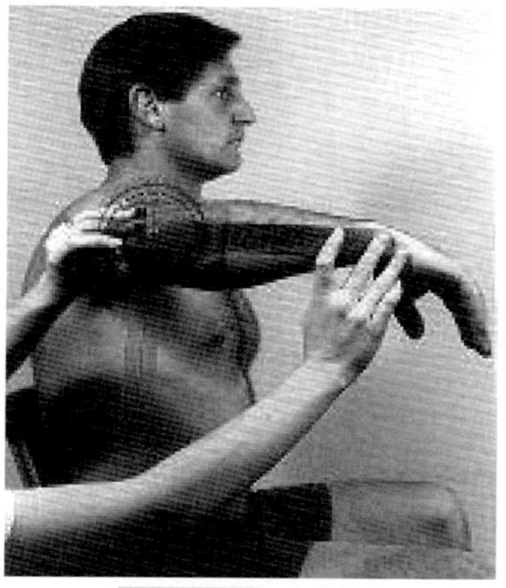
그림 3-118 시작자세

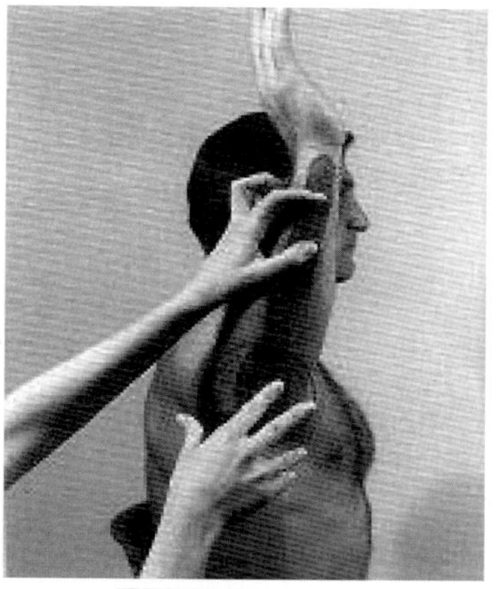
그림 3-119 끝 자세

1) **항중력 자세**(against-gravity position)

(1) 시작자세(start position)

① 엎드려 누움(prone)

- 위팔은 매트에 지지됨
- 위팔은 90° 벌림(abduction)
- 팔꿉관절은 90° 굽힘(flexion)

(2) 저항(resistance)

① 한 손은 아래팔의 원위부(먼쪽) 끝 뒷부분에 위치

- 바닥 쪽으로 밀어줌

② 다른 손은 환자의 팔꿉관절을 지지

- 뒤침(supination)을 예방
- 팔꿉관절 90° 유지

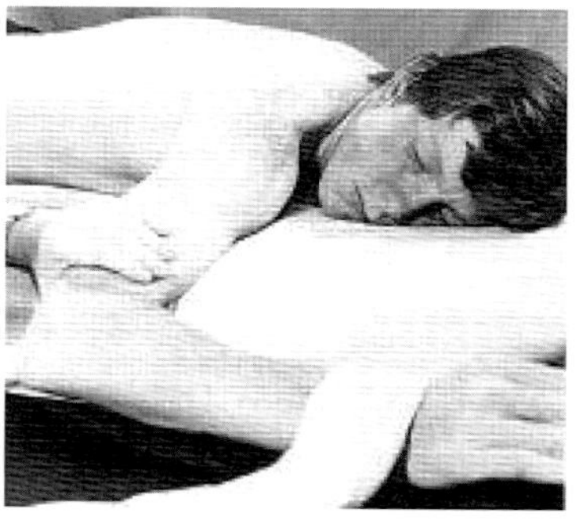

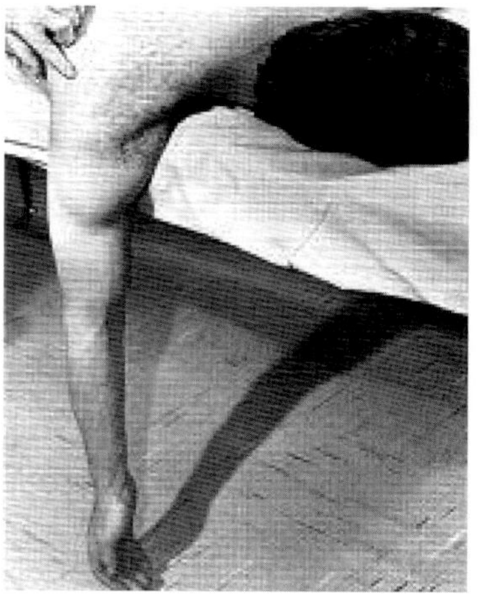

2) **중력이 제거된 자세**(gravity-eliminated position)

(1) 시작자세(start position)

① 엎드려 누움(prone)

- 매트의 가장자리에 팔 전체를 걸침
- 팔은 안쪽돌림(internal rotation) 상태

(2) 지시(instruction)

- "손바닥을 밖으로 돌려보세요."

(3) 보상(substitution)

- 뒤침(supination)이 바깥돌림(external rotation)으로 착각될 수 있음

43

정상 관절가동범위(ROM)가 가장 작은 것은?

1) pronation
2) MP flexoin
3) wrist extension
4) thumb MP extension
5) shoulder Internal rotation

문제해설

43 각 관절의 관절가동범위

- MP flexoin : 90°
- pronation : 80~90°
- shoulder Internal rotation : 70°
- thumb MP extension : 50°
- wrist extension : 70°

답 4)

44

다음은 MMT 측정과정에 대한 설명이다. 옳은 것은?

1) 검사자세는 중력을 고려하지 않아도 된다
2) 검사는 원위부(먼쪽)에서 근위부(몸쪽)로 하는 것이 바람직하다
3) 저항을 줄 때는 주로 'muscle belly'나 힘줄을 이용해 저항을 준다
4) 검사과정 및 방법에 대한 설명이 명확하고 충분하면 검사자의 구두지시는 하지 않는다
5) 재검사 및 반복 측정 시 피검자마다 또는 근육마다 피로도 차이가 있을 수 있기 때문에 검사 후 휴식시간을 차별화해야 한다

44 피로의 영향

- MMT 검사의 경우 환자의 피로를 고려해야 함
- 경우에 따라 휴식시간을 조절하여 여러 차례에 걸쳐 측정하기도 함

답 5)

피로가 근력에 영향을 미치는 질환들

Explanation

- 급성회백수염(poliomyelitis)
- 폴리오 후 증후군(postpolio syndrome)
- Guillain-Barre syndrome
- 말초 신경 손상(peripheral nerve injuries)
- MD(Muscular Dystrophy)
- 헌팅턴(HD : Huntington's Disease)
- multiple sclerosis(MS)
- 파킨슨 병(PD : Parkinson's Disease)
- 류머티스 관절염(RA : Rheumatoid Arthritis)
- 중증 근무력증(myasthenia gravis) 등

45

넓은 등근(latissimus dorsi)의 기능과 거리가 먼 것은?

1) 어깨관절 폄
2) 어깨관절 벌림
3) 어깨뼈 내림
4) 어깨관절 안쪽 돌림
5) 어깨뼈 하방 돌림

문제해설

45 'latissimus dorsi'의 작용
- 어깨뼈의 내림
- 어깨관절의 폄, 모음, 안쪽돌림

답 2)

어깨뼈의 움직임

Explanation

1. 어깨뼈 내림(scapular depression)

1) lower trapezius
2) latissimus dorsi

2. 어깨관절 폄(shoulder extension)

1) latissimus dorsi
2) teres major
3) posterior deltoid
4) triceps의 long head

3. 어깨관절 모음(shoulder adduction)

1) pectoralis
2) teres minor
3) latissimus dorsi

4. 어깨관절 안쪽돌림(shoulder internal rotation)

1) subscapularis
2) teres major
3) latissimus dorsi
4) pectoralis major
5) anterior deltoid

46

앉은 자세에서 어깨관절을 90° 벌림하여 팔을 전방으로 움직였다면 어떤 근육을 평가하는 것이며, 근력등급은 무엇인가?

1) pectoralis major, poor
2) posterior deltoid, poor
3) pronator teres, good
4) posterior deltoid, good
5) pectoralis major, good

문제해설

46 어깨관절 수평모음

- 중력이 제거된 자세(gravity-eliminated position)
  - 시작자세(start position)
    - 의자에 앉음 : 팔은 90° 벌림

답 1)

어깨관절 수평 모음(Shoulder horizontal adduction)

Explanation

- 주동근(prime movers)
  - pectoralis major
  - anterior deltoid

1. 항중력 자세(against-gravity position)

1) **시작자세**(start position)
   - 등으로 누움(supine)
2) **팔꿈관절은 폄**
3) **위팔은 중립 돌림**(neutral rotation), 90° **벌림**
4) **저항**(resistance)
   (1) 치료사의 손은 위팔 원위부(먼쪽) 끝 앞부분에 위치
   (2) 수평벌림 쪽으로(바깥쪽) 잡아당김

2. 중력이 제거된 자세(gravity-eliminated position)

1) **시작자세**(start position)
   (1) 의자에 앉음
      - 팔은 90° 벌림
2) **보상**(substitution)
   (1) 몸통 돌림이 보상을 만들 수 있음
   (2) 지지된 면에서 굽힘근을 이용하여 팔을 움직일 수 있음

47

손의 DIP 관절 굽힘에 필요한 근육은 무엇인가?

1) flexor carpi radialis
2) flexor pollicis brevis
3) flexor pollicis longus
4) flexor digitorum profundus
5) flexor digitorum superficialis

문제해설

47 손의 DIP 굽힘(finger DIP flexion)
- 주동근(prime movers)
  - flexor digitorum profundus(FDP)

답 4)

손의 DIP 굽힘(Finger DIP flexion)

Explanation

- 주동근(prime movers)
  - flexor digitorum profundus(FDP)

1. 항중력 자세(against-gravity position)

1) **시작자세**(start position)
   (1) 테이블 위에 아래팔의 뒤침(supination)을 지지
   (2) 손목과 IP 관절은 이완
2) **저항**(resistance)
   (1) 치료사는 환자 손가락의 패드(pad)에 한 손가락을 위치
   (2) 펌 방향으로 저항을 가함

2. 중력이 제거된 자세(gravity-eliminated position)

1) 시작자세(start position)
   - 테이블 위에 위치
2) 아래팔은 중립자세
3) 손목과 IP 관절은 중립자세에서 촉진(palpation)
   - FDP의 벨리는 아래팔의 근위부(몸쪽)의 1/3지점에 'ulna' 바로 바닥 면에서 촉지

48

앞톱니근(serratus anterior)의 'P' 등급 측정자세로 옳은 것은?

1) 엎드려 누운 자세(prone) 자세
2) 선 자세(standing)에서 팔 모음
3) 앉은 자세(sitting)에서 어깨 90° 굽힘
4) 바로 누운 자세(supine)에서 어깨 90° 굽힘
5) 측면으로 누운 자세(sidelying)에서 어깨 안쪽돌림(internal rotation)

문제해설

48 해설내용 참조

답 3)

어깨뼈 벌림

Explanation

1. 어깨뼈 벌림(scapular abduction : protraction) : 중력제거 자세

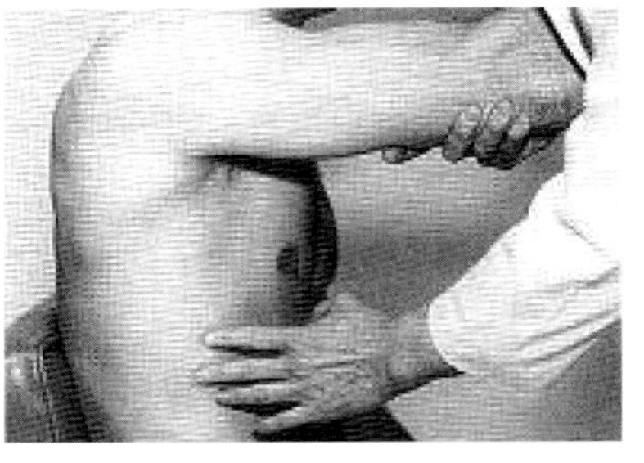

1) **주동근**(prime movers)
   - serratus anterior
2) **시작자세**(start position)
   - 바로 앉기 자세(위팔의 90°로 굽힘하여 지지)
3) **안정**(stabilize)
   - 몸통은 의자에 기대어 안정시킴
4) **지시**(instruction)
   - "팔을 앞쪽으로 뻗으세요."
5) **촉지**(palpation)
   - 어깨뼈의 'inferior angle' 옆에 위치한 측면 늑골의 'serratus anterior'를 촉지

2. 어깨뼈 벌림(scapular abduction : protraction) : 항중력 자세(against-gravity position)

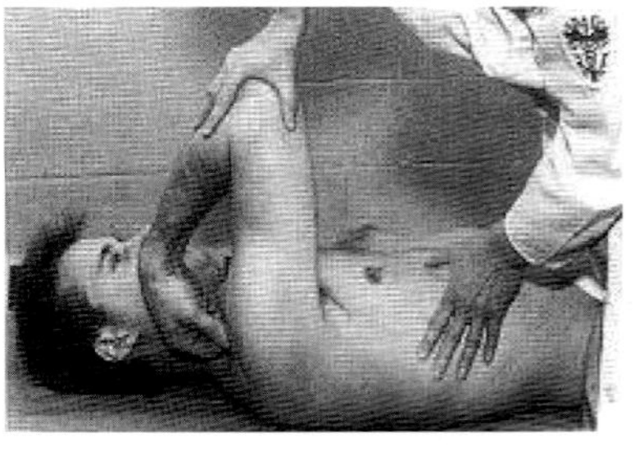

1) **시작자세**(start position)
   (1) 뒤로 누운(supine) 자세
   (2) 위팔(humerus)은 90° 굽힘(flexion)
   (3) 팔꿉관절(elbow)은 굽힘 또는 폄
2) **안정**(stabilize)
   - 몸통(trunk)을 매트에 안정화
3) **지시**(instruction)
   - "천장 쪽으로 팔을 뻗어보세요."

4) **저항**(resistance)

(1) 저항은 어깨뼈의 액와(axillary)쪽 경계(border)를 따라 적용

(2) 적용하기가 어려울 경우

- 환자의 팔꿈치에 손을 잡거나 원위부(먼쪽)쪽 위팔(humerus)을 잡고 어깨뼈 모음(adduction) 방향으로 뒤쪽 또는 아래쪽으로 저항을 제공함

49

등쪽 허리뼈 부위(low back)를 긁을 때 팔의 운동에 가장 많이 관여하는 근육은 무엇인가?

1) Subscapularis
2) Serratus anterior
3) Levator scapular
4) Trapezius inferior
5) Deltoid middle fiber

문제해설

49 등 긁기에 필요한 동작

- 어깨관절 폄
- 어깨관절 안쪽돌림
- 어깨관절 모음

답 1)

등 긁기에 필요한 동작과 주동근

Explanation

1. 어깨관절(shoulder)의 폄(extension)

1) latissimus dorsi
2) teres major
3) posterior deltoid
4) triceps, long head

2. 어깨관절(shoulder)의 안쪽돌림(internal rotation)

1) subscapularis
2) teres major
3) latissimus dorsi
4) pectoralis major
5) anterior deltoid

3. 어깨관절(shoulder)의 모음(adduction)

1) pectoralis
2) teres minor
3) latissimus dorsi

50

손등쪽 뼈사이근의 MMT(dorsal interossei) 검사 시 내용으로 옳지 않은 것은?

1) 환자는 아래팔과 손목을 중립자세로 위치한다
2) 치료사는 환자의 손목과 MCP 관절을 고정한다
3) 'dorsal interossei'는 C_8~T_1 척추신경의 지배를 받는다
4) 중력을 이기고 부분적인 ROM을 수행할 수 있으면 'P' 등급이다
5) 1번 'dorsal interossei' 검사 시 두 번째 손가락의 '첫 마디뼈(proximal phalanx)'에 자뼈방향으로의 저항을 제공한다

문제해설

50 해설내용 참조

답 1)

51

손가락 벌림에 대한 근력검사의 대상근육으로 가장 타당한 것은?

1) lumbricalis
2) dorsal interossei
3) palmar interossei
4) abductor pollicis brevis
5) abductor pollicis longus

51 해설내용 참조

답 2)

손가락 벌림

Explanation

1. 손가락 벌림(finger abduction) 항중력 자세(against-gravity position)

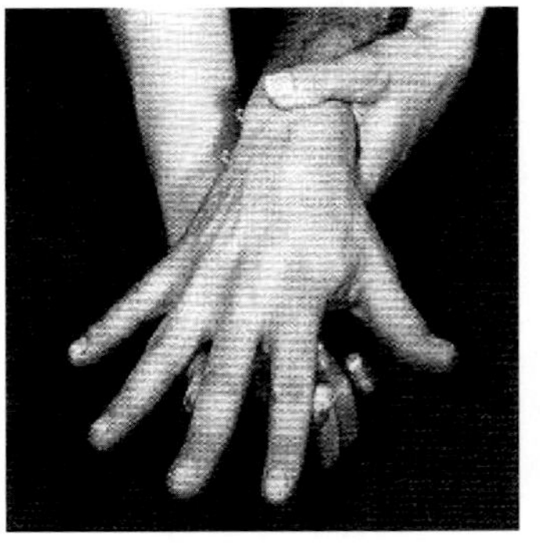

1) **주동근**(prime movers)
   (1) dorsal interossei
   (2) abductor digiti minimi
2) **시작자세**(start position)
   (1) 아래팔은 엎침(pronation)하여 지지
   (2) 손목은 중립자세
   (3) 손가락은 펴하고 모음함
   (4) MP관절은 중립을 취하거나 약간의 굽힘
3) **안정시키기**(stabilize)
   • 손목과 MP는 부드럽게 지지

4) **지시**(instruction)

- "손가락을 벌리세요. 저항을 가할 때 손가락이 제자리로 돌아가지 않도록 만드세요."

5) **동작**(action)

(1) 손의 정중선은 3번째 손가락
(2) 벌림은 정중선으로부터 떨어지는 움직임을 말함
(3) 1번 dorsal interosseus(DAB)는 엄지 쪽으로 검지를 벌림시킴
(4) 2번 DAB는 엄지 쪽으로 중지를 벌림
(5) 3번 DAB는 소지 쪽으로 중지를 벌림
(6) 4번 DAB는 소지 쪽으로 약지를 벌림
(7) 'abductor digiti minimi'는 자뼈 쪽으로 소지를 벌림

6) **저항**(resistance)

(1) 핀서(pincer) 형태로 엄지와 검지를 사용
(2) 치료사는 'proximal phalanx'의 'head'의 자뼈 또는 노뼈 측에 저항을 가함 정중선 쪽으로 손가락을 밀어 줌

7) **보상**(substitution)

- extensor digitorum

8) **등급**(grading)

(1) −5 : 저항을 이기지 못하였지만 저항 제거 시 다시 돌아옴
(2) −4 : 약간에 저항으로 수행
(3) −3 : 완전한 AROM 일 때
(4) −2 : 부분적 AROM 일 때
(5) −1 : 촉지 시 수축이 느껴질 때
(6) −0 : 수축 활동을 촉지할 수 없을 때

2. 척수 레벨 및 근육

레벨	기준이 되는 근육
C_5	elbow flexor
C_6	wrist extensor
C_7	elbow extensor, wrist flexor
C_8	finger flexor
T_1	interossei

52

후각검사에 대한 설명으로 옳은 것은?

1) 검사간 간격을 최소화 한다
2) 후각 손상은 미각에 영향을 줄 수 있다
3) 면봉을 이용해 코위에서 냄새를 맡게 한다
4) 차단막을 이용해 시야를 반드시 가려야 한다
5) 커피, 아몬드, 초콜릿, 식초 등의 재료는 피한다

문제해설

52 해설내용 참조

답 2)

후각 검사

Explanation

1. 후각(olfactory) 검사

1) **재료**
   (1) 불투명하거나 어두운 색깔의 병 속에 커피, 아몬드, 초콜릿 등을 담아서 평가
   (2) 식초나 암모니아 또는 다른 자극성 강한 냄새
      • 점막의 모든 수용기들을 자극하여 염증을 일으키므로 평가로 이용해서는 안 됨
2) **방법**
   • 각 병속에 면봉을 넣어 적신 후 환자의 콧구멍 아래에 살짝 갖다 댐

2. 미각(gustatory) 검사

1) **재료**
   (1) 기본적인 4가지 맛을 평가(탄산수, 식초, 레몬, 소금물, 설탕물 등)
   (2) 행굴 수 있는 용기, 물 주전자, 컵, 면봉, 맛을 상징하는 그림이나 단어 카드
2) **방법**
   • 각 액체를 적신 면봉으로 단맛은 혀의 앞부분, 짠맛은 혀의 외측 가장자리, 쓴맛은 혀 뒤쪽 가장자리, 신맛은 혀의 외측 중간 가장자리를 자극함

53

도수근력검사(MMT)에서 중력에 저항해 완전한 ROM이 가능한 등급은?

1) poor
2) $poor^+$
3) $fair^-$
4) fair
5) $fair^+$

54

MMT 등급과 내용의 연결로 옳은 것은?

1) Z — 근수축이 조금 만져진다
2) T — 근수축이 일어나며 움직임이 조금 있다
3) F^+ — 중력을 이기지만 ROM은 50% 미만이다
4) P — 중력을 제거해도 'full ROM'이 불가능하다
5) G — 중력과 함께 중도의 저항을 이기고 'full ROM'이 가능하다

문제해설

53 해설내용 참조

답 4)

54 해설내용 참조

답 5)

측정 및 평가

MMT 등급 및 기준

Explanation

등급		기준
0	zero(Z)	• 근수축이 보이지도 만져지지도 않음
1	trace(T)	• 근수축이 일어나지만 움직임(motion)은 없음
2^-	poor minus(P^-)	• 중력을 제거해도 full ROM을 못함
2	poor(P)	• 중력을 제거하고 full ROM 가능
2^+	poor plus(P^+)	• 중력을 이기지만 ROM은 50% 미만 • 중력을 제거하고 약간의 저항을 이기고 full ROM 가능
3^-	fair minus(F^-)	• 중력을 이기고 50% 이상의 ROM 가능(full ROM 불가능)
3	fair(F)	• 중력을 이기고 full ROM 가능
3^+	fair plus(F^+)	• 중력과 함께 약간의 저항을 이기고 full ROM 가능
4	good(G)	• 중력과 함께 중도(moderate)의 저항을 이기고 full ROM 가능
5	normal(N)	• 중력과 함께 최대(maximal)의 저항을 이기고 full ROM 가능

55

'깊은 손가락 굽힘근(flexor digitorum profundus)'의 근력검사에 대한 설명으로 틀린 것은?

1) 자뼈신경의 지배를 받는다
2) PIP 관절 검사 시 아래팔을 엎침시킨다
3) 기원(orgin)은 '중간 상과부(medial epicondyle)'이다
4) 치료사는 환자의 '중간마디뼈(middle phalanx)'를 고정한다
5) 저항 없이 중력을 이기고 완전 ROM이 가능하면 'fair'이다

문제해설

55 해설내용 참조

답 2)

손가락 굽힘

Explanation

1. 손가락 DIP 굽힘(finger DIP flexion) : 항중력 자세(against-gravity position)

1) **주동근**(prime movers)
   - flexor digitorum profundus(FDP)

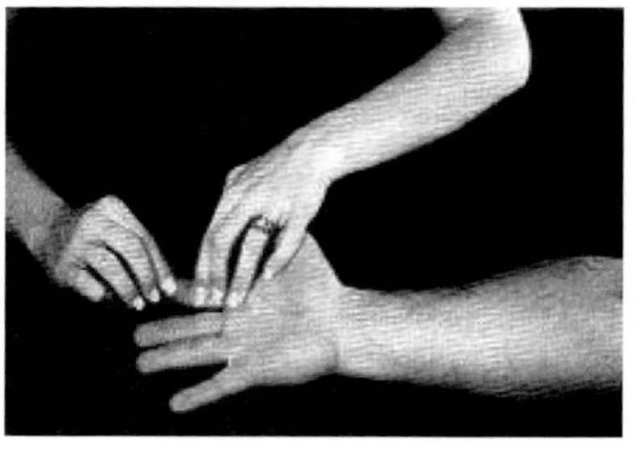

2) **시작자세**(start position)
   (1) 테이블 위에 아래팔의 뒤침(supination)을 지지
   (2) 손목과 IP 관절은 이완
3) **안정**(stabilize)
   (1) 각각 손가락의 'middle phalanx'를 확고히 지지함
      - DIP 관절의 굽힘 방지를 위해
4) **지시**(instruction)
   - "할 수 있는 한 최대로 손가락을 구부리세요."
5) **저항**(resistance)
   (1) 치료사는 환자 손가락의 패드(pad)에 한 손가락을 위치
   (2) 폄 방향으로 저항을 가함
6) **보상**(substitution)
   (1) 폄근의 수축 후 자연스러운 굽힘 현상(rebound effect)
   (2) 손목 폄은 'tenodesis' 동작을 야기함

2. 손가락 DIP 굽힘(finger DIP flexion) : 중력이 제거된 자세(gravity-eliminated position)

1) **시작자세**(start position)
   - 테이블 위에 위치(아래팔은 중립자세, 손목과 IP 관절은 중립자세에서 이완)

2) **촉지**(palpation)
   - FDP의 벨리는 아래팔의 근위부(몸쪽)의 1/3지점에 'ulna' 바로 바닥 면에서 촉지

3. 손가락 PIP 굽힘(finger PIP flexion) : 항중력 자세(against-gravity position)

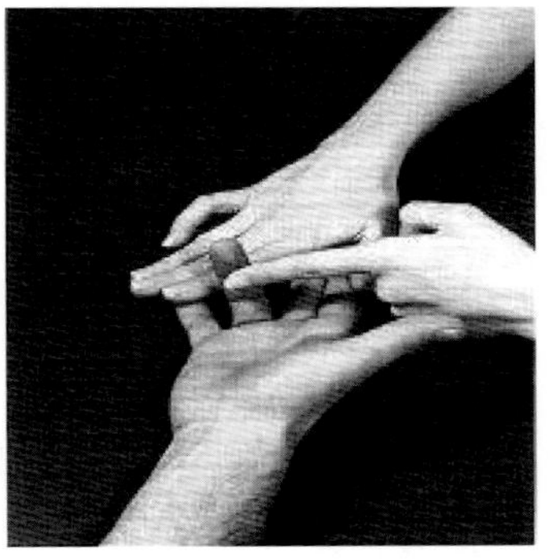

1) **주동근**(prime movers)
   (1) flexor digitorum superficialis(FDS)
   (2) flexor digitorum profundus
2) **시작자세**(start position)
   (1) 테이블 위에 위치
   (2) 아래팔을 뒤침(supination)하고 지지함
   (3) 손목과 중손가락(metacarphalangeal) 관절은 이완
      - zero position
3) **안정**(stabilize)
   - 다른 손가락의 IP과절을 안정시킴
4) **지시**(instruction)
   - PIP 관절을 지적하고 "이 관절만 굽히세요."라고 말함
5) **저항**(resistance)
   (1) 하나의 손가락을 사용
   (2) 치료사는 폄방향으로 'middle phalanx'의 'head'에 저항을 가함
6) **보상**(substitution)
   (1) flexor digitorum profundus
   (2) 손목폄은 'tenodesis' 동작을 야기함

4. 손가락 PIP 굽힘(finger PIP flexion) : 중력이 제거된 자세(gravity-eliminated position)

1) **시작자세**(start position)
   (1) 아래팔은 중립자세에서 지지
   (2) 손목과 MP관절은 중립자세로 이완
2) **안정**(stabilize)
   - 테스트 받는 손가락의 근위손가락(proximal phalanx)을 안정
3) **지시**(instruction)
   - PIP관절을 지적하며 "관절을 굽혀보세요."라고 말함

56

뒤침근(supinator) 검사 시 의자에 앉은 후 팔꿈치를 90° 굽힘 시키는 이유는?

1) 중력제거를 위해
2) 저항 제거를 위해
3) 어깨 벌림을 막기 위해
4) 근력의 최대화를 위해
5) 어깨 돌림을 막기 위해

문제해설

56 회의 검사 시 팔꿈치 굽힘

팔꿈치를 폄할 경우 어깨관절의 바깥돌림이 보상작용을 할 수 있다.

답 5)

뒤침 측정 자세

Explanation

1. 뒤침(supination)의 항중력 자세

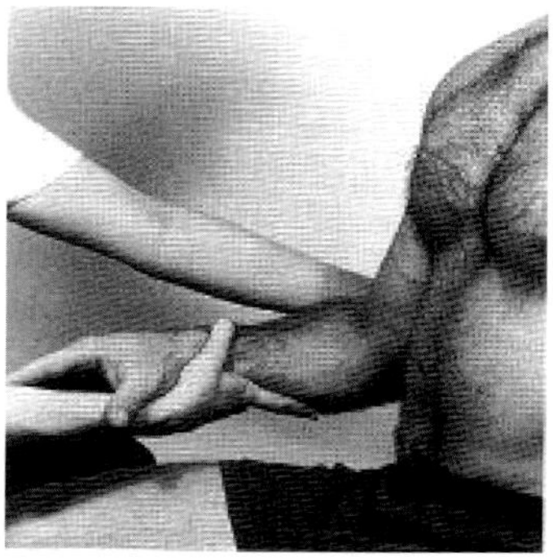

1) **주동근**(prime movers)
   (1) supinator
   (2) biceps
2) **시작자세**(start position)
   (1) 의자에 앉음
      ① 위팔은 모음
      ② 팔꿉관절은 90° 굽힘
      ③ 아래팔은 엎침(pronation)
3) **안정**(stabilize) : 원위부(먼쪽) 위팔을 안정시킴
4) **지시**(instruction) : "천장을 향해 손바닥을 위로 돌려보세요. 그리고 저항을 가할테니 유지하세요."
5) **저항**(resistance) : 저항의 방향을 제외하고는 뒤침(supination)과 방법이 같음
6) **보상**(substitution) : 손목과 손가락 폄근이 보상할 수 있음

2. 뒤침의 중력제거 자세

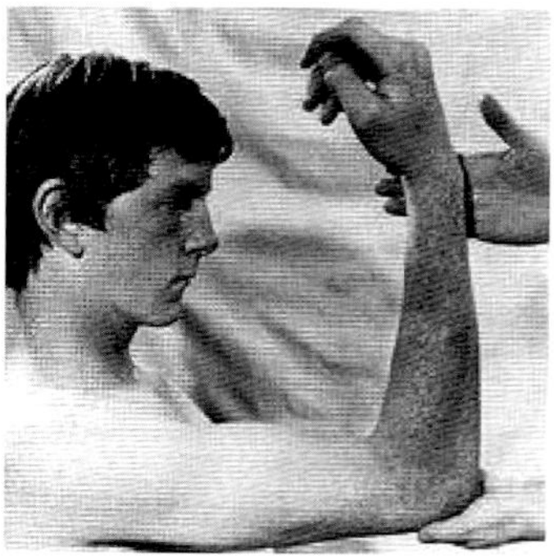

1) **시작자세**(start position)
   (1) 의자에 앉음
      ① 위팔은 90° 굽히고 지지
      ② 팔꿉관절은 90° 굽힘
      ③ 아래팔은 완전 엎침(pronation)
      ④ 손목과 손가락은 편하게 둠
2) **안정시키기**(stabilize) : 위팔을 지지하고 안정시킴
3) **지시**(instruction) : "손바닥을 얼굴 쪽으로 돌려보세요."

57

뒤어깨세모근(deltoid posterior fiber)의 항중력 검사자세는?

1) prone
2) sitting
3) supine
4) standing
5) side-lying

58

근력검사 시 둘째, 셋째 손가락 사이에 종이를 끼우는 검사의 대상근육은 무엇인가?

1) dorsal interossei
2) palmar interossei
3) opponens pollicis
4) abductor digiti minimi
5) opponens digiti minimi

문제해설

57 어깨관절 수평 벌림(shoulder horizontal abduction) : 항중력 자세

- 주동근(prime movers)
  - posterior deltoid
- 시작자세(start position)
  - 엎드려 누운 자세(prone)
    - 매트의 가장자리 위에 팔을 위치
    - 어깨관절 90° 벌림
    - 팔꿉관절 90° 굽힘

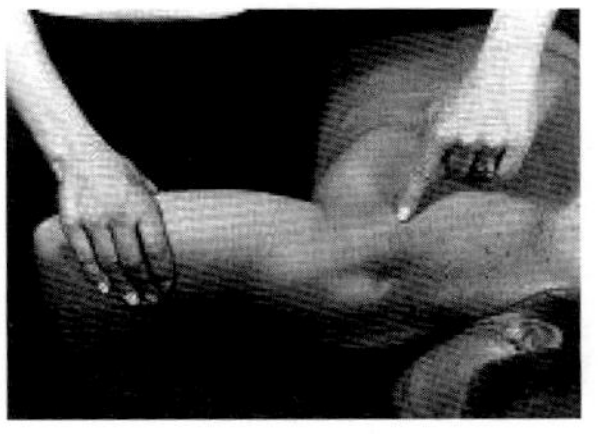

답 1)

58 손가락의 모음(finger adduction)

- 주동근(prime movers)
  - volar(or palmar) introssei

답 2)

손가락의 모음과 벌림

Explanation

1. 손가락의 모음(finger adduction)

1) 주동근(prime movers)
   - volar(or palmar) introssei

2. 손가락의 벌림(finger abduction)

1) 주동근(prime movers)
   (1) dorsal interossei
   (2) abductor digiti minimi

59

'Pinch power'를 측정하고자 한다. 측정해야 하는 내용으로 옳은 조합은?

1) hook grasp, tip pinch, 3-jaw chuck
2) lateral pinch, tip pinch, 3-jaw chuck
3) lateral pinch, spherical grasp, tip pinch
4) cylindrical grasp, tip pinch, 3-jaw chuck
5) palmar pinch, cylindrical grasp, tip pinch

60

어깨관절의 수평벌림 검사 시 팔꿉관절을 펌할 경우 대상작용을 하는 근육은 무엇인가?

1) bicep
2) triceps
3) middle deltoid
4) pectoralis major
5) pectoralis minor

문제해설

59 pinch strength

- 세 종류의 집기(pinch) 평가
  - 이점 집기(two-point pinch) / 손끝 집기(tip pinch)
  - 측면 집기(lateral pinch) / 키 집기 (key pinch)
  - 삼점 집기(three-point pinch) / three jaw chuck
- 도구
  - pinch gauge

답 2)

60 해설내용 참조

답 2)

팔꿉관절 폄(Elbow extension) : 중력이 제거된 자세(Gravity-eliminated position)

Explanation

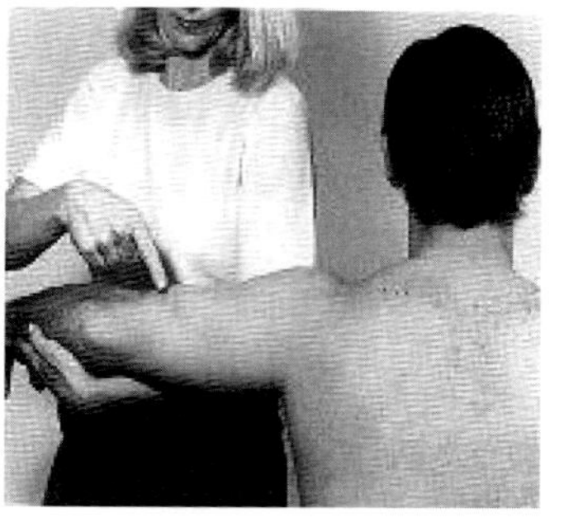

1. 주동근(prime movers)

- triceps

2. 시작자세(start position)

1) 의자에 앉음
   (1) 위팔은 90° 벌림(abduction)하여 치료사가 지지함
   (2) 팔꿉관절은 완전 굽힘됨

3. 안정시키기(stabilize)

- 위팔을 지지함

4. 지시(instruction)

- “팔꿈치를 펴보세요”

61

두 움직임 사이의 정상 관절가동범위(ROM)가 가장 유사한 것은?

1) hip flexion – MP flexion
2) elbow flexion – knee flexion
3) elbow flexion – wrist flexion
4) shoulder extension – PIP flexion
5) wrist flexion – ankle dorsiflexion

문제해설

61 평균 ROM 수치

- 팔꿈치 굽힘 : 135°
- 팔꿈치 폄 : 0°
- 무릎 굽힘 : 135°
- 엉덩 굽힘 : 120°
- 손목 굽힘 : 80°
- 어깨 굽힘 : 170°

답 2)

평균 정상 ROM 수치

Explanation

관절		ROM	관절		ROM
Cervical spine	F(flexion)	45	Finger	MP flexion	90
	E(extension)	45		MP hyperextension	15~45
	LF(lateral flexion)	45		PIP flexion	110
	R(rotation)	60		DIP flexion	80
Shoulder	F	170		AB	25
	E	60	Hip	F	120
	AB(abduction)	170		E	30
	AD(adduction)	0		AB	40
	Horizontal AB	40		AD	35
	Horizontal AD	130		IR	45
	Internal R(IR)	130		ER	45
	External R(ER)	60	Knee	F	135
Elbow	F	130~140		Plantar F	50
	E	0		Dorsi F	15
Forearm	Pronation	80~90		Inversion	35
	Supination	80~90		Eversion	20
Wrist	F	80	Thumb	DIP flexion	80~90
	E	70		MP flexion	50
	UD(ulnar deviation)	30		Palmar AB	50
	RD(radial deviation)	20		Radial AB	50

※ 참조

F : 굽힘(flexion), E : 폄(extension), R : 돌림(rotation), AB : 벌림(abduction), AD : 모음(adduction)

62

마름근(rhomboid)의 중력제거 자세로 옳은 것은?

1) 배로 누운 자세이다
2) 등으로 누운 자세이다
3) 아래팔을 90° 벌림 후 지지해준다
4) 'middle trapezius'와 측정 자세가 다르다
5) 치료사의 지시는 "팔을 위로 움직이세요."이다

63

어깨뼈 모음의 MMT 측정 시 대상근육은 무엇인가?

1) middle trapezius, deltoid
2) upper trapezius, rhomboid
3) rhomboid, latissimus dorsi
4) middle trapezius, rhomboid
5) middle trapezius, latissimus dorsi

64

어깨뼈 내림(depression)에 대한 MMT 측정의 내용으로 옳은 것은?

1) 팔꿉관절을 90° 굽힘해야 한다
2) 관련 근육은 'rhomboid'이다
3) 관련 근육은 'latissimus dorsi'이다
4) 이 동작은 중력이 있는 자세에서 테스트를 해야 한다
5) 치료사의 저항은 어깨뼈 올림을 위해 아래로 미는 움직임이다

문제해설

62 'middle trapezius'와 'rhomboids'를 위한 중력제거 자세

- 시작자세(start position)
  - 바르게 앉음
    - 아래팔의 90° 벌림(abduction)하여 지지
- 안정(stabilize)
  - 몸통은 의자에 안정시킴
- 지시(instruction)
  - "팔을 뒤쪽으로 움직이세요."
- 등급화(grading)
  - 척추 쪽으로 어깨뼈가 움직이면 2점을 줌
  - 움직임이 없으면 어깨뼈 모음근(adductors)을 촉지함

답 3)

63 어깨뼈 모음 (scapular adduction : retraction)

- 주요 근육(prime movers)
  - middle trapezius
  - rhomboids

답 4)

64 어깨뼈 내림(depression)

- 주요 근육(prime movers)
  - lower trapezius
  - latissimus dorsi
- 시작자세(start position)
  - 엎드려(prone) 누움
    - 옆에 팔을 둠
  - 이 동작은 중력을 제거한 자세에서 테스트함
  - 환자는 중력에 대항하는 움직임을 할 수 없음
- 안정(stabilize)
  - 몸통은 매트에 의해 안정시킴
- 저항(resistance)
  - 치료사의 손은 어깨뼈의 inferior angle을 감싸 줌
    - 치료사는 어깨뼈 올림(어깨뼈 elevation)을 위해 위로 미는 움직임

답 3)

65

어깨관절 굽힘의 항중력 자세로 옳은 것은?

1) 옆으로 누운 자세이다
2) 두 손으로 저항을 준다
3) 'latissimus dorsi'가 대상이다
4) 저항은 어깨관절의 폄 방향이다
5) 위팔뼈와 복장뼈에 손을 올려 안정화 시킨다

문제해설

65 해설내용 참조

답 4)

어깨관절 굽힘(Shoulder flexion)의 항중력 자세

Explanation

1. 시작자세(start position)

1) 의자에 앉은 자세
   • 중립자세에서 양팔은 측면 아래로 함

2. 안정(stabilize)

• 빗장뼈(clavicle) 및 어깨뼈에 손을 올려놓음

3. 지시(instruction)

• "팔을 어깨 높이까지 앞으로 들어 보세요. 저항을 줄 때 팔을 내리지 말고 유지하세요."

4. 저항(resistance)

1) 치료사의 손은 위팔(humerus)의 원위부(먼쪽) 끝 위에 위치
2) 폄(extension) 방향으로 아래로 밀어줌
3) 90° 이상의 움직임은 어깨뼈 돌림(rotation)을 수반함

5. 보상(substitution)

• 어깨관절의 벌림(shoulder abductor), 어깨뼈 올림(scapular elevation), 또는 몸통의 폄(extension)

66

어깨뼈 올림(scapular elevation)의 'G' 등급 측정자세는?

1) 측면으로 누워 양팔을 폄함
2) 등으로 누워 양팔은 벌림함
3) 측면으로 누워 양팔을 벌림함
4) 직립으로 앉은 자세에서 양팔은 벌림함
5) 직립으로 앉은 자세에서 양팔은 측면에 위치함

67

어깨뼈 벌림(abduction)의 항중력 자세에 대한 내용으로 틀린 것은?

1) 뒤로 누운 자세이다
2) 위팔은 180° 굽힘한다
3) 몸통을 매트에 안정화시킨다
4) 'serratus anterior'를 측정한다
5) 팔꿉관절은 굽힘 또는 폄이다

68

어깨뼈 벌림(abduction)의 중력제거 자세는?

1) 바로 앉기 자세
2) 배로 누운 자세
3) 등으로 누운 자세
4) 측면으로 누운 자세
5) 위팔을 90° 벌림하여 지지한 자세

69

어깨관절 굽힘에 대한 MMT 측정 시 대상근육이 아닌 것은?

1) biceps
2) anterior deltoid
3) serratus anterior
4) coracobrachialis
5) pectoralis major

문제해설

66 어깨뼈 올림(scapular elevation) : 항중력 자세

- 시작자세(start position)
  - 직립으로 앉은 상태
    - 팔은 양 측면에 위치함

답 5)

67 어깨뼈 벌림(scapular abduction : protraction)의 항중력 자세

- 주동근(prime movers)
  - serratus anterior
- 시작자세(start position)
  - 뒤로 누운(supine) 자세
  - 위팔(humerus)은 90° 굽힘(flexion)
  - 팔꿉관절(elbow)은 굽힘 또는 폄
  - 몸통(trunk)을 매트에 안정화시킴

답 2)

68 어깨뼈 벌림(scapular abduction : protraction)의 중력제거 자세

- 바로 앉기 자세
  - 위팔의 90°로 굽힘하여 지지
- 어깨뼈의 벌림(abduction) 움직임의 경우 2점
- 움직이지 않을 경우 'serratus anterior'를 촉지 함

답 1)

69 어깨관절 굽힘(shoulder flexion)의 주동근

- anterior deltoid
- coracobrachialis
- pectoralis major, clavicular head
- biceps, both heads

답 3)

70

어깨관절 벌림의 중력제거 자세는 무엇인가?

1) 선 자세
2) 배로 누운 자세
3) 등으로 누운 자세
4) 옆으로 누운 자세
5) 직립으로 앉은 자세

71

어깨관절 벌림(shoulder abduction)의 항중력 자세로 옳은 것은?

1) 주동근은 ‘pectoralis’이다
2) 두 손으로 위팔을 잡는다
3) 주동근은 ‘supraspinatus’이다
4) 저항은 위팔 몸쪽 끝에 준다
5) 저항은 어깨관절 폄 방향이다

문제해설

70 어깨관절 벌림의 중력제거 자세

- 시작자세(start position)
  - 뒤로 누운 자세(supine)
    - 중립자세로 누움
    - 팔은 지지되어 측면에 위치
    - 치료사는 움직이는 동안 팔꿈치를 지지함
- 지시(instruction)
  - “팔을 측면 바깥쪽으로 움직이세요.”

답 3)

71 해설내용 참조

답 3)

측정 및 평가

어깨관절 벌림(Shoulder abduction) 항중력 자세

Explanation

1. 주동근(prime movers)

1) supraspinatus
2) middle deltoid

2. 시작자세(start position)

1) 바르게 앉은 자세
2) 중립자세에서 팔을 측면에 위치

3. 안정(stabilize)

- 쇄골과 어깨뼈에 손을 올려 안정시킴

4. 저항(resistance)

1) 치료사의 손은 위팔 원위부(먼쪽) 끝에 위치
2) 몸 쪽 아래로 밀어줌

72

어깨관절 폄의 항중력 자세에 대한 내용으로 틀린 것은?

1) 위팔을 안쪽돌림시킨다
2) 'latissimus dorsi'가 대상이 된다
3) 'posterior deltoid'가 대상이 된다
4) 저항은 어깨관절의 벌림방향으로 미는 것이다
5) 안정화를 위해 치료사는 어깨뼈와 빗장뼈에 손을 올린다

문제해설

72 해설내용 참조

답 4)

어깨관절 폄의 항중력 자세

Explanation

1. 주동근(prime movers)

1) latissimus dorsi
2) teres major
3) posterior deltoid
4) triceps, long head

2. 시작자세(start position)

1) 앉은 자세
   (1) 팔을 측면에 위치
   (2) 위팔은 안쪽돌림(internal rotation)

3. 안정시키기(stabilize)

1) 어깨뼈 및 쇄골에 손을 올림
2) 환자의 바른 자세를 확인

4. 지시(instruction)

• "팔을 최대로 뒤로 뻗어 보세요. 손바닥이 뒤에 있는 벽을 향하도록 유지하세요."

5. 저항(resistance)

1) 치료사의 손은 위팔의 원위부 끝에 위치
2) 굽힘 방향으로 앞으로 밀어냄

6. 보상(substitution)

1) 어깨관절의 벌림근들(abductors)
2) 어깨를 앞쪽으로 기울임
3) 몸통을 앞쪽으로 구부림

73

어깨관절 바깥돌림(external rotation)의 항중력 자세로 틀린 것은?

1) 'teres minor'가 대상이다
2) 어깨관절을 90° 굽힌다
3) 'infraspinatus'가 대상이다
4) 저항은 손바닥 아랫방향으로 준다
5) 엎드려 누운 자세가 시작자세이다

74

MMT 측정 시 팔꿉관절 폄의 중력제거 자세로 옳은 것은?

1) 의자에 앉는다
2) 팔꿉관절은 폄한다
3) 위팔을 90° 굽힌다
4) 주동근은 'deltoid'이다
5) 치료사의 손은 목과 몸통을 지지한다

75

손목 폄(wrist extension)의 MMT 측정 내용이다. 옳은 것은?

1) 항중력 자세는 아래팔의 중립이다
2) 중력제거 자세는 아래팔의 중립이다
3) 중력제거 자세는 아래팔의 엎침이다
4) 항중력 자세의 시작자세는 아래팔의 뒤침이다
5) 항중력 자세에서 'F' 등급 측정 시에는 저항이 필요하다

문제해설

73 어깨관절 바깥돌림(shoulder external rotation)의 항중력 자세

- 주동근(prime movers)
  - 'infraspinatus', 'teres minor', 'posterior deltoid'
- 시작자세(start position)
  - 엎드려 누움(prone) : 위팔은 매트에 지지됨
    - 위팔은 90° 벌림(abduction), 팔꿉관절은 90° 굽힘(flexion)
- 저항(resistance)
  - 한 손은 아래팔의 원위부(먼쪽) 끝 뒷부분에 위치
    - 바닥 쪽으로 밀어줌

답 2)

74 팔꿉관절 폄의 중력제거 자세

- 주동근(prime movers)
  - triceps
- 시작자세(start position)
  - 의자에 앉음
    - 위팔은 90° 벌림(abduction)하여 치료사가 지지
    - 팔꿉관절은 완전 굽힘됨
- 안정시키기(stabilize)
  - 위팔을 지지함

답 1)

75 손목 폄(wrist extension)의 중력제거 자세

- 테이블 위에 위치
  - 아래팔은 중립자세(midposition)에서 지지
  - 손목은 약간 굽힘된 자세

답 2)

76

어깨관절 수평모음에 대한 MMT 검사 시 'F^{+}' 등급의 측정자세로 옳은 것은?

1) 배로 눕는다
2) 등으로 눕는다
3) 의자에 앉는다
4) 선 자세를 취한다
5) 측면으로 눕는다

77

어깨관절 수평 벌림(horizontal abduction)의 중력제거 자세는?

1) 배로 누워서 실시한다
2) 등으로 누워 실시한다
3) 의자에 앉아서 실시한다
4) 보상운동은 몸통 굽힘이다
5) 팔꿉관절을 굽힘시켜야 한다

문제해설

76 어깨관절 수평 모음 항중력 자세(against-gravity position)

- 시작자세(start position)
  - 등으로 누움(supine)
    - 팔꿉관절은 폄
    - 위팔은 중립 돌림(neutral rotation), 90° 벌림
- 안정(stabilize)
  - 테이블에 어깨뼈와 몸통을 안정시킴

답 2)

77 해설내용 참조

답 3)

어깨관절 수평 벌림의 중력제거 자세

Explanation

1. 시작자세(start position)

1) 의자에 앉음
   (1) 관절은 폄
   (2) 위팔은 90° 굽힘하여 지지

2. 안정(stabilize)

- 몸통은 의자의 등에 기대어 안정시킴

3. 지시(instruction)

- "옆에서 바깥쪽으로 팔을 움직여 보세요."

4. 보상(substitution)

- 몸통의 돌림

78

뒤침(supination)의 항중력 자세로 옳은 것은?

1) 엎드린 자세에서 측정한다
2) 뒤침의 중력제거 자세와 같다
3) 시작자세는 아래팔의 뒤침이다
4) 측면으로 누운 자세에서 측정한다
5) 주동근은 ‘supinator’와 ‘biceps’이다

79

어깨관절 안쪽돌림의 중력제거 자세로 옳은 것은?

1) 바로 누워야 한다
2) 보상적 움직임은 뒤침이다
3) 의자에 앉아 측정하기도 한다
4) 시작자세는 어깨관절의 안쪽돌림이다
5) 팔 전체를 매트의 가장자리에 걸쳐 들고 있어야 한다

문제해설

78 뒤침(supination)의 항중력 자세

- 주동근(prime movers)
  - supinator
  - biceps
- 시작자세(start position)
  - 의자에 앉음
    - 위팔은 모음
    - 팔꿉관절은 90° 굽힘
    - 아래팔은 엎침(pronation)

답 5)

79 해설내용 참조

답 3)

어깨관절 안쪽돌림의 중력제거 자세

Explanation

1. 시작자세(start position)

1) 엎드려 누움(prone)
   (1) 팔 전체를 매트의 가장자리에 걸침
   (2) 팔은 바깥돌림(external rotation)

2. 지시(instruction)

- “손바닥을 안쪽으로 돌려보세요.”

3. 보상(substitution)

1) 상방돌림(upward rotation)과 복합된 어깨뼈 벌림(scapalar abduction)
2) 엎침(pronation)은 중력이 제거된 자세에서 안쪽돌림으로 오해할 수 있음

80

팔꿉관절 굽힘의 항중력 자세에 대한 설명으로 옳은 것은?

1) 시작자세는 바로 누운 자세이다
2) 저항은 아래팔의 몸쪽 끝에 준다
3) 중력제거 자세는 측면으로 누운 자세이다
4) 치료사의 저항은 굽힘 방향으로 당기는 것이다
5) 주동근은 'biceps', 'brachialis', 'brachioradialis'이다

문제해설

80 해설내용 참조

답 5)

팔꿉관절 굽힘의 항중력 자세

Explanation

1. 주동근(prime movers)

1) 'biceps'
2) 'brachialis'
3) 'brachioradialis'

2. 시작자세(start position)

1) 의자에 앉음
   - 측면에 팔을 위치

3. 안정(stabilize)

1) 위팔의 원위부 끝을 안정
2) 어깨 전방에서 반대방향으로 저항

4. 지시(instruction)

- "팔꿈치가 어깨에 닿도록 구부리세요. 제가 당기면 유지하세요."

5. 저항(resistance)

1) 치료사의 손은 아래팔의 원위부(먼쪽) 끝
2) 폄방향으로 당김

81

엎침(pronation)의 MMT등급이 'G'였다. 측정자세로 옳은 것은?

1) 위팔을 90° 굽힌한다
2) 주동근은 'biceps'이다
3) 팔꿉관절을 90° 굽힌한다
4) 보상은 어깨관절 모음이다
5) 치료사는 손등 쪽을 감싸 잡는다

82

손가락의 DIP 굽힘을 만드는 주동근(prime movers)은?

1) interrossei
2) lumbricales
3) palmaris longus
4) flexor digitorum profundus(FDP)
5) flexor digitorum superficialis(FDS)

문제해설

81 엎침(pronation) 항중력 자세

- 주동근(prime movers)
  - pronator, pronator quadratus
- 시작자세(start position)
  - 의자에 앉음 : 위팔은 모음, 팔꿉관절은 90° 굽힘, 아래팔은 뒤침(supination)
- 저항(resistance)
  - 손바닥 쪽 손목을 감싸 쥠
  - 치료사는 뒤침(supination) 방향으로 저항
- 보상(substitution)
  - 어깨관절 벌림, 손목과 손가락 굽힘

답 3)

82 해설내용 참조

답 4)

손가락 굽힘

Explanation

1. 손가락의 DIP 굽힘의 주동근(prime movers)

- Flexor Digitorum Profundus(FDP)

2. 손가락의 PIP 굽힘의 주동근

1) Flexor Digitorum Superficialis(FDS)
2) Flexor Digitorum Profundus

83

손가락 모음에 대한 MMT 측정 시 항중력 자세에 대한 설명으로 옳은 것은?

1) ‘volar introssei’가 대상이다
2) 시작자세는 아래팔의 뒤침이다
3) 치료사의 두 손을 이용해 저항을 준다
4) MMT 등급은 손가락의 벌림과 다르게 적용한다
5) 시작자세는 중손가락관절(MP)의 벌림과 굽힘이다

문제해설

83 해설내용 참조

답 1)

손가락 모음의 항중력 자세

Explanation

1. 주동근(prime movers) : ‘volar introssei’

2. 시작자세(start position)

1) 아래팔은 엎침(pronation)
2) MP는 벌림 및 폄함

3. 안정(stabilize)

1) 치료사의 두 손이 저항을 가하는 데 필요함
2) 아래팔과 손목은 테이블 위에 지지할 수 있음

4. 지시(instruction)

• “손가락을 모아 유지하세요. 저항을 가할테니 떨어지지 않도록 하세요.”

5. 저항(resistance)

1) 손가락을 각각 잡아당김
   • 벌림 방향으로 저항을 제공
2) 검지와 중지는 1번 PAD 테스트
3) 중지와 약지는 2번 PDA 테스트
4) 약지와 소지는 3번 PAD 테스트

6. 보상(substitutions) : ‘extrinsic finger flexors’

7. 등급화(grading) : 손가락의 벌림과 같음

8. 촉지(palpation) : ‘palmar interosseisms’ 촉지하기 어려움

84

다음 내용의 검사는 어떤 근육을 측정하는 것인가?

- 시작자세
  - 검사대에 무릎관절 90° 굽힘과 엎드려 누운자세
- 고정위치
  - 골반
- 저항
  - 넙다리뼈 뒷면 먼쪽 끝을 아랫방향으로 밀어줌
- 결과
  - MMT 4

1) 큰볼기근　2) 반힘줄근
3) 넙다리빗근　4) 반막모양근
5) 넙다리두갈래근

85

엄지의 MP 관절의 굽힘에 대한 MMT 검사 시 중력제거 자세는?

1) 아래팔의 중립　2) 아래팔의 90° 엎침
3) 아래팔의 90° 뒤침　4) 아래팔의 180° 엎침
5) 아래팔의 180° 뒤침

문제해설

84 큰볼기근의 단독검사 설명이다.
- 큰볼기근(gluteus maximus)을 위한 항중력 자세
  - 시작 자세 : 엎드려 누움(prone), 90° 이상 무릎을 굽힘(flexion)
  - 안정화 : 골반(pelvis)과 허리 척추(lumbar spine)를 매트에 안정시킴
  - 지시 : "다리를 위쪽으로 최대한 높게 들어보세요. 그리고 무릎은 구부린 상태를 유지하세요."
  - 저항 : 평가자는 굽힌 쪽 넙다리(thigh)의 먼(distal) 부위를 뒤쪽 아래로 밀어줌
  - 보상 : 허리 척추(lumbar spine)의 폄(extension), 반막모양근(semimembranosus) 및 반힘줄근(semitendinosus)
    - ◦ 폄(extension)을 도울 수 있음

답 1)

85 해설내용 참조

답 3)

측정 및 평가

엄지의 중손가락(MP) 관절의 굽힘 : 중력제거 자세

Explanation

1. 시작자세(start position)

- 아래팔은 90°에서 뒤침(supination)

2. 안정(stabilize)

- 1번 중수골(first metacarpal)을 안정시킴

3. 지시(instruction)

- "손바닥을 가로질러(교차) 굽히세요. 엄지의 관절 끝은 곧게 펴 유지하세요."

86

엄지의 MP 관절 폄에 대한 MMT 검사이다. 옳은 것은?

1) 항중력 자세는 아래팔의 엎침이다
2) 중력제거 자세는 아래팔의 뒤침이다
3) 시작자세는 MP와 IP 관절의 폄이다
4) 저항은 'distal phalanx'의 머리(head)이다
5) 주동근은 'FDP(flexor digitorum profundus)'이다

문제해설

86 해설내용 참조

답 2)

엄지의 중손가락 관절의 폄

Explanation

- 주동근(prime movers)
  - 'Extensor Pollicis Brevis(EPB)'
  - 'Extensor Pollicis Longus(EPL)'

1. 항중력 자세

1) **시작자세**(start position)
   (1) 아래팔은 중립자세에서 지지됨
   (2) MP와 IP관절의 굽힘
2) **안정**(stabilize) : 벌림한 1번 중수골(first metacarpal)을 확고히 지지함
3) **지시**(instruction) : "마지막 관절이 굽힘되어 있는 동안 굽어진(knuckle) 엄지를 곧게 펴보세요."
4) **저항**(resistance)
   (1) 치료사의 검지는 근위지골두(head of proximal phalanx)의 등쪽면에 위치
   (2) 굽힘방향으로 밀어줌

2. 중력제거 자세

1) **시작자세**(start position)
   (1) 아래팔의 뒤침(supination)
   (2) MP와 IP관절의 굽힘
2) **안정**(stabilize)
   - 벌림된 1번 중수골(first metacarpal)을 안정시킴
3) **지시**(instruction)
   - "마지막 관절이 굽힘되어 있는 동안 굽어진(knuckle) 엄지를 곧게 펴보세요."

87

엄지의 MMT 측정 시 대립(opposition) 동작의 중력제거 자세는?

1) 아래팔의 뒤침
2) 아래팔의 엎침
3) 손목의 20° 폄
4) 테이블 위에 편하게 올려놓음
5) 위팔을 테이블과 수직으로 위치시킴

88

엄지의 MP 관절 굽힘에 대한 MMT 검사 시 항중력 자세에 대한 설명으로 옳은 것은?

1) 저항은 굽힘 방향이다
2) 저항은 첫 마디뼈의 머리이다
3) 시작자세는 아래팔의 엎침이다
4) 3번 손허리뼈(metacarpal)를 안정시킨다
5) 주동근은 'FDS'와 'FDP'이다

89

'Jamar hand dynamometer'로 장악력을 측정하고자 할 때의 자세로 옳은 것은?

1) 아래팔의 중립
2) 팔꿉관절 120° 굽힘
3) 자뼈 편위 15~30°
4) 손목 관절 0~10° 굽힘5) 의자에 앉거나 누워서 측정

문제해설

87 대립(opposition)의 중력이 제거된 자세

- 시작자세(start position)
  - 테이블에 위치
    - 팔꿈치를 위에 둠
    - 위팔은 수직으로 위치
    - 손목은 중립자세
    - 엄지는 모음과 폄

답 5)

88 엄지의 중손가락(MP) 관절의 굽힘 : 항중력 자세

- 주동근(prime movers)
  - 'flexor pollicis brevis', 'flexor pollicis longus'
- 시작자세(start position)
  - 테이블 위에 팔꿉관절은 굽힘하여 지지함
  - 아래팔은 뒤침(supination)
  - 엄지의 MP와 IP 관절 모두 폄
- 저항(resistance)
  - 치료사의 손가락은 폄방향으로 첫 마디뼈의 머리에 저항을 가함

답 2)

89 'Jamar hand dynamometer' 측정

- 목적
  - 손의 장악력(grip strength) 측정
- 측정 자세
  - 어깨관절 모음(shoulder adduction)
  - 중립 돌림(neutrally rotation)
  - 팔꿉관절 90° 굽힘(elbow 90° flexion)
  - 아래팔의 중립(forearm neutral position)
  - 손목 관절 0~30°폄(wrist extension)
  - 자뼈 편위 0~15°(ulnar deviation)
  - 의자에 앉거나 서서(standing)
- 측정
  - 각 손을 3번 측정 후 평균을 계산

답 1)

90

FIM에 대한 설명으로 옳은 것은?

1) 총 20개 항목이다
2) I-ADL을 평가한다
3) 최고 총점은 136점이다
4) 각 항목당 최대 점수는 7점이다
5) 각 항목당 최하 점수는 0점이다

91

손가락의 벌림(finger abduction)을 만드는 근육은 무엇인가?

1) lumbricales
2) flexor digitorum profundus
3) dorsal interossei
4) flexor digitorum superficialis
5) volar interossei

92

중간 등세모근(middle trapezius)을 위한 항중력 자세로 옳은 것은?

1) 엎드려 눕기
2) 등으로 눕기
3) 직립으로 앉기
4) 측면으로 눕기
5) 측정할 팔을 매트 아래로 내림

93

엄지 모음(thumb adduction)에 대한 MMT 측정 시 중력이 제거된 자세는?

1) 손목의 굽힘
2) 아래팔의 뒤침
3) 아래팔의 중립
4) 손목의 척측 편위
5) 손목의 요측 편위

문제해설

90 FIM(functional independence measure)의 개요

- 저자
  - Hamilton, Granger, Sherwin, Zielenzny, Tashman(1987)
- 목적
  - 환자의 장애 정도를 평가
  - 재활 프로그램을 통해 진전된 정도를 결정
- 대상
  - 8세~성인
- 18개 항목
  - 최대 점수 7점, 최하 점수 1점
  - 최고 총점 126점, 최하 총점은 18점

답 4)

91 손가락의 벌림(finger abduction)의 주동근(prime movers)

- 'dorsal interossei'
- 'abductor digiti minimi'

답 3)

92 'middle trapezius'를 위한 항중력 자세

- 시작자세(start position)
  - 매트에 엎드려(prone) 누움
  - 팔굽관절은 90° 굽힘
  - 어깨관절은 90° 벌림

답 1)

93 엄지의 모음(thumb adduction)의 중력제거 자세

- 시작자세(start position)
  - 아래팔의 중립을 제외하고 항중력 자세와 모두 같음

답 3)

94

엉덩관절의 굽힘과 가장 유산한 범위의 ROM 동작은?

1) PIP 굽힘
2) MP 굽힘
3) 손목의 굽힘
4) 어깨관절 굽힘
5) 아래팔의 뒤침

95

중력을 이기지만 ROM은 50% 미만이었다. 중력을 제거하면 약간의 저항을 이기고 완전한 ROM이 가능하다. 이 사람의 MMT 등급은?

1) P^-
2) P
3) P^+
4) F^-
5) F

96

무릎관절 굽힘에 대한 MMT 평가의 내용으로 옳은 것은?

1) 종아리를 안정시킨다
2) 주동근은 'hamstrings'이다
3) 중력이 보상을 만들지 않는다
4) 시작자세는 무릎관절의 90° 굽힘이다
5) 항중력 자세는 측면으로 누운 자세이다

문제해설

94 평균 정상 ROM 수치

Hip	F	120
	E	30
	AB	40
	AD	35
	IR	45
	ER	45

답 1)

95 'Manual Muscle Testing(MMT)'

MMT(Muscle Manual Test)		
0	zero (Z)	근수축이 보이지도 만져지지도 않음
1	trace (T)	근수축이 일어나지만 움직임(motion)은 없음
2^-	poor minus (P^-)	중력을 제거해도 full ROM을 못함
2	poor (P)	중력을 제거하고 full ROM 가능
2^+	poor plus (P^+)	중력을 이기지만 ROM은 50% 미만 중력을 제거하고 약간의 저항을 이기고 full ROM 가능
3^-	fair minus (F^-)	중력을 이기고 50% 이상의 ROM 가능(full ROM 불가능)
3	fair(F)	중력을 이기고 full ROM 가능
3^+	fair plus (F^+)	중력과 함께 약간의 저항을 이기고 full ROM 가능
4	good (G)	중력과 함께 중도(moderate)의 저항을 이기고 full ROM 가능
5	normal (N)	중력과 함께 최대(maximal)의 저항을 이기고 full ROM 가능

답 3)

96 무릎관절 굽힘의 MMT 평가 : 항중력 자세

- 주동근(prime movers)
  - 'hamstrings' : 'semimembranosus', 'semitendinosus', 'biceps femoris'
- 시작자세
  - 엎드려 누움(prone)
    - 무릎과 엉덩이를 모두 폄
- 안정(stabilize)
  - 허벅지는 매트에 안정시킴

답 2)

97

동작과 평균 ROM의 범위가 틀린 것은?

1) 어깨관절 폄 : 60°
2) 팔꿉관절 폄 : 180°
3) 어깨관절 바깥돌림 : 60°
4) 아래팔의 내회 : 80∼90°
5) 손가락의 MP 굽힘 : 90°

문제해설

97 평균 정상 ROM 수치

Elbow	F	130∼140
	E	0

답 2)

평균 정상 ROM 수치

Explanation

관절		ROM	관절		ROM
Cervical spine	F(flexion)	45	Finger	MP flexion	90
	E(extension)	45		MP hyperextension	15∼45
	LF(lateral flexion)	45		PIP flexion	110
	R(rotation)	60		DIP flexion	80
Shoulder	F	170		AB	25
	E	60	Hip	F	120
	AB(abduction)	170		E	30
	AD(adduction)	0		AB	40
	Horizontal AB	40		AD	35
	Horizontal AD	130		IR	45
	Internal R(IR)	130		ER	45
	External R(ER)	60	Knee	F	135
Elbow	F	130∼140		Plantar F	50
	E	0		Dorsi F	15
Forearm	Pronation	80∼90		Inversion	35
	Supination	80∼90		Eversion	20
Wrist	F	80	Thumb	DIP flexion	80∼90
	E	70		MP flexion	50
	UD(ulnar deviation)	30		Palmar AB	50
	RD(radial deviation)	20		Radial AB	50

※ 참조
F : 굽힘(flexion), E : 폄(extension), R : 돌림(rotation), AB : 벌림(abduction), AD : 모음(adduction)

94

엉덩관절의 굽힘과 가장 유산한 범위의 ROM 동작은?

1) PIP 굽힘
2) MP 굽힘
3) 손목의 굽힘
4) 어깨관절 굽힘
5) 아래팔의 뒤침

95

중력을 이기지만 ROM은 50% 미만이었다. 중력을 제거하면 약간의 저항을 이기고 완전한 ROM이 가능하다. 이 사람의 MMT 등급은?

1) P^-
2) P
3) P^+
4) F^-
5) F

96

무릎관절 굽힘에 대한 MMT 평가의 내용으로 옳은 것은?

1) 종아리를 안정시킨다
2) 주동근은 'hamstrings'이다
3) 중력이 보상을 만들지 않는다
4) 시작자세는 무릎관절의 90° 굽힘이다
5) 항중력 자세는 측면으로 누운 자세이다

문제해설

94 평균 정상 ROM 수치

Hip	F	120
	E	30
	AB	40
	AD	35
	IR	45
	ER	45

답 1)

95 'Manual Muscle Testing(MMT)'

MMT(Muscle Manual Test)		
0	zero (Z)	근수축이 보이지도 만져지지도 않음
1	trace (T)	근수축이 일어나지만 움직임(motion)은 없음
2^-	poor minus (P^-)	중력을 제거해도 full ROM을 못함
2	poor (P)	중력을 제거하고 full ROM 가능
2^+	poor plus (P^+)	중력을 이기지만 ROM은 50% 미만 중력을 제거하고 약간의 저항을 이기고 full ROM 가능
3^-	fair minus (F^-)	중력을 이기고 50% 이상의 ROM 가능(full ROM 불가능)
3	fair(F)	중력을 이기고 full ROM 가능
3^+	fair plus (F^+)	중력과 함께 약간의 저항을 이기고 full ROM 가능
4	good (G)	중력과 함께 중도(moderate)의 저항을 이기고 full ROM 가능
5	normal (N)	중력과 함께 최대(maximal)의 저항을 이기고 full ROM 가능

답 3)

96 무릎관절 굽힘의 MMT 평가 : 항중력 자세

- 주동근(prime movers)
  - 'hamstrings' : 'semimembranosus', 'semitendinosus', 'biceps femoris'
- 시작자세
  - 엎드려 누움(prone)
    - 무릎과 엉덩이를 모두 폄
- 안정(stabilize)
  - 허벅지는 매트에 안정시킴

답 2)

97

동작과 평균 ROM의 범위가 틀린 것은?

1) 어깨관절 폄 : 60°
2) 팔꿉관절 폄 : 180°
3) 어깨관절 바깥돌림 : 60°
4) 아래팔의 내회 : 80~90°
5) 손가락의 MP 굽힘 : 90°

문제해설

97 평균 정상 ROM 수치

Elbow	F	130~140
	E	0

답 2)

평균 정상 ROM 수치

Explanation

관절		ROM
Cervical spine	F(flexion)	45
	E(extension)	45
	LF(lateral flexion)	45
	R(rotation)	60
Shoulder	F	170
	E	60
	AB(abduction)	170
	AD(adduction)	0
	Horizontal AB	40
	Horizontal AD	130
	Internal R(IR)	130
	External R(ER)	60
Elbow	F	130~140
	E	0
Forearm	Pronation	80~90
	Supination	80~90
Wrist	F	80
	E	70
	UD(ulnar deviation)	30
	RD(radial deviation)	20

관절		ROM
Finger	MP flexion	90
	MP hyperextension	15~45
	PIP flexion	110
	DIP flexion	80
	AB	25
Hip	F	120
	E	30
	AB	40
	AD	35
	IR	45
	ER	45
Knee	F	135
	Plantar F	50
	Dorsi F	15
	Inversion	35
	Eversion	20
Thumb	DIP flexion	80~90
	MP flexion	50
	Palmar AB	50
	Radial AB	50

※ 참조
F : 굽힘(flexion), E : 폄(extension), R : 돌림(rotation), AB : 벌림(abduction), AD : 모음(adduction)

98

MMT 측정 시 어깨뼈 모음의 중력제거 자세는?

1) 앉은 자세(sitting)
2) 선 자세(standing)
3) 배로 누운 자세(prone)
4) 등으로 누운 자세(supine)
5) 옆으로 누운 자세(side lying)

문제해설

98 해설내용 참조

답 1)

Explanation 어깨뼈 모음(Scapular adduction : Retraction)

- 주요 근육(prime movers)
  - 'middle trapezius'
  - 'rhomboids'

1. Middle trapezius를 위한 항중력 자세

1) **시작자세**(start position)
   (1) 매트에 엎드려(prone) 누움
      ① 팔꿉관절은 90도 굽힘
      ② 어깨관절은 90도 벌림

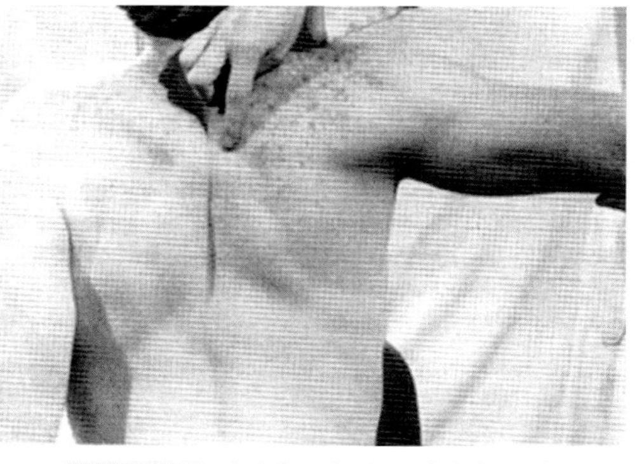

그림 3-120 어깨뼈 모음의 중력제거 자세

2. Rhomboids를 위한 항중력 자세

1) **시작자세**(start position)
   (1) 매트에 엎드림(prone)
      ① 어깨관절은 안쪽돌림(internal rotation)
      ② 요추부위에 손을 위치함

3. Middle trapezius와 Rhomboids를 위한 중력제거 자세

1) **시작자세**(start position)
   (1) 바르게 앉음
      • 아래팔의 90도 벌림(abduction) 후지지

99

아래팔의 엎침 근력을 측정하였더니 그 결과가 'P'였다. 환자의 MMT 측정 자세는?

1) 어깨관절 및 팔꿉관절의 움직임 없이 아래팔의 중립
2) 어깨관절 중립 + 팔꿉관절 90도 굽힘 + 아래팔의 뒤침
3) 팔꿉관절 90도 굽힘 + 손목 관절 45도 폄 + 아래팔의 엎침
4) 어깨관절 90도 굽힘 + 팔꿉관절 180도 폄 + 아래팔의 엎침
5) 어깨관절 90도 굽힘 + 팔꿉관절 90도 굽힘 + 아래팔의 뒤침

문제해설

99 해설내용 참조

답 5)

엎침(Pronation)

Explanation

- 주동근(prime movers)
  - 'pronator'
  - 'pronator qudratus'

1. 항중력 자세(against-gravity position)

1) **시작자세**(start position)
   (1) 의자에 앉음
      ① 위팔은 모음
      ② 팔꿉관절은 90도 굽힘
      ③ 아래팔은 뒤침(supination)

2. 중력이 제거된 자세(gravity-eliminated position)

1) **시작자세**(start position)
   (1) 의자에 앉음
      ① 위팔은 90도 굽힘하여 지지
      ② 팔꿉관절은 90도 굽힘
      ③ 아래팔은 완전 뒤침(supination)
2) **안정**(stabilize)
   - 위팔을 안정시킴
3) **지시**(instruction)
   - "손바닥을 얼굴 반대 방향으로 돌리세요."

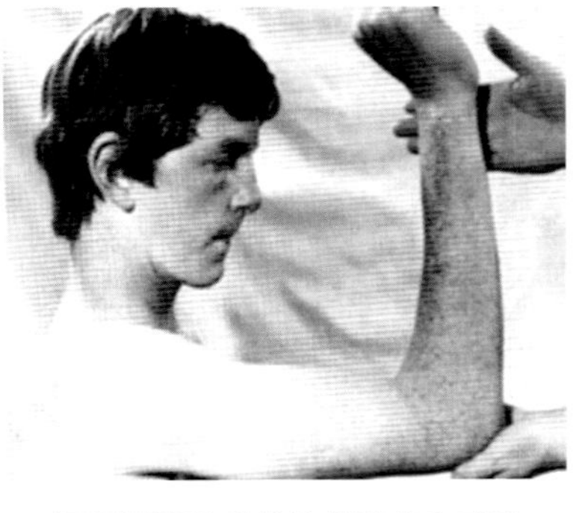

그림 3-121 엎침의 중력제거 자세

100

'modified Ashworth scale'의 점수와 그 내용으로 옳은 것은?

1) 1 : 관절을 움직일 수 없는 저항
2) 2 : 근 긴장도 또는 저항의 증가가 없음
3) 1 : 관절가동범위 대부분에서 저항을 느낌
4) 1^+: 전체 관절가동범위 반 이하에 저항을 느낌
5) 2 : 관절가동범위의 끝부분에서 약간의 저항을 느낌

101

전체 관절가동범위의 50% 이하에서 저항이 있다. 'Modified Ashworth Scale' 등급은?

1) 1
2) 1^+
3) 2
4) 3
5) 4

102

앉은 자세에서 ROM을 측정한 결과이다. 결과로 옳은 것은?

- 어깨관절 굽힘
  - PROM 0~180°
  - AROM 0~120°

1) P
2) P^+
3) F^-
4) F
5) F^+

문제해설

100 modified Ashworth scale

0	근 긴장도 또는 저항의 증가 없음
1	관절가동범위의 끝부분에서 약간의 저항을 느낌
1^+	전체 관절가동범위 반 이하에서 저항을 느낌
2	관절가동범위 대부분에서 저항을 느낌
3	수동적으로 움직이기 힘들 정도로 저항을 느낌
4	폄 및 굽힘에서의 강직(rigidity)

답 4)

101 'Modified Ashworth Scale'

0	근 긴장도 또는 저항의 증가 없음
1	관절가동범위의 끝부분에서 약간의 저항을 느낌
1^+	전체 관절가동범위 반 이하에서 저항을 느낌
2	관절가동범위 대부분에서 저항을 느낌
3	수동적으로 움직이기 힘들 정도로 저항을 느낌
4	폄 및 굽힘에서의 강직(rigidity)

답 2)

102 MMT의 F(fair) 등급

3^-	fair minus (F^-)	중력을 이기고 50% 이상의 ROM 가능(full ROM 불가능)
3	fair(F)	중력을 이기고 full ROM 가능
3^+	fair plus (F^+)	중력과 함께 약간의 저항을 이기고 full ROM 가능

답 3)

103

다음 중 관절의 정상 ROM이 옳은 것은?

1) 팔꿉관절 폄 : 120°
2) 손목 굽힘 : 100°
3) 엉덩관절 폄 : 30°
4) 어깨관절 바깥돌림 : 90°
5) 아래팔 뒤침 : 60°

문제해설

103 해설내용 참조

답 3)

104

정상 관절가동범위(ROM)로 옳은 것은?

1) 팔꿉관절 폄 : 0°
2) 어깨관절 폄 : 80°
3) 아래팔의 엎침 : 45°
4) 손가락의 MP 굽힘 : 60°
5) 어깨관절 바깥돌림 : 80°

104 해설내용 참조

답 1)

MMT(Muscle Manual Test) 등급

Explanation

※ MMT(Muscle Manual Test)

등급		기준
0	zero(Z)	• 근수축이 보이지도 만져지지도 않음
1	trace(T)	• 근수축이 일어나지만 움직임(motion)은 없음
2^-	poor minus(P^-)	• 중력을 제거해도 full ROM을 못함
2	poor(P)	• 중력을 제거하고 full ROM 가능
2^+	poor plus(P^+)	• 중력을 이기지만 ROM은 50% 미만 • 중력을 제거하고 약간의 저항을 이기고 full ROM 가능
3^-	fair minus(F^-)	• 중력을 이기지만 ROM은 50% 미만 • 중력을 제거하고 약간의 저항을 이기고 full ROM 가능
3	fair(F)	• 중력을 이기고 full ROM 가능
3^+	fair plus(F^+)	• 중력과 함께 약간의 저항을 이기고 full ROM 가능
4	good(G)	• 중력과 함께 약간의 저항을 이기고 full ROM 가능
5	normal(N)	• 중력과 함께 약간의 저항을 이기고 full ROM 가능

※ 평균 정상 ROM 수치

관절		ROM	관절		ROM
Cervical spine	F(flexion)	45	Finger	MP flexion	90
	E(extension)	45		MP hyperextension	15~45
	LF(lateral flexion)	45		PIP flexion	110
	R(rotation)	60		DIP flexion	80
Shoulder	F	170		AB	25
	E	60	Hip	F	120
	AB(abduction)	170		E	30
	AD(adduction)	0		AB	40
	Horizontal AB	40		AD	35
	Horizontal AD	130		IR	45
	Internal R(IR)	130		ER	45
	External R(ER)	60	Knee	F	135
Elbow	F	130~140		Plantar F	50
	E	0		Dorsi F	15
Forearm	Pronation	80~90		Inversion	35
	Supination	80~90		Eversion	20
Wrist	F	80	Thumb	DIP flexion	80~90
	E	70		MP flexion	50
	UD(ulnar deviation)	30		Palmar AB	50
	RD(radial deviation)	20		Radial AB	50

※ 참조

F : 굽힘(flexion), E : 폄(extension), R : 돌림(rotation), AB : 벌림(abduction), AD : 모음(adduction)

105

다음 관절가동범위 측정 중 축(axis)이 자뼈의 팔꿈치머리인 것은?

1) 어깨관절 모음
2) 어깨관절 벌림
3) 어깨관절 굽힘
4) 어깨관절 안쪽돌림
5) 어깨관절 가로모음

문제해설

105 나머지 동작은 축(axis)이 어깨뼈 봉우리이다.

답 4)

106

'Modified Ashworth Scale'로 근긴장도를 평가했을 경우 가장 낮은 점수와 가장 높은 점수는?

1) 0, 5
2) 0, 4
3) 1, 6
4) 1, 5
5) 1, 4

107

다음 내용의 근력측정 자세는?

어깨관절 굽힘근의 'P' 측정

1) 앉기(sitting)
2) 서기(standing)
3) 배로 눕기(prone)
4) 등으로 눕기(supine)
5) 측면 눕기(side-lying)

문제해설

106 Modified Ashworth Scale

점수	내용
0	• 근 긴장도 또는 저항의 증가가 없음
1	• 관절가동범위의 끝부분에서 약간의 저항을 느낌
1^+	• 전체 관절가동범위의 반 이하에서 저항을 느낌
2	• 관절가동범위 대부분에서 저항을 느낌
3	• 수동적으로 움직이기 힘들 정도로 저항을 느낌
4	• 폄 및 굽힘에서의 강직(rigidity)이 나타남

답 2)

107 해설내용 참조

답 5)

Explanation 어깨관절 굽힘(Shoulder flexion)

• 주동근(prime movers)
  - 'anterior deltoid'
  - 'coracobrachialis'
  - 'pectoralis major', 'clavicular head'
  - 'biceps', 'both heads'

1. 항중력 자세(against-gravity position)

1) **시작자세**(start position)
  (1) 의자에 앉은 자세
    • 중립자세에서 양팔은 측면 아래로 함

2) **안정**(stabilize)

- 쇄골(clavicle) 및 어깨뼈에 손을 올려놓음

3) **지시**(instruction)

- "팔을 어깨 높이까지 앞으로 들어 보세요. 저항을 줄 때 팔을 내리지 말고 유지하세요."

4) **저항**(resistance)

(1) 치료사의 손은 위팔의 원위부(먼쪽) 끝 위에 위치

(2) 폄(extension) 방향으로 아래로 밀어줌

(3) 90° 이상의 움직임은 어깨뼈 돌림(rotation)을 수반함

5) **보상**(substitution)

- 어깨관절의 벌림(shoulder abductor), 어깨뼈 올림(scapular elevation), 또는 몸통의 폄

2. 중력이 제거된 자세(gravity-eliminated position)

1) **시작자세**(start position)

(1) 옆으로 누운 자세(side lying)

- 몸통의 옆을 따라 팔을 위치함(중심부)

(2) 치료사의 지지

- 팔꿈치 아래를 지지해줌

2) **지시**(instruction)

- "손이 어깨 높이로 오도록 팔을 움직이세요."

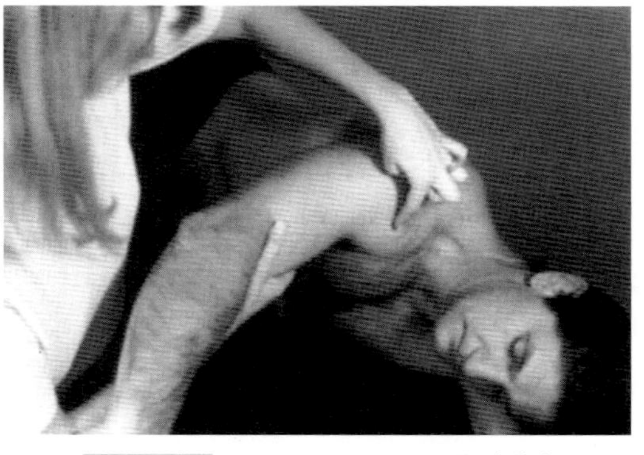

그림 3-122 shoulder flexion : 중력제거

108

손가락 벌림근으로만 구성된 것은?

1) interossei, abductor digiti minimi
2) volar interossei, abductor digiti minimi
3) dorsal interossei, abductor digiti minimi
4) dorsal interossei, extensor pollicis brevis
5) dorsal interossei, extensor pollicis longus

문제해설

108 해설내용 참조

답 3)

손가락 벌림(Finger abduction)

Explanation

- 주동근
  - 'dorsal interossei'
  - 'abductor digiti minimi'

1. 항중력 자세(against-gravity position)

1) **시작자세**(start position)
   (1) 아래팔은 엎침(pronation)하여 지지
   (2) 손목은 중립자세
   (3) 손가락은 펴지고 모아짐
   (4) MP관절은 중립을 취하거나 약간의 굽힘
2) **안정시키기**(stabilize) : 손목과 MP는 부드럽게 지지
3) **저항**(resistance)
   (1) 핀서(pincer) 형태로 엄지와 검지를 사용
   (2) 치료사는 proximal phalanx의 head의 자뼈 또는 노뼈 측에 저항을 가함(정중선 쪽으로 손가락을 밀어 줌)
4) **보상**(substitution) : 'extensor digitorum'
5) **등급**(grading)
   (1) 5 : 저항을 이기지 못하였지만 저항 제거 시 다시 돌아옴
   (2) 4 : 약간에 저항으로 수행
   (3) 3 : 완전한 AROM일 때
   (4) 2 : 부분적 AROM일 때
   (5) 1 : 촉지 시 수축이 느껴질 때
   (6) 0 : 수축 활동을 촉지 할 수 없을 때

109

어깨관절 안쪽돌림의 ROM 측정에 관한 내용이다. 옳은 것은?

1) 정상범위는 90도이다
2) 축은 'olecrenon process'이다
3) 정적인 팔의 자세는 몸통과 직각이다
4) 몸통의 굽힘은 보상적 움직임이 아니다
5) 시작자세는 어깨관절의 90도 벌림과 팔꿉관절의 180도 폄이다

문제해설

109 해설내용 참조

답 2)

어깨관절의 안쪽돌림(Internal rotation)

Explanation

- 위팔 축의 내적 움직임(0~70°)

1. 각도계 위치(goniometer placement)

1) **축**(axis)
   - 'olecrenon process'
2) **정적 상태의 팔**(stationary arm)
   (1) 90° 직각 자세로 앉음
      ① 측면 몸통과 평행함
      ② 바닥과 수직
      ③ 엉덩관절은 90°
   (2) 각도계 시작점은 90°
      - ROM 기록 시 최종 점수로부터 빼기
3) **동적 상태의 팔**(movable arm)
   - 자뼈의 장축과 평행함

2. 보상(possible substitutions)

1) 어깨뼈의 올림(elevation)과 하방돌림(downward rotation)
2) 몸통의 굽힘, 팔꿉관절의 폄

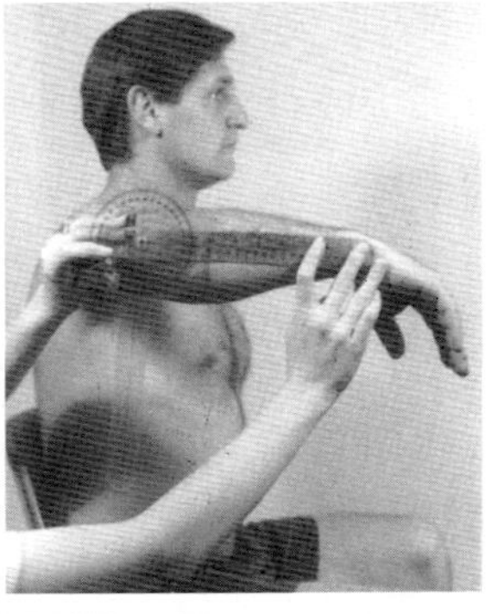

그림 3-123 어깨관절의 안쪽돌림 : 0°

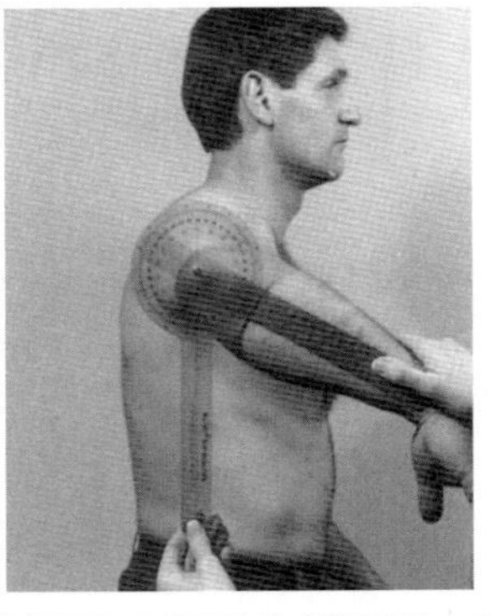

그림 3-124 어깨관절의 안쪽돌림 : 70°

110

손으로 쥐기와 놓기 등급이 3(fair)인 환자의 기능으로 옳은 것은?

1) 고무찰흙을 쥐고 짤 수 있었다
2) 손바닥을 위로 향하고 주먹을 펼 수 있었다
3) 손바닥을 위로 향하고 주먹을 쥘 수 있었다
4) 주먹을 쥔 후 손가락을 완전히 펼 수 없었다
5) 주먹을 쥔 후 손가락의 저항을 이기며 완전히 펼 수 있었다

문제해설

110 해설내용 참조

답 3)

손가락 관절의 MMT

Explanation

1. 손가락 IP 폄(finger inter phanlangeal extension)

1) **항중력 자세**(against-gravity position)

(1) 시작자세(start position)

① 아래팔은 뒤침(supination)하고 지지

② 손목은 중립자세(neutral position)

③ 두 가지 테스트(test) 방법

- 테스트 1
  - 전형적인 방법
  - MP는 폄, IP는 굽힘
- 테스트 2
  - 근전도 검사 시 사용
  - MP는 굽힘, IP는 폄

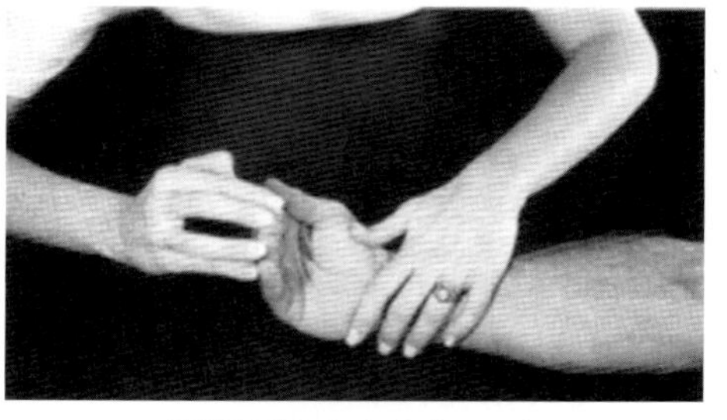

그림 3-125 손가락 IP 폄

2. 손가락 DIP 굽힘(finger DIP flexion)

1) **항중력 자세**(against-gravity position)

(1) 시작자세(start position)

① 테이블 위에 아래팔의 뒤침(supination)과 지지

② 손목과 IP 관절은 이완

2) **중력이 제거된 자세**(gravity-eliminated position)

(1) 시작자세(start position)

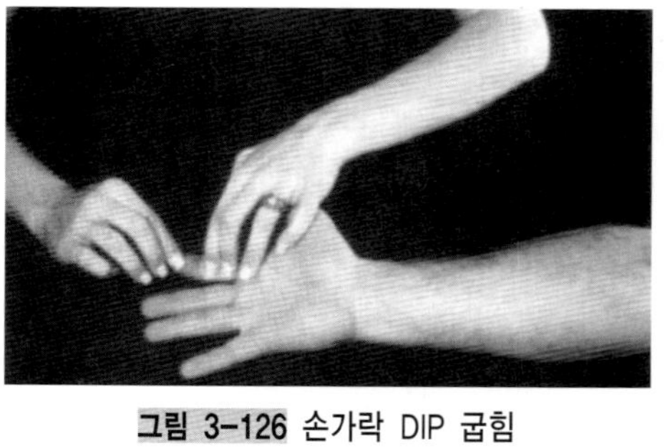

그림 3-126 손가락 DIP 굽힘

① 테이블 위에 위치
- 아래팔은 중립자세
- 손목과 IP 관절은 중립자세에서 이완

3. 손가락 PIP 굽힘(finger PIP flexion)

1) **항중력 자세**(against-gravity position)

(1) 시작자세(start position)

① 테이블 위에 위치
- 아래팔은 뒤침(supination)하고 지지함
- 손목과 중손가락(metacarphalangeal) 관절은 이완

2) **중력이 제거된 자세**(gravity-eliminated position)

(1) 시작자세(start position)

① 아래팔은 중립자세에서 지지

② 손목과 MP관절은 중립자세로 이완

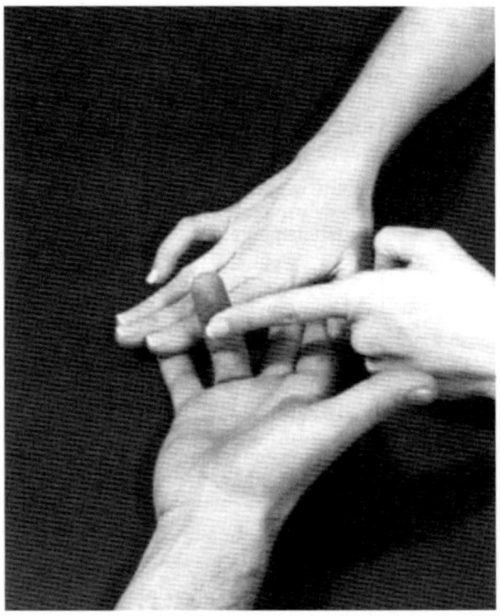

그림 3-127 손가락 PIP 굽힘

111

30대 절단 환자는 치료사의 지시에 따라 앉은 상태에서 자신의 팔꿉관절을 완전히 굽힘시켰다. 치료사가 약간의 저항을 주자 이 환자는 팔꿉관절을 굽힐 수 없었다. 이 환자의 근력은?

1) 1
2) 2^-
3) 2
4) 2^+
5) 3

112

다음 중 MMT 등급이 'F^+'인 경우는?

1) 중력을 이기며 어깨관절 60도 굽힘
2) 중력을 이기며 어깨관절 170도 굽힘
3) 중도의 저항을 이기며 팔꿉관절 0도 폄
4) 중도의 저항을 이기며 팔꿉관절 135도 굽힘
5) 약간의 저항을 이기며 어깨관절을 170도 굽힘

문제해설

111 해설내용 참조

답 5)

112 해설내용 참조

답 5)

113

팔굽혀펴기(push up) 시 어깨뼈에 작용하는 근육의 조합은?

1) subscapularis, trapezius
2) trapezius, supraspinatus
3) trapezius, serratus anterior
4) subscapularis, supraspinatus
5) serratus anterior, subscapularis

114

손의 근력이 1(trace)인 C_6 척수손상환자의 잡기 훈련법은?

1) 손가락 굽힘근의 구축을 예방한다
2) 손목 폄근의 근력 운동이 필요하다
3) 손목 굽힘근의 근력 운동이 필요하다
4) 손가락 폄근의 근력 운동이 필요하다
5) 손가락 굽힘근의 근력 운동이 필요하다

문제해설

113 팔굽혀펴기(push up) 운동
- 어깨뼈의 고정이 매우 중요한 운동
- 어깨뼈를 고정하는 근육들
  - 'trapezius', 'serratus anterior'

답 3)

114 해설내용 참조

답 2)

테노데시스(Tenodesis) 잡기

Explanation

1. 잡기 능력이 상실된 것을 보상
2. ong finger flexor의 힘줄 고정(tenodesis)을 이용
3. 어느 정도의 구축(contracture)이 필요
4. '손목 폄과 동시에 손가락 굽힘' + '손목 굽힘과 동시에 손가락 폄'
5. 테노데시스(tenodesis) 잡기를 위한 손목 폄근 근력 운동이 필요
6. 스플린트
   1) 손목 폄 근력이 최소 $F^+(3^+)$ 이상이 될 경우
   2) 'tenodesis' 잡기를 위한 'tenodesis splint'가 필요
   3) 올바른 손의 모양을 만들기 위해 사용하기도 함

115

근력 검사시 바로 누운 자세(supine)에서 전체 등급의 검사가 가능한 것은?

1) pectoralis major muscle(큰가슴근)
2) rectus abdominis muscle(배곧은근)
3) gluteus medius muscle(중간둔부근)
4) biceps brachii muscle(위팔두갈래근)
5) external oblique muscle(배바깥빗근)

116

엉덩관절 벌림(hip abduction)에 대한 'MMT' 검사 시 대상근육은?

1) iliacus, iliopsoas
2) iliacus, gluteus medius
3) iliopsoas, tensor fasciae latae
4) psoas major, gluteus minimus
5) gluteus medius, gluteus minimus

문제해설

115 Supine 자세에서 전체검사가 가능한 것은 elbow extension, pelvic elevation, trunk flexion, neck flexion이다.

답 2)

116 해설내용 참조

답 5)

엉덩관절

Explanation

1. 벌림(abduction) 대상 근육

1) 중간볼기근(gluteus medius)
2) 작은볼기근(gluteus minimus)
3) 대퇴근막장근(tensor fasciae latae)

2. 굽힘(flexion) 대상 근육

1) 엉덩허리근(iliopsoas)
2) 엉덩근(iliacus)
3) 큰허리근(psoas major)

117

엎드려 누워 어깨관절을 벌림(shoulder abduction)시키고, 어깨관절 바깥돌림(shoulder external rotation)과 팔꿉관절 굽힘(elbow flexion) 동작을 만들었다. 'MMT' 측정의 대상근육은?

1) teres major
2) subscapularis
3) latissimus dorsi
4) pectoralis major
5) infraspinatus

문제해설

117 해설내용 참조

답 5)

어깨관절 바깥돌림(Shoulder external rotation)

Explanation

1. 주동근(prime movers)

1) 'infraspinatus'
2) 'teres minor'

2. 항중력 자세(against-gravity position)

1) **시작자세**(start position)
  (1) 엎드려 누움(prone)
    ① 위팔은 매트에 지지됨
    ② 위팔은 90도 벌림(abduction)
    ③ 팔꿉관절은 90도 굽힘(flexion)

2) **안정**(stabilize)
  (1) 위팔은 고정함
  (2) 돌림만이 허용되도록 고정함

3) **지시**(instruction) : "손등이 천장을 향하도록 들어보세요."

4) **저항**(resistance)
  (1) 한 손은 아래팔의 원위부(먼쪽) 끝 뒷부분에 위치 : 바닥 쪽으로 밀어줌
  (2) 다른 손은 환자의 팔꿉관절을 지지
    ① 뒤침(supination)을 예방
    ② 팔꿉관절 90도 유지

3. 보상(substitution)

1) 하방돌림(downward rotation)과 복합된 어깨뼈 모음(adduction)이 보상을 만듦
2) 'triceps'
  • 저항이 가해질 때 보상이 일어남

118

팔꿉관절 굽힘(elbow flexion)의 ROM 검사 시 'goniometer'의 동적 팔(moving arm)은 어느 뼈와 평행하게 위치하는가?

1) 자뼈(ulnar)
2) 노뼈(radius)
3) 어깨뼈(scapular)
4) 위팔뼈(humurus)
5) 손허리뼈(metacarpas)

문제해설

118 해설내용 참조

답 2)

팔꿉관절 굽힘(Elbow flexion)

Explanation

1. 시상면(sagittal plane)

- 뒤침(supination)된 아래팔을 앞 방향으로 움직임(0～150도)

2. 각도계 위치(goniometer placement)

1) 축(axis) : 위팔의 'lateral epicondyle'
2) 동적 팔(moving arm)은 노뼈(radius)와 평행함

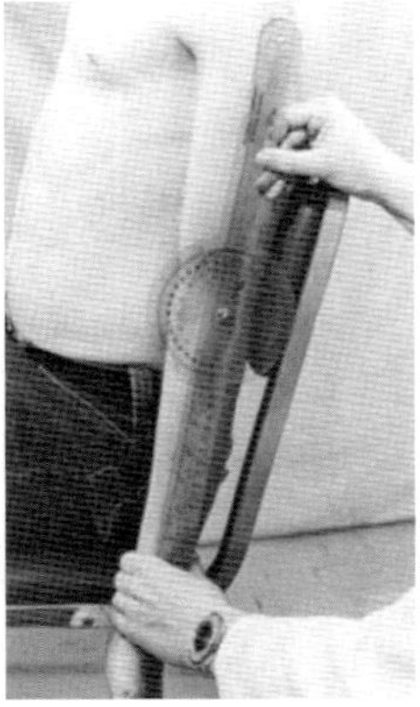

그림 3-129 elbow flexion : 시작자세

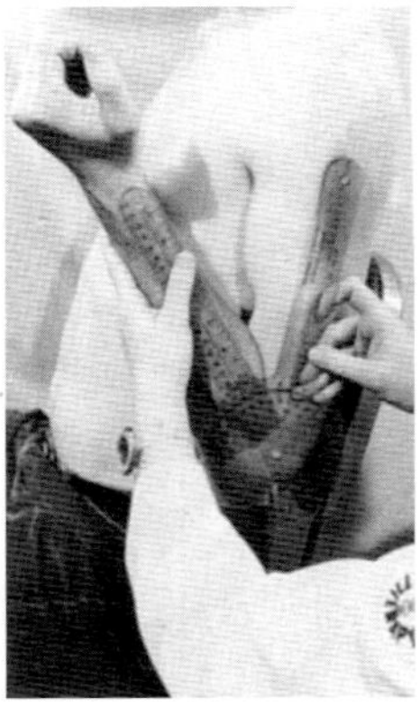

그림 3-130 elbow flexion : 끝 자세

119

다음 중 'Modified Ashworth Scale(MAS)'의 결과가 '1^{+}'인 경우는?

1) ROM 전체에서 저항이 있다
2) 폄과 굽힘 모두에 심한 강직이 있다
3) PROM이 어려울 정도의 저항이 있다
4) 전체 ROM 중 끝부분에서만 저항이 있다
5) 전체 ROM 중 약 30% 정도에서 저항이 있다

문제해설

119 해설내용 참조

답 5)

120

MMT 등급과 기준의 연결이 옳은 것은?

1) 4^{+} — 중력은 이기지만 ROM이 50% 미만이다
2) 2^{-} — 중력을 이기는 동시에 50% 이상의 ROM을 수행한다
3) 4 — 중력을 이기며 완전한 ROM이 가능하다
4) 3^{+} — 중력을 이기는 동시에 약간의 저항을 이기고 완전 ROM이 가능하다
5) 4 — 중력을 이기며 동시에 최대의 저항을 이기고 완전 ROM이 가능하다

120 해설내용 참조

답 4)

121

다음 중 MMT 등급 'F^{+}'에 해당하는 내용은?

1) 근수축이 없음
2) 근수축이 일어나며 움직임이 없음
3) 중력을 제거하고도 완전한 ROM이 가능함
4) 중력과 함께 약간의 저항을 이기고 full ROM을 함
5) 중력과 함께 중도의 저항을 이기고 full ROM이 가능함

121 해설내용 참조

답 4)

근력 등급 및 기준(MMT)

Explanation

등급		기준
0	zero(Z)	• 근수축이 보이지도 만져지지도 않음
1	trace(T)	• 근수축이 일어나지만 움직임(motion)은 없음
2^-	poor minus(P^-)	• 중력을 제거해도 full ROM을 못함
2	poor(P)	• 중력을 제거하고 full ROM 가능
2^+	poor plus(P^+)	• 중력을 이기지만 ROM은 50% 미만 • 중력을 제거하고 약간의 저항을 이기고 full ROM 가능
3^-	fair minus(F^-)	• 중력을 이기지만 ROM은 50% 미만(Full ROM 불가능)
3	fair(F)	• 중력을 이기고 full ROM 가능
3^+	fair plus(F^+)	• 중력과 함께 약간의 저항을 이기고 full ROM 가능
4	good(G)	• 중력과 함께 중도(moderate)의 저항을 이기고 full ROM 가능
5	normal(N)	• 중력과 함께 최대(maximal)의 저항을 이기고 full ROM 가능

122

'Modified Ashworth Scale'의 결과 '2'가 의미하는 것은?

1) 폄과 굽힘에 강직이 있다
2) 관절가동범위 대부분에서 저항이 있다
3) 전체 관절가동범위의 반 이하에서 저항이 있다
4) 수동적으로 움직이기 힘들 정도로 저항이 있다
5) 관절가동범위의 끝부분에서 약간의 저항이 있다

문제해설

122 해설내용 참조

답 2)

Modified Ashworth Scale

Explanation

0	근 긴장도 또는 저항의 증가가 없음
1	관절가동범위의 끝부분에서 약간의 저항을 느낌
1^+	전체 관절가동범위의 반 이하에서 저항을 느낌
2	관절가동범위 대부분에서 저항을 느낌
3	수동적으로 움직이기 힘들 정도로 저항을 느낌
4	폄 및 굽힘에서의 강직(rigidity)이 나타남

123

다음 내용의 'MAS(modified ashworth scale)' 등급은?

> 관절의 전체 가동범위에서 저항이 느껴지나 관절을 움직일 수 있다

1) 1
2) 1^+
3) 2
4) 3
5) 4

124

Modified Ashworth Scale(MAS) 측정에 대한 설명이다. 전체 ROM의 반 이하에서 저항을 느낄 수 있다면 점수는?

1) 0
2) 1
3) 1^+
4) 1^-
5) 2^-

125

다음 중 MMT 등급에 대한 설명으로 옳은 것은?

1) P는 중력을 이기고 완전 ROM의 수행을 의미한다
2) F는 중력을 이기며 부분적 ROM의 수행을 의미한다
3) P^+는 중력을 이기며 ROM의 50% 이상의 수행을 의미한다
4) F^-는 중력을 이기고 50% 미만의 ROM의 수행을 의미한다
5) P^-는 중력을 제거했지만 불완전한 ROM의 수행을 의미한다

문제해설

123 modified ashworth scale 사용

0	근 긴장도 또는 저항의 증가 없음
1	관절가동범위의 끝부분에서 약간의 저항을 느낌
1^+	전체 관절가동범위 반 이하에서 저항을 느낌
2	관절가동범위 대부분에서 저항을 느낌
3	수동적으로 움직이기 힘들 정도로 저항을 느낌
4	폄 및 굽힘에서의 강직(rigidity)

답 3)

124 Modified Ashworth Scale

0	근 긴장도 또는 저항의 증가 없음
1	관절가동범위의 끝부분에서 약간의 저항을 느낌
1^+	전체 관절가동범위 반 이하에서 저항을 느낌
2	관절가동범위 대부분에서 저항을 느낌
3	수동적으로 움직이기 힘들 정도로 저항을 느낌
4	폄 및 굽힘에서의 강직(rigidity)

답 3)

125
- P^- : 중력을 제거했지만 완전(full) ROM을 수행 못함
- P : 중력을 제거하고 완전 ROM을 수행함
- P^+ : 중력은 이기지만 ROM이 50% 미만
  중력은 없지만 약간의 저항을 이기며 완전 ROM을 수행함

답 5)

126

다음 중 아래팔의 뒤침을 만드는 근육은?

1) 엎침근(pronator)
2) 위팔근(brachialis)
3) 위팔두갈래근(biceps)
4) 위팔세갈래근(triceps)
5) 네모엎침근(pronator qudratus)

127

사지마비 환자의 독립적 옷입기를 위한 ROM 기준으로 옳은 것은?

1) 무릎관절 굽힘 0～90°
2) 엉덩관절 굽힘 0～45°
3) 엉덩관절 바깥돌림 0～40°
4) 팔꿉관절 굽힘 : 15～140°
5) 어깨관절 굽힘 및 벌림 : 0～45°

문제해설

126 뒤침(supination)

- 주동근
  - 위팔두갈래근(biceps)

엎침(pronation)

- 주동근
  - 엎침근(pronator)
  - 네모엎침근(pronator qudratus)

답 3)

127 해설내용 참조

답 4)

ROM 기준

Explanation

1. 하지 ROM 기준

1) 무릎관절 굽힘 0～120°
2) 고관절 굽힘 0～110°
3) 고관절 바깥돌림 0～80°

2. 상지 ROM 기준

1) 어깨관절 굽힘 및 벌림 : 0～90°
2) 어깨관절 안쪽돌림 : 0～80°
3) 바깥돌림 : 0～30°
4) 팔꿉관절 굽힘 : 15～140°

128

팔꿉관절 굽힘근에 대한 'MMT' 검사이다. 옳은 것은?

1) 'P'등급의 측정 자세는 의자에 앉는 것이다
2) 주동근은 'biceps', 'brachialis', 'brachioradialis'이다
3) 손목 폄근(wrist extenxor)이 보상작용을 할 수 있다
4) 치료사의 저항은 피검자의 아래팔 몸쪽(proximal) 끝 부분이다
5) F등급 측정 자세는 피검자의 팔을 180도 벌림(abduction)하여 치료사가 지지한다

문제해설

128 해설내용 참조

답 2)

팔꿉관절 굽힘(Elbow flexion)

Explanation

- 주동근(prime movers)
- 'biceps', 'brachialis', 'brachioradialis'

1. 항중력 자세(against-gravity position)

1) **시작자세**(start position) : 의자에 앉음(측면에 팔을 위치)
2) **안정**(stabilize)
   (1) 위팔의 원위 끝을 안정
   (2) 어깨 전방에서 반대방향으로 저항
3) **지시**(instruction) : "팔꿈치가 어깨에 닿도록 구부리세요, 제가 당기면 유지하세요."
4) **저항**(resistance)
   (1) 치료사의 손은 아래팔의 원위부(먼쪽) 끝
   (2) 펴는 방향으로 당김

2. 중력이 제거된 자세(gravity-eliminated position)

1) **시작자세**(start position)
   (1) 의자에 앉음
      ① 팔은 90도 벌림(abduction)하여 치료사가 지지
      ② 팔꿈치는 폄
2) **안정**(stabilize) : 원위부(먼쪽) 위팔을 안정시킴
3) **지시**(instruction) : "손이 어깨 쪽으로 움직이는 것을 시도하세요."
4) **보상**(substitution) : 손목 굽힘근(wrist flexor)의 보상

129

장악력을 검사하는 방법과 자세에 대한 설명으로 틀린 것은?

1) 팔꿉관절을 90° 굽힘
2) 아래팔은 중립을 유지함
3) 어깨관절의 모음동작을 만듦
4) 연속 3회 측정해서 가장 높은 값을 선택함
5) 검사도구는 'jamar dynamometer'와 'vigorometer'를 사용함

문제해설

129 해설내용 참조

답 4)

측정 및 평가

장악력(Grip strength)

Explanation

1. 도구

1) 표준형 'adjustable-handle dynamometer'를 사용
2) vigorometer

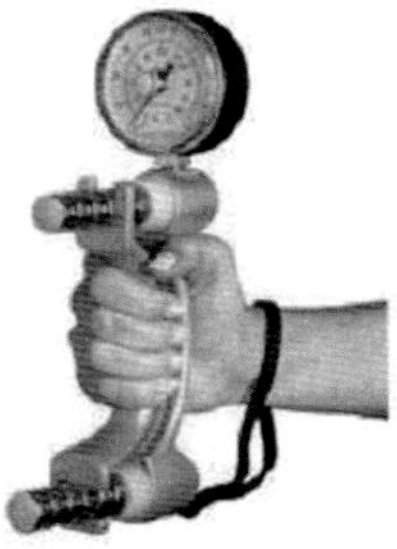

그림 3-131 Jamar hand dynamometer

2. 측정 자세

1) 어깨관절 모음(shoulder adduction)
2) 중립 돌림(neutrally rotation)
3) 팔꿉관절 90° 굽힘(elbow 90° flexion)
4) 아래팔의 중립(forearm neutral position)
5) 손목 관절 0~30° 폄(wrist extension)
6) 자뼈 편위 0~15°(ulnar deviation)
7) 의자 또는 서서(standing)

3. 측정

• 각 손을 3번 측정 후 평균을 계산

130

다음 중 MAS(mobile arm support)에 대한 설명으로 가장 거리가 먼 것은?

1) BFO와 같은 용어이다
2) 몸통과 상지의 무게를 지지한다
3) 'ball-bearing' 형태의 관절이 있다
4) 팔꿈치 근력에 약화가 있는 사람들에게 적용한다
5) 근이양증(muscular dystrophy) 환자에게 적용할 수 있다

문제해설

130 해설내용 참조

답 2)

MAS

Explanation

1. 개요

1) 팔의 무게를 지지함
2) 'ball-bearing' 관절 연결을 가진 기계적 장치임
3) 손의 위치하기(positioning)를 도우며 어깨와 팔꿈치의 근력 약화가 있는 사람들에게 적용함
4) 혼용되는 명칭들
   • MAS, ball-bearing arm support, BFO(balanced foream orthosis), armpositioner 등
5) 적용 대상
   (1) 심각한 상지마비를 가진 환자들이 대상이 됨
      예 – 경수손상(cervical spinal cord injury)
      – 근이양증(muscular dystrophy)
      – Guillain-Barre 증후군
      – ALS(amyotrophic lateral sclerosis)
      – 급성회백수염(poliomyelitis)
      – 다발성 근염(polymyositis) 등
   (2) 기타
      • 염증으로 인한 상지의 통증 감소에도 사용됨

2. 기계적 원리

1) 약한 근육을 돕기 위해 중력을 제거함
2) 약한 근육의 부하를 줄이기 위해 팔을 지지함
3) 'ball-bearing' 관절을 이용하여 마찰을 감소시킴

측정 및 평가

131

다음 중 동작과 정상가동범위의 연결이 옳은 것은?

1) 손목 굽힘 — 60도
2) 팔꿉 굴곡 — 120도
3) 아래팔 뒤침 — 80도
4) 어깨 안쪽 돌림 — 90도
5) 손목 자쪽 편위 — 50도

문제해설

131 뒤침(supination)과 엎침(pronation)의 정상 관절가동범위는 80~90°이다.

답 3)

정상 ROM

Explanation

관절		ROM	관절		ROM
Cervical spine	F(flexion)	45	Finger	MP flexion	90
	E(extension)	45		MP hyperextension	15~45
	LF(lateral flexion)	45		PIP flexion	110
	R(rotation)	60		DIP flexion	80
Shoulder	F	170		AB	25
	E	60	Hip	F	120
	AB(abduction)	170		E	30
	AD(adduction)	0		AB	40
	Horizontal AB	40		AD	35
	Horizontal AD	130		IR	45
	Internal R(IR)	130		ER	45
	External R(ER)	60	Knee	F	135
Elbow	F	130~140		Plantar F	50
	E	0		Dorsi F	15
Forearm	Pronation	80~90		Inversion	35
	Supination	80~90		Eversion	20
Wrist	F	80	Thumb	DIP flexion	80~90
	E	70		MP flexion	50
	UD(ulnar deviation)	30		Palmar AB	50
	RD(radial deviation)	20		Radial AB	50

※ 참조

F : 굽힘(flexion), E : 폄(extension), R : 돌림(rotation), AB : 벌림(abduction), AD : 모음(adduction)

132

신경계 손상 환자의 도수근력 검사(MMT)시 가장 먼저 확인해야 하는 등급은?

1) Zero
2) Trace
3) Poor
4) Fair
5) Normal

133

중력을 이기고 50% 이상의 ROM을 수행하지만 완전한 ROM을 수행할 수 없는 경우의 MMT 등급은?

1) 2－
2) 2
3) 2＋
4) 3－
5) 3

문제해설

132 중력에 대항이 가능한 Fair를 먼저 확인하고 불가능할 시 중력 제거자세를 측정한다.

답 4)

133 해설내용 참조

답 4)

근력 등급 및 기준(MMT)

Explanation

등급		기준
0	zero(Z)	• 근수축이 보이지도 만져지지도 않음
1	trace(T)	• 근수축이 일어나지만 움직임(motion)은 없음
2^-	poor minus(P^-)	• 중력을 제거해도 full ROM을 못함
2	poor(P)	• 중력을 제거하고 full ROM 가능
2^+	poor plus(P^+)	• 중력을 이기지만 ROM은 50% 미만 • 중력을 제거하고 약간의 저항을 이기고 full ROM 가능
3^-	fair minus(F^-)	• 중력을 이기지만 ROM은 50% 미만(Full ROM 불가능)
3	fair(F)	• 중력을 이기고 full ROM 가능
3^+	fair plus(F^+)	• 중력과 함께 약간의 저항을 이기고 full ROM 가능
4	good(G)	• 중력과 함께 중도(moderate)의 저항을 이기고 full ROM 가능
5	normal(N)	• 중력과 함께 최대(maximal)의 저항을 이기고 full ROM 가능

134

MAS 사용에 필요한 최소 ROM 기준으로 가장 타당한 것은?

1) 아래팔 엎침 : 40°
2) 어깨관절 굽힘 : 45°
3) 어깨관절 벌림 : 45°
4) 팔꿉관절 굽힘 : 정상
5) 어깨관절 바깥돌림 : 90°

135

뒤침(supination)의 정상 관절가동범위는?

1) 0～45°
2) 0～60°
3) 0～80°
4) 0～100°
5) 0～120°

136

샌딩 테이블(sanding table)을 통해 근력강화를 하고자 한다. 성취되는 기능은?

1) 손가락의 폄
2) 팔꿉관절의 뒤침
3) 어깨관절의 굽힘
4) 엉덩관절의 굽힘
5) 몸통의 측면 굽힘

137

길랑-바레 증후군 진단을 받은 35세 환자의 근력을 평가한 결과 상지의 전반적인 근력이 Good 등급이었다. 근력향상을 위해서 가장 적합한 활동은?

1) 매듭공예
2) 감자깎기
3) 유리창청소
4) 가구에 광택내기
5) 진공청소기 사용하기

문제해설

134 사용기준(criteria for use)
- 적절한 운동조절이 가능해야 함
- ROM이 확보되어야 함
  - 어깨관절 굽힘 및 벌림 : 90°
  - 어깨관절 바깥돌림 : 30°
  - 어깨관절 안쪽돌림 : 정상
  - 팔꿉관절 굽힘 : 정상
  - 아래팔의 엎침(pronation) : 80°

답 4)

135 뒤침(supination)과 엎침(pronation)의 정상 관절가동범위는 80～90°이다.

답 3)

136 cylindrical sanding block
- 성취되는 요소
  - 손목의 폄
  - 모든 손가락 관절의 굽힘

sanding table
- 성취되는 요소
  - 어깨의 폄
  - 어깨의 굽힘근 강화

답 3)

137
- 상지의 전반적인 근력이 Good 등급이므로, 저항을 부여하면서 가급적 많은 가동범위가 필요한 활동은 유리창 청소이다.
- 가구에 광택내기는 저항이 비교적 적은 활동이다.
- 진공청소기 사용하기는 상지가 중력방향으로 움직이는 활동으로, 중력을 이기는 저항을 부여하는 활동은 아니다.

답 3)

138

어깨 뒷당김(shoulder retraction)에 가장 많이 기여하는 근육은?

1) Rhomboid(마름근)
2) Deltoid(어깨세모근)
3) Teres minor(작은원근)
4) Subscapularis(어깨밑근)
5) Latissimus dorsi(넓은 등근)

139

어깨관절 ROM의 정상범위로 옳은 것은?

1) 굽힘(flexion) : 160°
2) 어깨 폄(shoulder extension) : 80°
3) 수평 모음(horizontal adduction) : 80°
4) 어깨 벌림(shoulder abduction) : 90°
5) 수평 벌림(horizontal abduction) : 90°

140

아래팔 엎침의 정상 범위는?

1) 40°
2) 50～60°
3) 60～70°
4) 80～90°
5) 100°

문제해설

138 어깨뼈 뒷당김의 주동근은 큰마름근과 작은마름근이다.

답 1)

139 정상범위

- 굽힘(flexion) : 180°
- 어깨 폄(shoulder extension) : 60°
- 수평 모음(horizontal adduction) : 45°
- 어깨 벌림(shoulder abduction) : 180°
- 수평 벌림(horizontal abduction) : 90°

답 5)

140 해설내용 참조

답 4)

정상 ROM

Explanation

팔꿉(elbow)	각도	손목(wrist)	각도
팔꿉 굽힘(elbow flexion) 및 폄(extension)	0～150°	손목 굽힘(wrist flexion)	80°
아래팔 뒤침(forearm supination)	80°	손목 폄(wrist exetension)	70°
아래팜 엎침(forearm pronation)	80°	손목 자쪽 편위(wrist ulnar deviation)	30°
		손목 노쪽 편위(wrist radial deviation)	20°

141

다음 근육과 가장 관계 깊은 움직임은?

뒤 어깨세모근(posterior deltoid)

1) 어깨 폄(shoulder extension)
2) 어깨 모음(shoulder adduction)
3) 어깨 벌림(shoulder abduction)
4) 어깨 수평 벌림(shoulder horizontal abduction)
5) 어깨 수평 모음(shoulder horizontal adduction)

142

볼륨 측정기(volumeter)의 결과로 알 수 있는 것은?

1) 혈액 순환 유무
2) 부종 감소 유무
3) 통증 감소 유무
4) 폐활량 변화 유무
5) 언어 수준 변화 유무

143

adjustable-handle dynamometer의 측정 결과 계산법으로 옳은 것은?

1) 3회 측정 값 중 가장 높은 결과의 값
2) 1회 측정 값+2회 측정 값+3회 측정 값
3) (1회 측정 값+2회 측정 값+3회 측정 값) ÷ 3
4) (1회 측정 값+2회 측정 값+3회 측정 값) × 1.1
5) (1회 측정 값+2회 측정 값+3회 측정 값) × 1.2

문제해설

141 뒤 어깨세모근(posterior deltoid)은 어깨 수평 벌림(shoulder horizontal abduction)의 주동근이다.

답 4)

142 부종 측정을 위해 볼륨 측정기를 사용함

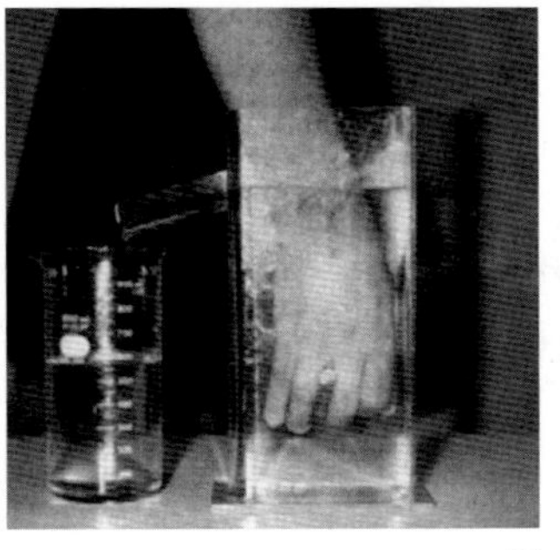

답 2)

143 각 손을 3번 측정 후 평균을 계산한 값이 측정 결과이다.

답 3)

144

다음 중 성격이 다른 하나는 무엇인가?

1) Palmaris longus
2) Flexor pollicis brevis
3) Flexor pollicis longus
4) Extensor carpi raclialis
5) Flexor digitorum profundus

145

노뼈쪽 편위를 각도기로 측정할 때 중심축은?

1) 2번 중수골 장축의 자뼈 위 중심부
2) 2번 중수골 장축의 손목 위 중심부
3) 3번 중수골 장축의 자뼈 위 중심부
4) 3번 중수골 장축의 손목 위 중심부
5) 4번 중수골 장축의 자뼈 위 중심부

문제해설

144 • 'Palmaris longus'는 손목의 굽힘을 만드는 대표적인 근육이다.
• flexor pollicis brevis는 엄지의 굽힘을 만드는 근육이다.

답 4)

145 해설내용 참조

답 4)

Adial deviation

Explanation

1. 손목의 요측 편위(wrist radial deviation)

• 전두면(frontal plane)
– 척골 측으로 향하는 손의 움직임(0~20°)

1) **각도계 위치**(goniometer placement)

(1) 축(axis)
• 3번 중수골 저부(base)를 따라 손목 관절의 등 쪽 윗부분까지

(2) 정적 상태의 팔(stationary arm)
• 아래팔의 정중선을 따라

(3) 동적 상태의 팔(movable arm)
• 3번 중수골(metacarpal)의 정중선을 따라

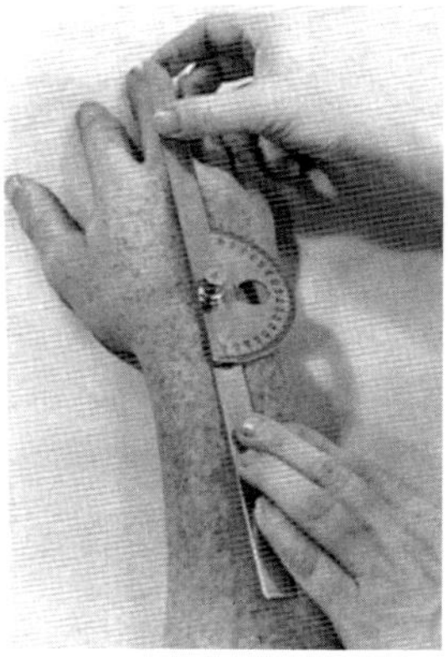

시작자세

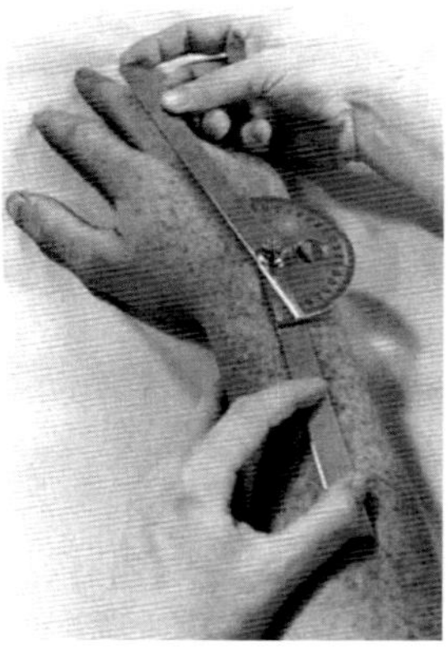

끝자세

146

다음 근력 검사의 대상이 되는 근육은?

- 시작 자세
  - 매트 위에 배를 대고 누움(prone 자세)
  - 어깨 관절의 안쪽돌림(internal rotation) 후 허리(lumbar) 부위에 손을 올려놓음
- 안정화
  - 몸통을 매트 위에 안정시킴
- 지시
  - "손을 등에서 떼고 들어 올리세요. 그리고 제가 아래쪽으로 밀 때 그것을 유지하세요."
- 저항
  - 먼 위팔뼈에 대항하는 아래 방향의 저항을 제공함
- 측정 결과
  - Good

1) 마름근(rhomboids)
2) 위팔두갈래근((biceps)
3) 큰가슴근(pectoralis major)
4) 앞톱니근(serratus anterior)
5) 앞 어깨세모근(anterior deltoid)

문제해설

146 해설내용 참조

답 1)

어깨뼈 모음(항중력 자세) : 뒤당김(scapular adduction)

Explanation

1. 주동근

- 중간 등세모근(middle trapezius), 마름근(rhomboids)

	중간 등세모근(middle trapezius)	마름근(rhomboids)
시작 자세	• 매트에 배를 대고 누움(prone) • 팔꿉(elbow) 관절은 90° 굽힘(flexion) • 어깨 관절은 90° 벌림(abduction)	• 매트에 배를 대고 누움(prone) – 어깨 관절의 안쪽돌림(internal rotation) – 요추 부위에 손을 올려놓음
안정화	• 몸통(trunk)을 매트 위에 안정시킴	• 몸통(trunk)을 매트 위에 안정시킴
지시	• "천장을 향해 팔꿈치를 들어보세요. 제가 저항을 가하더라도 그대로 유지하세요."	• "손을 등에서 떼고 들어 올리세요. 그리고 제가 아래쪽으로 밀 때 그것을 유지하세요."
저항	• 어깨뼈(scapular)의 추골모서리(vertebral border) 가쪽(lateral)에 저항을 제공함 • 어깨 관절이 안정되고 통증이 없다면 먼 위팔뼈(distal humerus)를 하강시킴	• 먼 위팔뼈(distal humerus)에 대항하는 아래 방향의 저항을 제공함 • 어깨 관절이 불안정하거나 통증이 있는 경우 – 어깨뼈 벌림(scapular abduction) 방향으로 저항을 제공함 – 어깨뼈의 추골모서리(vetebral border) 반대쪽으로 저항을 제공함

147

왼쪽 엉덩관절 폄 근육인 큰볼기근(gluteus maximus)의 MMT 5 측정 자세는?

1) 바로 누운(supine) 후 무릎 폄
2) 측면으로 누운 후 90° 이상 무릎 굽힘
3) 엎드려 누운(prone) 후 90° 이상 무릎 폄
4) 바로 누운(supine) 후 90° 이상 무릎 굽힘
5) 엎드려 누운(prone) 후 90° 이상 무릎 굽힘

문제해설

147 해설내용 참조

답 5)

엉덩관절 폄(extension)

Explanation

1. 주동근

• 큰볼기근(gluteus maximus), 뒤넙다리근들(hamstrings)

1) 항중력 자세 : 주동근

(1) 큰볼기근(gluteus maximus)을 위한 항중력 자세

• 시작 자세 : 엎드려 누움(prone), 90° 이상 무릎을 굽힘(flexion)
• 안정화 : 골반(pelvis)과 허리 척추(lumbar spine)를 매트에 안정시킴
• 지시 : "다리를 위쪽으로 최대한 높게 들어보세요. 그리고 무릎은 구부린 상태를 유지하세요."
• 저항 : 평가자는 굽힌 쪽 넙다리(thigh)의 먼(distal) 부위를 뒤쪽 아래로 밀어줌
• 보상 : 허리 척추(lumbar spine)의 폄(extension), 반막모양근(semimembranosus) 및 반힘줄근(semitendinosus)
  → 폄(extension)을 도울 수 있음

(2) 큰볼기근(gluteus maximus)과 넙다리근들(hamstrings)이 복합된 자세

• 시작 자세
  – 뒤로 누움(supine) 또는 바로 누움(prone)
  – 테스트를 받는 다리는 완전히 폄(extension) : 반대편 다리의 무릎과 엉덩(hip) 관절은 굽힘(flexion) 후 고정
• 안정화 : 골반(pelvis)과 허리 척추(lumbar spine)를 매트에 안정시킴
• 지시 : 두 자세에 맞는 지시를 선택함
  – "제가 다리를 들어 올릴 때 다리가 매트에서 떨어지지 않도록 유지하세요."
  – "위쪽으로 당신의 다리를 최대한 높게 드세요."

- 저항 : 자세에 따른 두 가지 방법
  - 바로 누운 자세 : 평가자는 다리를 들어 올림
    - 무릎 바로 위의 넙다리(thigh)를 잡고 들어 올림
  - 뒤로 누운 자세 : 평가자는 아래 방향으로 저항을 제공함
    - 발목 위 또는 먼 넙다리 부위를 밀어줌

148

다음 중 관절가동범위가 가장 큰 것은?

1) 손목 폄
2) 손목 굽힘
3) 손가락 MP 굽힘
4) 손가락 PIP 굽힘
5) 엄지손가락 IP 굽힘

149

상지의 정상가동범위로 옳은 것은?

1) 손목 굽힘 : 60도
2) 팔꿉 굴곡 : 120도
3) 아래팔 뒤침 : 80도
4) 어깨 안쪽 돌림 : 90도
5) 손목 자쪽 편위 : 45도

150

20세 남성은 가죽공예 활동을 통해 열쇠고리 만들기를 완성하였다. 이 남성이 사용한 손의 근육들 중 내재근(intrinsic muscle)에 해당하는 것은?

1) extensor digitorum
2) flexor pollicis brevis
3) extensor digiti minimi
4) abductor pollicis longus
5) flexor digitorum profundus

문제해설

148 순서대로 80°, 90°, 90°, 110°, 90° 이므로 손가락PIP관절이 가장 범위가 크다.
답 4)

149 아래팔 뒤침과 엎침은 80도 정도이다.
답 3)

150 내재근
'extensor digitorum'은 내재근이다.
답 1)

151

어깨관절 수평 벌림의 'poor' 측정을 위한 자세와 대상근육으로 옳은 것은?

1) pectoralis – 앉은 자세
2) pectoralis – 누운 자세
3) posterior deltoid – 선 자세
4) posterior deltoid – 누운 자세
5) posterior deltoid – 앉은 자세

152

다음 중 어깨관절 가쪽돌림(extenal rotation)에 작용하는 근육과 지배신경이 바르게 연결된 것은?

1) 큰원근 – 겨드랑신경
2) 큰가슴근 – 가슴신경
3) 작은원근 – 겨드랑신경
4) 어깨밑근 – 어깨밑신경
5) 가시아래근 – 겨드랑신경

153

다음 해부학적 구조물들의 공통점은?

가. 노뼈의 거친면
나. 자뼈의 거친면
다. 갈고리돌기
라. 노뼈 붓돌기

1) 상지 골절이 가장 잘 발생되는 부위
2) 어깨 관절 굽힘을 만드는 해부학적 구조물
3) 시각적으로 잘 구별되는 랜드마크(landmark)
4) 손목 관절의 ROM을 만드는 해부학적 구조물
5) 팔꿉관절 굽힘에 작용하는 근육들이 닿는 부위

문제해설

151 어깨관절 수평 벌림의 중력 제거 자세

- 주동근(prime movers)
  - posterior deltoid
- 시작 자세(start position)
  - 의자에 앉음
    - 팔꿉관절은 폄
    - 위팔은 90° 굽힘하여 지지
- 안정(stabilize)
  - 몸통은 의자의 등에 기대어 안정시킴
- 지시(instruction)
  - "옆에서 바깥쪽으로 팔을 움직여 보세요."
- 보상(substitution)
  - 몸통의 돌림

답 5)

152 어깨관절 가쪽돌림의 작용 근육은 가시아래근과 작은원근이다. 가시아래근의 지배신경은 어깨위신경이고 작은원근의 지배신경은 겨드랑신경이다.

답 3)

153 위팔두갈래근은 노뼈의 거친면, 위팔근은 자뼈의 거친면과 갈고리돌기, 위팔노근은 노뼈 붓돌기가 각각 근육이 닿는 곳이다.

답 5)

154

엉덩관절 모음에 작용하는 근육과 지배신경이 바르게 연결된 것은?

1) 두덩근－궁둥신경
2) 큰모음근－넙다리신경
3) 짧은모음근－폐쇄신경
4) 긴모음근－넙다리신경
5) 두덩정강근－궁둥신경

155

다음과 같은 근육이 만들어내는 어깨뼈의 움직임은?

• 아래 등세모근(lower trapezius)
• 넓은 등근(latissimus dorsi)

1) 어깨뼈 내림
2) 어깨뼈 모음
3) 어깨뼈 올림
4) 어깨뼈 벌림
5) 어깨뼈 돌출

156

다음 사례의 동작을 만드는 근육은?

• 아래턱을 올리거나 닫음
• 아래턱을 뒤쪽으로 당김

1) 볼근
2) 관자근
3) 깨물근
4) 내측날개근
5) 외측날개근

문제해설

154 큰모음근은 폐쇄신경과 궁둥신경, 짧은 모음근과 긴모음근과 두덩정강근은 폐쇄신경, 두덩근은 넙다리신경과 폐쇄신경이 각각 지배한다.

답 3)

155 어깨뼈 내림(scapular depression)
- 주동근 : 아래 등세모근(lower trapezius), 넓은 등근(latissimus dorsi)
- 이 동작은 중력제거 자세로 테스트를 실시함 : 환자는 중력에 대항하는 움직임을 할 수 없음
  - 시작 자세 : 배를 바닥에 대고 엎드려 누움, 몸통(trunk) 가쪽(lateral)에 양 팔을 위치시킴, 안정화 : 몸통(trunk)을 매트 위에 안정시킴
  - 저항 : 평가자의 손은 어깨뼈의 아래각(inferior angle)을 감싸 잡음, 평가자는 어깨뼈 올림(scapular elevation) 방향으로 밀어 올림

답 1)

156 삼차신경의 지배를 받는 씹기근

근육	신경	동작
관자근	5	• 아래턱을 올리거나 닫음 • 아래턱을 뒤쪽으로 당김
교근 또는 깨물근	5	• 아래턱을 올리거나 닫음
내측날개근	5	• 아래턱을 올리거나 닫음 • 아래턱의 좌우 움직임을 허용함
외측날개근	5	• 아래턱을 벌림 • 아래턱을 전인시킴 • 아래턱의 좌우 움직임을 허용함

답 2)

측정 및 평가

157

손목관절 노쪽 치우침을 측정하고자 할 때 축의 위치는?

1) 알머리뼈
2) 노뼈 오목
3) 자뼈 오목
4) 노뼈 붓돌기
5) 자뼈 붓돌기

158

다음 사례에 해당하는 MAS 등급은?

> 손목을 중립자세에서 펼 때 0~60도, 굽힐 때 0~60도 범위에서 저항이 발생함

1) 1
2) 1+
3) 2
4) 3
5) 4

159

어깨관절 가쪽돌림에 작용하는 근육은?

1) 큰원근
2) 어깨밑근
3) 큰가슴근
4) 넓은등근
5) 작은원근

160

어깨안쪽돌림근의 MMT 3 이상의 검사 시 저항을 주는 위치는?

1) 손의 손등
2) 위팔뼈의 먼쪽
3) 위팔뼈의 몸쪽
4) 아래팔의 먼쪽
5) 아래팔의 몸쪽

문제해설

157 손목관절 노쪽 치우침은 알머리뼈를 축으로 검사한다.

답 1)

158
- 손목 폄의 정상 각도는 0~70도 이며, 0~60도에서 뻣뻣함이 나타나므로 MAS 2이다.
- MAS 2 – 대부분의 관절가동범위에서 저항이 느껴지나 수동적인 움직임은 가능하다.

답 3)

159 작은원근은 어깨관절 가쪽돌림에 작용 근육이다.

답 5)

160 어깨안쪽돌림의 3단계 이상의 검사는 아래팔의 먼쪽 부위에서 저항을 준다.

답 4)

161

다음은 어깨관절 가로모음에 대한 설명이다. 어떤 부위를 평가하는 것인가?

> • 검사대에 바로 누운 자세를 취한다.
> • 어깨관절의 60° 벌림과 팔꿉관절의 90° 굽힘 자세를 만든다.

1) 빗장 섬유
2) 복장 섬유
3) 어깨뼈 가시
4) 가시아래오목
5) 가쪽방향 전체

162

강직을 지닌 환자의 AROM이 팔꿈치 굽힘 60°, 어깨관절 굽힘 90°라면 각각에 해당하는 MAS 등급은?

1) 1, 1
2) 1, 1+
3) 2, 1
4) 1+, 1
5) 1+, 1+

163

다음 설명하는 검사의 평가 목적은?

> <순서>
> ① 수조에 물을 가득 채운다.
> ② 중지와 약지 사이에 멈춤 막대가 들어갈 때까지 손을 넣는다.
> ③ 비이커로 들어가는 물의 양을 측정한다.

1) 부종 측정
2) 근력 측정
3) 지구력 측정
4) 근긴장 측정
5) 신경재생 측정

문제해설

161 어깨관절 가로모음 중 빗장섬유 검사 방법이다. 복장섬유는 어깨관절120° 벌림, 팔꿉관절 90°굽힘이고 전체는 90°, 90° 벌림이다.

답 1)

162 팔꿈치 굽힘의 정상 ROM 각도는 약 130~135°이며 어깨관절 굽힘의 정상 ROM은 약180°이므로 둘 다 정상ROM 수치의 50% 이하이기 때문에 1+, 1+이다.

답 5)

163 부종평가(Edema assessment)

• 개요
  - 부종 평가는 치료 및 활동의 효과를 결정하기 위해 사용됨
  - 상업화된 볼륨 측정기(volumeter)가 사용되기도 함
• 볼륨 측정기 사용 순서
  - 수조에 물을 가득 채움
  - 중지와 약지 사이에 멈춤막대가 들어가도록 하여 멈출 때까지 손을 끝까지 넣음
  - 비이커로 들어가는 물의 양을 측정함

답 1)

164

다음 근육들이 만드는 공통 동작은?

- 어깨밑근(subscapularis)
- 큰원근(teres major)
- 넓은등근(latissimus dorsi)

1) 어깨 폄(shoulder extension)
2) 어깨 굽힘(shoulder flexion)
3) 어깨 모음(shoulder adduction)
4) 어깨 벌림(shoulder abduction)
5) 어깨 안쪽돌림(shoulder internal rotation)

165

어깨 안쪽돌림의 MMT 4 검사 시 지시사항은?

1) 천장을 향해 손바닥을 드세요
2) 바닥을 향해 손바닥을 돌리세요
3) 손을 앞으로 뻗어 머리 위로 올리세요
4) 손을 어깨 높이로 들어 옆으로 돌리세요
5) 팔꿉을 구부리고 손을 등 뒤로 가져오세요

166

다음 중 무릎관절 굽힘과 엉덩관절 가쪽돌림에 관여하는 근육은?

1) 반힘줄근
2) 큰볼기근
3) 넙다리빗근
4) 반막모양근
5) 넙다리두갈래근

문제해설

164 어깨 안쪽돌림(shoulder internal rotation) 주동근

- 어깨밑근(subscapularis)
- 큰원근(teres major)
- 넓은등근(latissimus dorsi)
- 큰가슴근(pectoralis major)
- 앞 어깨세모근(anterior deltoid)

답 5)

165 어깨 안쪽돌림(shoulder internal rotation)

- 시작 자세 : 엎드려 누움(prone), 위팔뼈(humerus)의 90° 벌림(abduction), 팔꿉(elbow) 관절의 90° 굽힘(flexion)
- 안정화 : 위팔뼈(humerus)에서 팔꿉(elbow)까지 고정함, 돌림(rotation)만을 허용함
- 지시 : "천장을 향해 손바닥을 드세요."
- 저항 : 평가자의 한 손-아래팔(forearm)의 먼 끝(distal end) 아랫면에 위치하므로 바닥 쪽으로 저항 제공함, 평가자의 다른 손-팔꿉(elbow) 관절의 지지 및 뒤침(supination) 방지를 위해 90° 굽힘

답 1)

166 엉덩관절 폄은 큰볼기근, 반힘줄근, 반막모양근, 넙다리두갈래근이 작용하며 넙다리빗근은 무릎관절 굽힘과 엉덩관절 가쪽돌림에 관여한다.

답 3)

167

다음 팔꿉관절 굽힘근의 근력검사에 해당하는 MMT 등급은?

- 중력이 감소된 자세 : 정상가동범위(135°)까지 능동적으로 움직임
- 중력 자세 : 30°까지 능동적으로 움직임

1) P−
2) P+
3) F−
4) F
5) G−

168

다음 사례에 해당하는 MAS 등급은?

팔굽관절의 능동적 굽힘 시 움직임 초기 약 50도 이내에서 약간의 저항이 느껴졌다.

1) 1
2) 1+
3) 2
4) 3
5) 4

169

다음 보기의 근육에 대한 근력 검사를 실시하였다면 어떤 동작인가?

- 중간 등세모근(middle trapezius)
- 마름근(rhomboids)

1) 어깨뼈 올림
2) 어깨뼈 내림
3) 어깨뼈 모음
4) 어깨뼈 벌림
5) 어깨뼈 내밈

문제해설

167 P+(2+) : 중력 감소 자세에서 약간의 저항을 이기고 전체 ROM을 움직임, 중력에 대항하여 ROM의 50% 미만을 움직인다.

답 2)

168 MAS Grade

- 0 : 수동 신장 시 긴장도 증가가 없다.
- 1 : 수동 신장 시 관절가동범위 끝부분에서 저항이 감지된다.
- 1+ : 수동 신장 시 관절가동범위 1/2 이하에서부터 약간의 저항이 감지된다.
- 2 : 수동 신장 시 대부분의 관절가동범위에서 저항이 감지되지만 쉽게 수동신장이 가능하다.
- 3 : 수동 신장 시 대부분 관절가동범위에서 상당히 많은 저항이 감지되고 수동신장이 어렵다.
- 4 : 수동신장이 불가능한 구축

답 2)

169 어깨뼈 모음 : 뒤당김(scapular adduction : retraction)

- 주동근
  - 중간 등세모근(middle trapezius)
  - 마름근(rhomboids)

답 3)

170

무릎관절 폄 측정 시 엉덩관절의 안쪽돌림이 동반되어 폄이 나타났다면 어떤 근육의 보상작용인가?

1) 궁둥구멍근
2) 큰볼기근
3) 반막모양근
4) 넙다리네갈래근
5) 넙다리근막긴장근

171

발의 발등굽힘과 안쪽번짐에 관여하는 근육과 이를 지배하는 신경의 연결이 옳은 것은?

1) 앞정강근－두렁신경
2) 뒤정강근－엉치신경
3) 온종아리근－정강신경
4) 온종아리근－넙다리신경
5) 앞정강근－깊은종아리신경

172

어깨를 으쓱하며 올리는데 작용하는 근육은?

1) 앞톱니근
2) 가시위근
3) 부리위팔근
4) 어깨올림근
5) 등세모근의 아랫섬유

173

얕은 손가락 굽힘근의 MMT 5 등급 검사 시 고정부위는?

1) 손목
2) 손허리뼈
3) 손목뼈 사이
4) 손가락 첫마디뼈
5) 손가락 끝마디뼈

문제해설

170 넙다리근막긴장근은 무릎폄의 주동근인 넙다리네갈래근이 약할 때 보상하기 위하여 엉덩관절의 안쪽돌림이 나타난다.
답 5)

171 발등굽힘과 안쪽번짐은 앞정강근이며 지배신경은 깊은종아리 신경이다.
답 5)

172 어깨를 으쓱하며 올리는 것은 어깨뼈의 올림 작용으로 어깨올림근(levator scapulae)과 등세모근의 윗섬유(trapezius upper fibers)의 작용으로 움직인다.
답 4)

173 얕은 손가락 굽힘근은 PIP joint를 굽히는 근육으로 손가락 첫마디뼈를 고정한 후 중간마디뼈에 저항을 준다.
답 4)

174

어깨관절 폄에 대한 ROM 측정 시 올바른 축의 위치는?

1) 팔꿈치돌기
2) 가쪽 위관절융기
3) 어깨뼈 아래쪽 각
4) 어깨뼈 봉우리의 가쪽
5) 어깨 뒷면의 봉우리돌기

175

무릎관절 폄 근력을 측정할 때 보상작용으로 엉덩관절 안쪽돌림이 나타났다면 어떤 근육의 보상인가?

1) 큰볼기근
2) 큰허리근
3) 뒤넙다리근
4) 넙다리네갈래근
5) 넙다리근막긴장근

176

어깨관절 안쪽돌림 근력 검사에서 G등급 측정 시 저항 제공 부위는?

1) 손의 손등 부위
2) 위팔뼈 먼쪽 부위
3) 위팔뼈 몸쪽 부위
4) 아래팔 먼쪽 부위
5) 아래팔 몸쪽 부위

177

다음 중 정상관절가동범위로 옳은 것은?

1) 손목 폄 : 0~90°
2) 손목 굽힘 : 0~120°
3) 손목 노쪽치우침 : 0~25°
4) 손목 자쪽치우침 : 0~50°
5) 손허리손가락관절 굽힘 : 0~120°

문제해설

174 어깨관절 폄과 굽힘의 측정하는 축으로 어깨뼈 봉우리의 가쪽(봉우리로부터 약 3cm 아래)이고 고정팔은 몸통 가쪽의 정중선과 평행, 운동팔은 위팔뼈 가쪽의 정중선과 평행이다.

답 4)

175 넙다리근막긴장근

엉덩관절의 굽힘과 벌림, 안쪽돌림과 함께 무릎관절의 안정성에 기여하는 근육으로 무릎폄의 주작용근인 넙다리네갈래근이 약한 경우 이를 보상하기 위해 안쪽돌림이 나타난다.

답 5)

176 어깨관절 안쪽돌림의 검사자세는 엎드려 누운 자세에서 어깨는 90도 벌림, 아래팔은 검사대에 수직으로 내리고, 저항은 아래팔의 먼쪽 부위에 저항을 준다.

답 4)

177 손목폄 : 0~70°, 손목굽힘 : 0~90°, 손목 자쪽치우침 : 0~35°, 손허리손가락관절 굽힘 : 0~90°이다.

답 3)

178

다음 설명하는 근육으로 옳은 것은?

- 앉은 자세에서 양손을 엉덩이 옆에 붙인 상태에서 몸을 들어 올릴 때 작용한다
- 침상에서 휠체어, 휠체어에서 침상으로 이동 시에 중요한 작용을 하는 근육이다

1) 큰원근(teres major)
2) 가시위근(supraspinatus)
3) 넓은등근(latissimus dorsi)
4) 큰가슴근(pectoralis major)
5) 등세모근 앞섬유(deltoid anterior fiber)

179

다음 사례의 근력검사 등급은?

- 검사자세 : 옆으로 누운 자세
- 지시 : 제가 약간의 저항을 가하면 팔(어깨)을 최대한 뒤로 펴보세요.
- 반응 : 50°

1) F－
2) F
3) P+
4) P
5) P－

180

중력을 제거했을 때 최대 PROM이 110° 이고, 최대 AROM이 110° 인 환자가 중력을 이기고 팔꿉관절을 95° 굽힘하였다면 MMT 등급은?

1) F+
2) F
3) F－
4) P
5) P－

문제해설

178 앉은 자세에서 양 손을 엉덩이에 붙인 상태에서 몸을 들어 올릴 때 작용하는 근육은 넓은등근이다. 넓은등근은 어깨뼈를 내려주고 자세변환 시 작용하는 근육이다.

답 3)

179 MMT등급에서 P+는 중력이 감소된 상태에서 약간의 저항과 함께 full ROM이 가능한 것으로 옆으로 누운 자세에서 약간의 저항과 함께 어깨 폄을 50 하는 것은 P+ 등급이다.

답 3)

180 F－ : 중력에 대항하여 불완전 관절가동범위(50% 이상)이므로 ROM범위가 110°인 상태에서 스스로 95°를 굽혔을 경우 중력을 이기고 50% 이상이므로 F－ 등급이다.

답 3)

181

다음 중 관절가동범위가 옳은 것은?

1) 목 굽힘 : 0~30도
2) 엉덩관절 모음 : 0~20도
3) 척추 가쪽 굽힘 : 0~30도
4) 어깨 바깥 돌림 : 0~75도
5) 손목 자뼈치우침 : 0~30도

문제해설

181 해설내용 참조

답 5)

ROM

Explanation

관절		ROM	관절		ROM
Cervical spine	F(flexion)	45	Finger	MP flexion	90
	E(extension)	45		MP hyperextension	15~45
	LF(lateral flexion)	45		PIP flexion	110
	R(rotation)	60		DIP flexion	80
Shoulder	F	170		AB	25
	E	60	Hip	F	120
	AB(abduction)	170		E	30
	AD(adduction)	0		AB	40
	Horizontal AB	40		AD	35
	Horizontal AD	130		IR	45
	Internal R(IR)	130		ER	45
	External R(ER)	90	Knee	F	135
Wrist	F	80	Thumb	DIP flexion	80~90
	E	70		MP flexion	50
	UD(ulnar deviation)	30		Palmar AB	50
	RD(radial deviation)	20		Radial AB	50

※ 참조 F : 굽힘(flexion), E : 폄(extension), R : 돌림(rotation), AB : 벌림(abduction), AD : 모음(adduction)

182

다음 사례에 해당하는 근육은?

• 시작 자세
- 의자에 앉아 양 팔을 가쪽(lateral)에 위치시킴
• 지시
- "당신의 어깨 높이까지 팔을 앞으로 들어 올리세요. 제가 저항을 줄 때 팔이 내려가지 않도록 유지하세요."
• 저항
- 검사자의 손은 위팔뼈 먼 끝(distal end) 위에 위치하고 폄 방향으로 밀어줌
• 결과
- MMT 5등급

1) 큰원근(teres major)
2) 가시위근(supraspinatus)
3) 넓은등근(latissimus dorsi)
4) 앞어깨세모근(anterior deltoid)
5) 중간어깨세모근(middle deltoid)

183

다음에서 설명하는 환자의 팔꿉/손의 MAS(Modified Asworth Scale) 결과는?

뇌졸중 환자인 K씨는 팔꿈치를 굽혔다 펼 때 약 50도 내에서 저항이 느껴졌고, 손의 경우에는 대부분의 범위에서 저항의 증가를 관찰할 수 있었다

1) G1/G2
2) G1/G3
3) G2/G2
4) G1+/G1+
5) G1+/G2

문제해설

182 어깨 굽힘근 항중력 자세

• 주동근
- 앞어깨세모근(anterior deltoid)
- 부리위팔근(coracobrachialis)
- 큰가슴근 : 빗장뼈의 머리(pectoralis major : clavicular head)
- 위팔두갈래근 : 양쪽 머리(biceps : both heads)

1) 시작 자세
- 의자에 앉음
- 양 팔을 가쪽(lateral) 중앙에 위치시킴

2) 안정화
- 빗장뼈(clavicle)와 어깨뼈(scapular) 위에 평가자의 손을 올림

3) 지시
- "당신의 어깨 높이까지 팔을 앞으로 들어 올리세요. 제가 저항을 줄 때 팔이 내려가지 않도록 유지하세요."

4) 저항
- 검사자의 손을 위팔뼈(humerus)의 먼 끝(distal end) 위에 위치하고 폄(extension) 방향으로 밀어줌
- 90° 이상의 움직임 시에는 어깨뼈 돌림(scapular rotation)이 포함됨

5) 보상
- 어깨의 벌림근(abductor)
- 어깨뼈 올림(scapular elevation)
- 몸통(trunk)의 폄(extension)

답 4)

183
• G1+ : 관절가동범위 절반 이하에서 약간의 저항이 나타나는 상태
• G2 : 대부분의 관절가동범위에서 근 긴장의 뚜렷한 증가가 나타나는 상태

답 5)

184

다음은 MMT 평가의 항중력 자세이다. 대상 근육은?

- 시작 자세
  - 매트 위에 배로 누움(prone)
  - 어깨 관절을 안쪽돌림(internal rotation)시킴
  - 허리(요추부)에 손을 올려놓음
- 지시
  "손을 등에서 떼고 들어 올리세요. 그리고 제가 아래쪽으로 밀 때 그것을 유지하세요."
- 저항(resistance)
  - 먼 위팔뼈(distal humerus)에 대항하는 아래 방향의 저항을 제공함
  - 어깨 관절이 불안정하거나 통증이 있는 경우 어깨뼈 벌림(scapular abduction) 방향으로 저항을 제공함, 어깨뼈의 모서리(vetebral border) 반대쪽으로 저항을 제공함

1) 마름근(rhomboids)
2) 넓은등근(latissimus dorsi)
3) 앞톱니근(serratus anterior)
4) 어깨올림근(levator scapular)
5) 아래등세모근(lower trapezius)

문제해설

184 어깨뼈 모음(항중력 자세) : 뒤당김(scapular adduction : retraction)

- 주동근
  - 중간 등세모근(middle trapezius)
  - 마름근(rhomboids)

답 1)

측정 및 평가

Explanation: 어깨뼈 모음(항중력 자세) : 뒤당김(scapular adduction : retraction)

	중간 등세모근(middle trapezius)	마름근(rhomboids)
시작 자세	• 매트에 배를 대고 누움(prone) • 팔꿉(elbow) 관절은 90° 굽힘(flexion) • 어깨 관절은 90° 벌림(abduction)	• 매트에 배를 대고 누움(prone) – 어깨 관절의 안쪽돌림(internal rotation) – 요추 부위에 손을 올려놓음
안정화	• 몸통(trunk)을 매트 위에 안정시킴	• 몸통(trunk)을 매트 위에 안정시킴
지시	• "천장을 향해 팔꿈치를 들어보세요. 제가 저항을 가하더라도 그대로 유지하세요."	• "손을 등에서 떼고 들어 올리세요. 그리고 제가 아래쪽으로 밀 때 그것을 유지하세요."
저항	• 어깨뼈(scapular)의 추골모서리(vertebral border) 가쪽(lateral)에 저항을 제공함 • 어깨 관절이 안정되고 통증이 없다면 먼 위팔뼈(distal humerus)를 하강시킴	• 먼 위팔뼈(distal humerus)에 대항하는 아래 방향의 저항을 제공함 • 어깨 관절이 불안정하거나 통증이 있는 경우 – 어깨뼈 벌림(scapular abduction) 방향으로 저항을 제공함 – 어깨뼈의 추골모서리(vetebral border) 반대쪽으로 저항을 제공함

185

다음 평가의 대상이 되는 동작은?

- 축(axis)
  - 팔꿈치 머리 가시돌기(olecrenon process)
- 정적 레버/고정 막대(stationary arm)
  - 수직 자세로 앉음
    - 레버는 몸통(trunk)의 가쪽 면(lateral aspect)과 평행함
    - 레버는 바닥과 수직이 되도록 앉음
    - 엉덩(hip) 관절은 90° 굽힘 자세를 유지함
  - 각도계의 시작점은 90°에서 시작함
    - ROM 기록 시 최종 점수로부터 빼줌
- 동적 레버/이동 막대(movable arm)
  - 자쪽(ulnar)의 장축과 평행함

1) 어깨관절 폄　　2) 어깨관절 굽힘
3) 어깨관절 돌림　　4) 어깨관절 수평벌림
5) 어깨관절 수평모음

186

어깨 수평 모음(shoulder horizontal adduction) 근력 측정 시 'MMT 등급 3' 측정 자세는?

1) 위팔뼈의 45° 벌림　　2) 위팔뼈의 45° 굽힘
3) 위팔뼈의 90° 굽힘　　4) 위팔뼈의 90° 벌림
5) 위팔뼈의 180° 굽힘

문제해설

185 어깨관절 안쪽/가쪽 돌림(internal rotation) : 70°

각도계 위치(goniometer placement)
- 축(axis)
  - 팔꿈치 머리 가시돌기(olecrenon process)
- 정적 레버(stationary arm)
  - 90° 직각 자세로 앉음
    - 몸통(trunk)의 가쪽 면(lateral aspect)과 평행함
    - 바닥과 수직
    - 엉덩(hip) 관절은 90° 굽힘
  - 각도계의 시작점은 90°
    - ROM 기록 시 최종 점수로부터 빼기
- 동적 레버(movable arm)
  - 자쪽(ulnar)의 장축과 평행함

답 3)

186 어깨 수평 모음(shoulder horizontal adduction)

- 주동근
  - 큰가슴근(pectoralis major)
  - 앞 어깨세모근(anterior deltoid)
- 중력제거 자세
  - 시작 자세
    - 의자에 앉음
    - 위팔뼈(humerus)의 90° 벌림(abduction)
  - 안정화
    - 몸통(trunk)은 의자 등받이에 안정됨
    - 평가자는 팔꿉(elbow) 아래를 지지해 줌
  - 지시 : "당신의 팔이 가슴 앞쪽을 가로질러 지나가도록 움직이세요."
  - 보상
    - 몸통(trunk) 돌림(rotation)
    - 지지면을 이용하여 팔을 움직일 수 있음

답 4)

187

다음 근육들이 공통으로 만들어 내는 어깨관절의 움직임은?

- 어깨밑근(subscapularis)
- 큰원근(teres major)
- 넓은등근(latissimus dorsi)
- 큰가슴근(pectoralis major)

1) 폄
2) 수평모음
3) 수평벌림
4) 바깥돌림
5) 안쪽돌림

188

다음과 같은 동작에 기여하는 근육의 조합은?

손목 폄 시 힘줄고정(tenodesis)으로 인해 집기 동작이 만들어진다

1) 긴엄지폄근(EPL), 깊은손가락굽힘근(FDP)
2) 얕은손가락굽힘근(FDS), 긴엄지폄근(EPL)
3) 얕은손가락굽힘근(FDS), 깊은손가락굽힘근(FDP)
4) 깊은손가락굽힘근(FDP), 새끼굽힘근(flexor digiti minimi)
5) 깊은손가락굽힘근(FDP), 손바닥쪽 뼈사이근(volar interossei)

189

어깨뼈 모음(scapula adduction)시 작용하는 근육은?

1) 위팔근
2) 마름근
3) 앞톱니근
4) 어깨세모근
5) 위팔 두갈래근

문제해설

187 어깨 안쪽돌림(shoulder internal rotation)

- 주동근
  - 어깨밑근(subscapularis)
  - 큰원근(teres major)
  - 넓은등근(latissimus dorsi)
  - 큰가슴근(pectoralis major)
  - 앞 어깨세모근(anterior deltoid)

답 5)

188 손가락 굽힘근

얕은손가락굽힘근(FDS), 깊은손가락굽힘근(FDP)

답 3)

189 어깨뼈 모음(scapular adduction : retraction)

- 중간 등세모근(middle trapezius)
- 마름근(rhomboids)

답 2)

측정 및 평가

190

다음 자세/지시/저항을 통해 근력검사를 하는 근육은?

- 시작 자세
  - 매트에 앉음
  - 다리는 아래로 내려놓음
- 지시 : "천장을 향해 당신의 무릎을 들어 올리세요. 그리고 제가 저항을 가할 때 다리가 내려가지 않도록 견디세요."
- 저항 : 평가자는 폄 방향으로 먼 넙다리(distal thigh) 전면에 저항을 가함

1) 엉덩허리근(iliopsoas) 2) 뒤넙다리근들(hamstrings)
3) 큰볼기근(gluteus maximus) 4) 중간볼기근(gluteus medius)
5) 작은볼기근(gluteus minimus)

191

발목 발등굽힘(ankle dorsiflexion) 동작에 대한 ROM 측정 시 동적레버/이동막대(movable arm)의 위치는?

1) 종아리뼈(fibula)의 머리(head) 위
2) 종아리뼈(fibula)의 가쪽(lateral) 중간선(midline)
3) 넙다리뼈(femur)의 가쪽(lateral) 중간선(midline)
4) 5번 발허리뼈(metatarsal)의 가쪽 면(lateral aspect)
5) 가쪽(lateral) 복사뼈(malleolus)의 가쪽 면(lateral aspect)

192

엉덩관절 가쪽돌림에 대한 ROM을 측정 시 올바른 축의 위치는?

1) 가쪽 복사뼈 2) 무릎뼈 정중앙
3) 위앞엉덩뼈가시 4) 넙다리뼈 큰돌기
5) 넙다리뼈 가쪽위 관절융기

문제해설

190 엉덩관절 굽힘(flexion)

- 주동근
  - 엉덩허리근(iliopsoas)
  - 엉덩근(iliacus)
  - 큰허리근(psoas major)
- 항중력 자세
  - 시작 자세
    - 매트에 앉음
    - 다리는 아래로 내림
  - 안정화 : 골반(pelvis)을 넓은 매트에 안정시킴
  - 지시 : "천장을 향해 당신의 무릎을 들어 올리세요. 그리고 제가 저항을 가할 때 다리가 내려가지 않도록 견디세요."
  - 저항 : 평가자는 폄(extension) 방향으로 먼 넙다리(distal thigh) 전면에 저항을 가함

답 1)

191 발목 발등굽힘(ankle dorsiflexion)-talocrural joint : 20°

각도계 위치(goniometer placement)
- 축(axis)
  - 가쪽(lateral) 복사뼈(malleolus)의 가쪽 면 위
- 정적 레버(stationary arm)
  - 종아리뼈(fibula)의 가쪽(lateral) 중간선(midline)
  - 종아리뼈(fibula)의 머리(head)를 사용 : 기준(reference)
- 동적 레버(movable arm)
  - 5번 발허리뼈(metatarsal)의 가쪽 면(lateral aspect)과 평행

답 4)

192 엉덩관절 가쪽돌림과 안쪽돌림의 평가시

- 축 : 무릎뼈 정중앙
- 고정팔 : 지면과 수직
- 운동팔 : 정강뼈 앞쪽 정중선과 평행이다.

답 2)

193

다음에서 측정하고자 하는 관절가동범위는?

- 정상 ROM : 135도
- 고정 막대(stationary arm) : 넙다리뼈(femur)의 가쪽(lateral) 중앙(midline)
- 이동 막대(movable arm) : 종아리뼈(fibula)의 가쪽(lateral) 중간선(midline)

1) 엉덩관절 폄　　2) 무릎관절 폄
3) 무릎관절 굽힘　　4) 엉덩관절 굽힘
5) 엉덩관절 안쪽돌림

194

다음 자세와 지시에 해당하는 MMT 대상 근육은?

- 자세
  - 시작 자세(start position)
    - ◦ 직립자세로 앉아 양 팔을 몸통의 가측에 각각 위치시킴
    - ◦ 안정화(stabilize)를 위해 몸통을 등받이 의자에 기대고 안정시킴
- 지시(instruction)
  "당신의 귀 쪽으로 어깨를 올리세요. 제가 당신의 팔을 밀면 내려가지 않도록 유지하세요."

1) 가시위근(supraspinatus), 가시아래근(infraspinatus)
2) 부리위팔근(coracobrachialis), 가시위근(supraspinatus)
3) 가시위근(supraspinatus), 뒤어깨세모근(posterior deltoid)
4) 위 등세모근(upper trapezius), 부리위팔근(coracobrachialis)
5) 위 등세모근(upper trapezius), 어깨올림근(levator scapular)

문제해설

193 무릎 굽힘(knee flexion) : 135°

- 각도계 위치(goniometer placement)
  - 축(axis)
    - ◦ 넙다리뼈(femur)의 가쪽(lateral) 위 관절융기(epicondyle) 위
  - 정적 레버(stationary arm)
    - ◦ 넙다리뼈(femur)의 가쪽(lateral) 중간선(midline)
    - ◦ 큰돌기(greater trochanter)를 이용 : 기준(reference)
  - 동적 레버(movable arm)
    - ◦ 종아리뼈(fibula)의 가쪽(lateral) 중간선(midline)
    - ◦ 종아리뼈(fibula)의 머리(head)와 가쪽(lateral) 복사뼈(malleoulus)를 이용

답 3)

194 어깨뼈 올림(scapular elevation)

- 주동근(prime movers)
  - 위 등세모근(upper trapezius)
  - 어깨올림근(levator scapular)
- 항중력 자세(against-gravity position)
  - 시작 자세(start position)
    - ◦ 직립자세로 앉기
    - ◦ 양 팔은 몸통(trunk)의 양 가쪽(lateral)에 위치함
  - 안정화(stabilize)
    - ◦ 몸통(trunk)을 등받이 의자에 기대고 안정시킴
  - 지시(instruction)
    - ◦ "당신의 귀 쪽으로 어깨를 올리세요. 제가 당신의 팔을 밀면 내려가지 않도록 유지하세요."
  - 저항(resistance)
    - ◦ 평가자의 손은 대상자의 봉우리(acromion)에 각각 위치함
    - ◦ 어깨뼈(scapular)를 내림(depression) : 아래로 밀어줌
- 중력제거 자세(gravity-eliminated position)
  - 시작 자세
    - ◦ 양 팔은 몸통(trunk)의 가쪽(lateral)에 위치함
    - ◦ 대상자는 엎드려 눕고 평가자는 대상자의 어깨 하부를 지지함
  - 안정화
    - ◦ 몸통(trunk)을 매트 위에 안정시킴
  - 지시
    - ◦ "당신의 귀 쪽으로 어깨를 당기세요."

답 5)

195

어떠한 보상적 패턴 없이 정상적 패턴으로 걷기에 필요한 하지의 최소 근력은?

1) Poor+
2) Fair
3) Fair+
4) Good
5) Normal

196

다음에서 측정하고자 하는 관절가동범위는?

- 축(axis) : 자뼈(ulnar)
- 고정막대(stationary arm) : 바닥으로부터 수직
- 이동막대(movable arm) : 먼 노뼈(distal radius)의 교차
- 정상 ROM : 80°

1) 팔꿉 폄
2) 손목 폄
3) 손목 굽힘
4) 팔꿉 굽힘
5) 아래팔 엎침

197

다음 평가와 가장 관계 깊은 근육은?

- 평가 방법
  - 환자의 팔을 90° 벌림 시키고 손바닥을 아래로 향하게 함
  - 팔을 아래로 내리도록 요구함
- 양성반응
  - 팔을 천천히 내리지 못하거나 통증이 나타남

1) 마름근(rhomboids)
2) 등세모근(trapezius)
3) 위팔두갈래근(biceps)
4) 가시위근(supraspinatus)
5) 부리위팔근(coracobrachialis)

문제해설

195 하지의 자세를 잡고 어떠한 보상적 걷기 패턴 없이 정상적인 자세로 걷기 위해서는 최소한 중력을 이기고 약간의 저항을 이길 수 있는 fair+의 근력은 지녀야 한다. 또한 지구력의 감속 없이 일상생활과 직업, 여가 생활을 영위하기 위해서는 good~normal 정도의 근력이 있어야 한다.

답 3)

196 아래팔 엎침(forearm pronation) : 80°

- 각도계 위치(goniometer placement)
  - 축(axis) : 자뼈(ulnar)
  - 정적 레버(stationary arm) : 바닥으로부터 수직
  - 동적 레버(movable arm) : 먼 노뼈(distal radius)의 교차
- 보상(possible substitutions)
  - 어깨 관절의 안쪽돌림(internal rotation) 및 벌림(abduction)

답 5)

197 팔 떨어뜨리기 검사(Drop arm test)

평가 방법	• 어깨관절을 90도 벌리게 함 • 환자에게 천천히 팔을 내리라고 지시함
결과 해석	• 팔을 천천히 내리지 못하면 양성 반응 - 옆으로 팔을 떨어뜨림 • 가시위근의 파열 여부를 확인할 수 있음

답 4)

198

다음 검사의 대상이 되는 상지의 정상 ROM은?

- 각도계 위치(goniometer placement)
  - 축(axis) : 어깨관절의 앞쪽 또는 뒤쪽 면
  - 고정막대(stationary arm)
    - ◦ 몸통의 가쪽 면(lateral aspect)
    - ◦ 척주와 평행하게 위치함
  - 이동막대(movable arm) : 위팔뼈의 장축(longitudinal axis)과 평행함
- 보상적 움직임 : 몸통의 가쪽 면으로 굽힘

1) 80°
2) 90°
3) 125°
4) 160°
5) 180°

199

어깨 굽힘(shoulder flexion)의 MMT 등급 '2'를 위한 자세는?

1) 앉은 자세에서 어깨를 폄
2) 앉은 자세에서 어깨를 굽힘
3) 엎드려 누운 자세에서 어깨를 굽힘
4) 엎드려 누운 자세에서 어깨를 벌림
5) 옆으로 누운 자세에서 팔꿈치가 지지됨

문제해설

198 어깨 벌림(shoulder abduction) : 180°

- 각도계 위치(goniometer placement)
  - 축(axis) : 어깨관절의 앞쪽 또는 뒤쪽 면
  - 고정 레버(stationary arm)
    - ◦ 몸통(trunk)의 가쪽 면(lateral aspect)
    - ◦ 척주(spine)와 평행하게 위치함
  - 이동 레버(movable arm)
    위팔뼈(humerus)의 장축(longitudinal axis)과 평행함
- 보상
  - 몸통(trunk)의 가쪽 면(lateral aspect) 굽힘(flexion)
  - 어깨뼈 올림(scapular elevation)
  - 어깨 굽힘(flexion) 또는 폄(extension)

답 5)

199 어깨 굽힘(shoulder flexion)

- 항중력 자세
  - 시작 자세
    - ◦ 의자에 앉음
    - ◦ 양 팔을 가쪽(lateral) 중앙에 위치시킴
  - 안정화
    - ◦ 빗장뼈(clavicle)와 어깨뼈(scapular) 위에 평가자의 손을 올림
  - 지시
    - ◦ "당신의 어깨 높이까지 팔을 앞으로 들어 올리세요. 제가 저항을 줄 때 팔이 내려가지 않도록 유지하세요."
  - 저항
    - ◦ 가자의 손을 위팔뼈(humerus)의 먼 끝(distal end) 위에 위치하고 폄(extension) 방향으로 밀어줌
    - ◦ 90° 이상의 움직임 시에는 어깨뼈 돌림(scapular rotation)이 포함됨
- 중력제거 자세
  - 시작 자세
    - ◦ 옆으로 누움(side lying)
    - ◦ 팔은 몸통(trunk)의 가쪽(lateral)을 따라 중심에 위치함
    - ◦ 평가자는 팔꿉(elbow) 아래를 지지해 줌
  - 지시
    - ◦ "손이 어깨 수준까지 올라올 수 있도록 팔을 들어 보세요."

답 5)

200

다음에서 측정하고자 하는 관절가동범위는?

- 축(axis)
  - 어깨관절의 앞쪽 또는 뒤쪽 면
- 고정 막대(stationary arm)
  - 몸통의 측면(lateral aspect)
  - 척주와 평행하게 위치함
- 이동 막대(movable arm)
  - 위팔뼈의 장축(longitudinal axis)과 평행함

1) 어깨뼈 올림
2) 어깨뼈 내림
3) 어깨관절 벌림
4) 어깨관절 수평벌림
5) 어깨관절 수평모음

201

다음 중 Modified Ashworth Scale의 결과가 1+인 경우는?

1) 관절가동범위의 전체에서 강한 저항이 느껴진다
2) 관절가동범위의 전체에서 약간의 저항이 느껴진다
3) 관절가동범위의 반 이하에서 약간의 저항이 느껴진다
4) 관절가동범위의 전체에서 매우 약한 저항이 느껴진다
5) 관절가동범위의 끝부분에서만 약간의 저항이 느껴진다

202

다음 중 정상관절가동범위가 가장 큰 것은?

1) 목 폄
2) 목 굽힘
3) 목 돌림
4) 목 가쪽굽힘
5) 손목 노뼈 치우침

문제해설

200 어깨 벌림(shoulder abduction) : 180°

- 각도계 위치(goniometer placement)
  - 축(axis)
    - 어깨관절의 앞쪽 또는 뒤쪽 면
  - 정적 레버(stationary arm)
    - 몸통(trunk)의 가쪽 면(lateral aspect)
    - 척주(spine)와 평행하게 위치함
  - 동적 레버(movable arm)
    - 위팔뼈(humerus)의 장축(longitudinal axis)과 평행함
- 보상
  - 몸통(trunk)의 가쪽 면(lateral aspect) 굽힘(flexion)
  - 어깨뼈 올림(scapular elevation)
  - 어깨 굽힘(flexion) 또는 폄(extension)

답 3)

201 Modified Ashworth Scale

점수	내용
0	근 긴장도 또는 저항의 증가 없음
1	관절가동범위의 끝부분에서 약간의 저항을 느낌
1+	전체 관절가동범위 반 이하에서 저항을 느낌
2	관절가동범위 대부분에서 저항을 느낌
3	수동적으로 움직이기 힘들 정도로 저항을 느낌
4	폄 및 굽힘에서의 강직(rigidity)

답 3)

202 목 굽힘, 폄, 가쪽 굽힘은 0~45도, 손목 노뼈 치우침은 0~20도, 목 돌림은 0~60도이다.

답 3)

4

C·H·A·P·T·E·R

감각 평가 (Sensation)

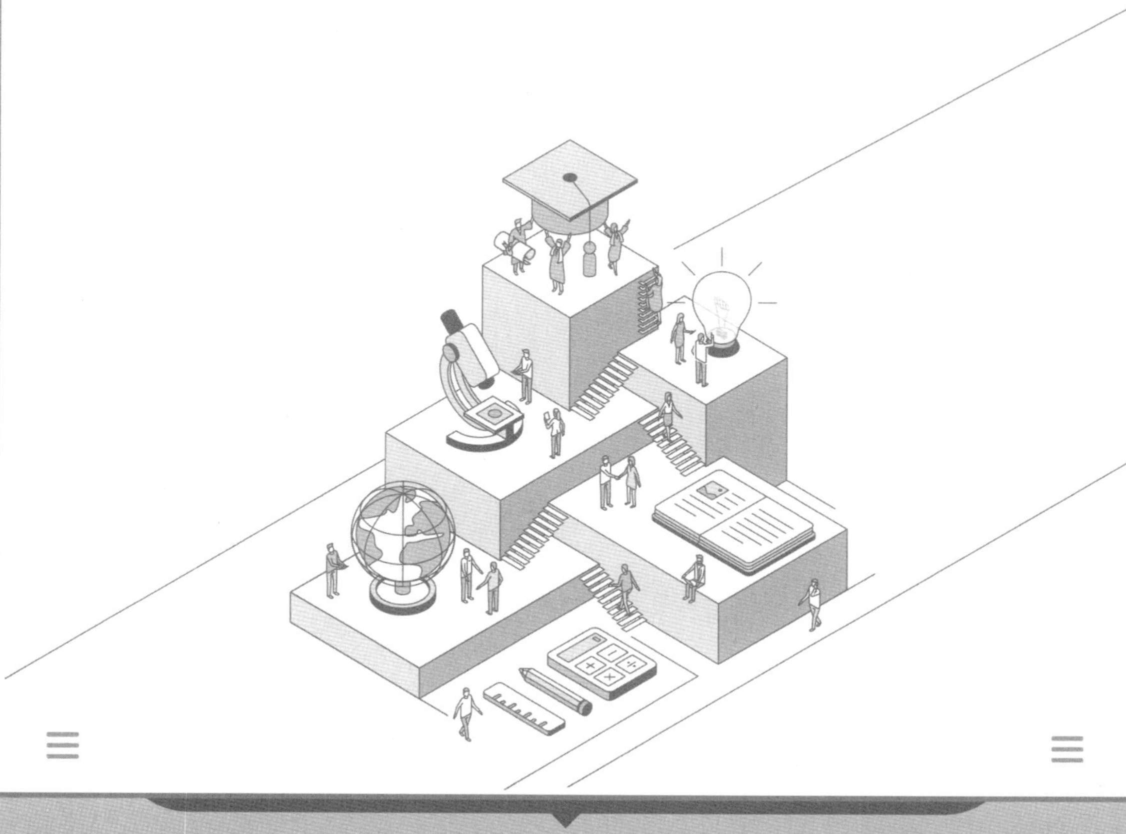

예·상·문·제·풀·이

01

'Semmes-Weinstein monofilament' 검사 결과가 '2.83 mark'였다면 결과가 의미하는 것은 무엇인가?

1) 측정불가
2) 정상(normal)
3) 감소된 'light touch'
4) 감소된 'protective sensation'
5) 상실된 'protective sensation'

02

Semmes-Weinstein monofilament의 결과가 '1.62~2.83 mark (prob)'라면 가장 타당한 해석은?

1) 정상
2) 무감각
3) 감소된 방어감각
4) 상실된 방어감각
5) 감소된 가벼운 접촉감

문제해설

01 해설내용 참조

답 2)

02 해설내용 참조

답 1)

Explanation

'Semmes-Weinstein monofilament' 스케일 해석

색(color)	해석(interpretation)	범위(marking)
녹색(green)	정상(normal)	1.62~2.83 marking
청색(blue)	감소된 'light touch'	3.22~3.61 marking
보라색(purple)	감소된 'protective sensation'	3.84~4.31 marking
적색(red)	상실된 'protective sensation'	4.56~6.65 marking
붉은줄(red lined)	측정불가	> 6.65 marking

03

다음 내용이 평가하고자 하는 것은?

> 환자에게 일정한 자세를 취하게 한 뒤 움직임의 방향을 말하게 하거나, 건측으로 같은 자세를 취하게 한다

1) 지남력(orientation)
2) 입체지각(stereognosis)
3) 서화감각(graphesthesia)
4) 전정감각(vestibular sense)
5) 고유수용성 감각(proprioceptive sense)

04

다음 내용이 평가하고자 하는 것은?

> 신체 관절에 수동적으로 움직임을 주고 그 위치를 정의할 수 있다

1) 운동감각(kinesthesia)
2) 입체지각(stereognosis)
3) 서화감각(graphesthesia)
4) 전정감각(vestibular sense)
5) 두점분별(two point discrimination)

05

다음 내용이 평가하고자 하는 것은?

> 피부에 글씨, 숫자, 도형 등을 그리면 환자가 그것에 반응한다

1) 운동 감각(kinesthesia)
2) 입체 지각(stereognosis)
3) 서화 감각(graphesthesia)
4) 전정감각(vestibular sense)
5) 고유수용성 감각(proprioceptive sense)

문제해설

03 고유수용성 감각(proprioceptive sense)

- 근육, 관절, 내부기관의 감각 자극
- 환자에게 일정 자세를 취하게 한 뒤 움직임의 방향을 말하게 하거나, 건측으로 같은 자세를 취하게 함

답 5)

04 운동 감각(kinesthesia)

- 신체 관절에 수동적으로 움직임을 주고 그 위치를 정의할 수 있는 것
- 관절의 움직임의 방향과 움직임 정도를 구별

답 1)

05 서화 감각(graphesthesia)

- 피부에 글씨, 숫자, 도형 등을 그리면 환자가 그것에 반응함
- 손상 시 'agraphesthesia'라고 함
- 시각을 폐쇄 후 손바닥에 무딘 연필이나 도구로 문자, 숫자, 도형 등을 그림

답 3)

06

다음 내용이 평가하고자 하는 것은?

> 시각적 도움없이 촉각으로 물건들을 알아내는 것으로 접촉 압박감(touch pressure), 위치감, 질감, 무게감 등의 기능이 필요하다

1) 운동감각(kinesthesia)
2) 입체지각(stereognosis)
3) 서화감각(graphesthesia)
4) 전정감각(vestibular sense)
5) 고유수용성 감각(proprioceptive sense)

문제해설

06 해설내용 참조

답 2)

입체 지각(Stereognosis)

Explanation

1. 시각적 도움 없이 촉각의 느낌으로 물건들을 알아내는 것

2. 여러 가지 감각의 통합

- 접촉 압박감(touch pressure), 위치감(position), 질감(texture), 무게감(weight), 온도감(temperature) 등

3. 손상 시 'astereognosis'라고 함

4. 평가 목적

- 촉각 방어를 통한 물건의 정체를 아는 능력 평가

5. 재료

1) 시각 폐쇄용 커튼 또는 폴더
2) 연필, 선글라스, 열쇠, 못, 클립, 동전, 단추 등

6. 방법

- 시각 차단 후 물건들을 임의대로 제공

07

다음 설명의 평가도구는 무엇인가?

- 가벼운 접촉과 깊은 접촉을 평가한다
- 피부 압박감을 가장 정확히 측정할 수 있다

1) Visual analogue scale
2) Numerical rating scale
3) Hand held dynamometer
4) Two point discrimination
5) Semmes Weinstein monofilament

문제해설

07 해설내용 참조

답 5)

압박(Pressure) 평가

Explanation

1. 목적 : 'light touch'와 'deep touch'를 평가(피부 압박의 역치(threshold) 측정에 가장 정확한 도구)

2. 도구 : 'Semmes Weinstein monofilament'

3. 구성 : 플라스틱 손잡이 막대에 20개(monofilament)

4. 범위

1) 1.65～6.65prob 범위
2) 정상 범위(normal fingertip sensitivity) : 2.44～2.83prob(mark)

5. 적용 방법 : 'monofilament'를 피부와 수직으로 적용하고 'monofilament'가 구부러질 때까지 적용(피부가 창백해 질 때까지 적용하면 안됨)

6. 범위별 사용방법

1) 1.65～2.83 : 세 번 통통 튀겨줌
2) 3.22～4.08 : 구부러질 정도로 3번 적용
3) 4.17～6.65 : 한 번 적용
4) 굵은 'monofilament' 적용 시
   (1) 'monofilament'가 구부러지지 않음
   (2) 누르는 정도를 결정하기 위해 피부색을 잘 관찰해야 함

08

다음 중 '정적 2점 분별(static two point discrimination) 검사'의 결과 중 'Poor'에 해당하는 거리는?

1) 1mm
2) 4mm
3) 6mm
4) 10mm
5) 15mm

09

다음 내용의 수행 과정과 수행 방법을 지닌 평가도구는 무엇인가?

- 작은 통에 9~10개의 사물을 넣는다
- 평가자는 피검자에게 어떤 물건인지를 질문한다
- 처음은 시각 차단이 없지만 두 번째 평가에서는 시각을 차단한다

1) VALPAR corporation
2) Jebsen hand function test
3) Modified moberg pick up test
4) Minnesota manual dexterity Test
5) Quantitative test of upper extremity function

10

피검자인 K씨는 자신의 손으로 자신의 코를 접촉해야 하며, 테이블 위의 작은 물체를 망설임 없이 접촉해야 한다. 무엇을 검사하고자 하는 것인가?

1) Ataxia
2) Dystonia
3) Dysmetria
4) Nystagmus
5) Resting tremor

문제해설

08 2점구별(two point discrimination)의 결과

- 정상(normal) : < 6mm
- Fair : 6~10mm
- Poor : 11~15mm
- Protective : 한 점으로 인식
- Anesthetic : 점을 인식하지 못함

답 5)

09 modified moberg pick up test

- 사물의 재인식은 감각 기능(sensory function)의 최종 단계
- 정중 신경 손상 또는 정중 신경과 척골 신경의 복합 손상에 사용됨
- 처음은 시각 차단 없이 평가하며, 두 번째 평가 시에는 시각 차단 후 평가하게 됨
- 순서
  - 9~10개의 작은 물체를 책상위에 둠
  - 환자에게 그것을 보면서 작은 통에 넣을 것을 지시함(시각 차단 없음)
  - 시간을 측정함
  - 반대 손으로도 반복함
  - 시각 차단 후 이전 과정을 처음부터 다시 반복
  - 환자는 그 물건이 무엇인지 질문을 받게 됨(한 번에 하나씩)

답 3)

10 겨냥이상(dysmetria)

- 측정 방법
  - 손가락으로 코 접촉하기(touching the finger to the nose)
  - 테이블 위의 물체 닿기
- 능동적으로 움직일 때 목표점 도달에 필요한 'ROM 판단 능력'을 평가함
  - 움직임의 거리, 범위 판단을 평가함
- 소뇌 손상과 관련이 있음

답 3)

11

'Semmes-Weinstein monofilaments'에 대한 내용으로 옳은 것은?

1) 피부가 창백해 질 때까지 적용한다
2) 피부 이점구별을 측정하는 도구이다
3) 'monofilament'를 피부와 수평으로 적용한다
4) 플라스틱 손잡이 막대이며 10개의 'monofilament'로 구성된다
5) 정상 범위(normal fingertip sensitivity)는 2.44~2.83prob이다

문제해설

11 해설내용 참조

답 5)

Semmes-Weinstein monofilaments

Explanation

1. 피부 압박의 역치(threshold) 측정에 가장 정확한 도구

2. 구성

- 플라스틱 손잡이 막대 20개(monofilament)

3. 범위 : 1.65에서 6.65(prob의 범위)

- 정상 범위(normal fingertip sensitivity) : 2.44~2.83prob(mark)

4. 적용 방법

1) 'monofilament'를 피부와 수직으로 적용하고 'monofilament'가 구부러질 때까지 적용
2) 피부가 창백해 질 때까지 적용하면 안됨

5. 범위별 사용법

1) 1.65~2.83 : 세 번 통통 튀겨줌
2) 3.22~4.08 : 구부러질 정도로 3번 적용함
3) 4.17~6.65 : 한 번 적용함

12

작업치료사 K씨는 'Boley gauge'를 이용해 말초신경 손상 환자인 40대 여성을 측정하고 있다. 그 결과 이 여성은 'Fair'라는 점수를 얻었다. 이 여성의 측정값으로 옳은 것은?

1) 3mm
2) 5mm
3) 8mm
4) 11mm
5) 15mm

문제해설

12 해설내용 참조

답 3)

13

정적 이점구별(two point discrimination) 검사의 시작 범위와 최대 간격은 각각 얼마인가?

1) 5mm, 10mm
2) 5mm, 15mm
3) 5mm, 25mm
4) 10mm, 15mm
5) 10mm, 25mm

13 해설내용 참조

답 2)

Two point discrimination

Explanation

정적 방법	• 환자의 시야를 가림
	• 무딘 캘리퍼(blunt calipers), 구부린 종이 클립(bent paper clip), disk discriminator, Boley gauge 등을 사용함
	  – 도구는 가볍고 무딘 것이어야 함
	• 5mm 간격으로 시작함
	  – 엄지 및 손가락의 패드(pad)에만 적용함
	  – 가벼운 압박을 적용함
	  – 장축을 따라가며 적용함
	• 두 점의 거리는 15mm까지만 늘림
	• 정확한 반응
	  – 10번 중 7번을 정확히 답해야함
	• 결과
	  – 정상(normal) : <6mm
	  – Fair : 6∼10mm
	  – Poor : 11∼15mm
	  – Protective : 한 점으로 인식
	  – Anesthetic : 점을 인식하지 못함

측정 및 평가

14

"모노필라멘트를 이용하여 피부가 하얗게 되도록 강하게 눌러서" 측정하는 감각은?

1) 통각
2) 압각
3) 온도감각
4) 가벼운 촉각
5) 2점 구별 감각

15

Disk-criminator로 정적 검사를 실시할 때 성인의 경우 몇 mm간격부터 시작해야 하는가?

1) 2mm
2) 3m
3) 4mm
4) 5mm
5) 6mm

16

막대시험관에 투명한 물 또는 물감을 넣고 실시하는 검사로 검사 결과로 '+'와 '−'이다. 무엇을 평가하는 검사인가?

1) 통증
2) 온도
3) 부종
4) 시각
5) 고유수용성 감각

문제해설

14 압각은 가벼운 촉각과 같은 방법으로 실시하지만 피부가 하얗게 되도록 강하게 눌러서 평가한다.

답 2)

15 4) Disk-criminator로 정적 두 점 판별검사는 손가락과 엄지 패드 부분에 실시하고 시작은 5mm에서 시작해서 가벼운 압박감각을 적용하고 접촉된 피부표면이 하얗게 되면 멈춘다.

답 4)

16 해설내용 참조

답 2)

온도 감각(Thermal)

Explanation

1. 막대 실험관을 이용함
2. 찬 물과 더운 물을 넣어 검사함

방법 1	• 뜨거운 물과 차가운 물을 채운 2개의 시험관을 이용 • 각 시험관의 측면을 임의의 피부 표면에 문지름
방법 2	• 뜨거운 물, 미지근한 물, 따뜻한 물, 차가운 물을 채운 4개의 시험관을 이용 • 시험관 마다 색깔을 부여해 가장 뜨거운 것부터 차가운 것까지 순서대로 배열함
점수	• + : 온도를 정확하게 구분(intact protective sensation) • − : 구분하지 못함(absent protective sensation)

17

정적 2점분별(static two point discrimination) 검사의 결과 중 정상의 기준으로 옳은 것은?

1) < 3mm
2) < 6mm
3) > 3mm
4) > 6mm
5) < 9mm

18

Disk-Criminator의 결과 값이 7mm라면 결과해석은?

1) 불량(Poor)
2) 양호한(Fair)
3) 정상(Normal)
4) 무감각(Anesthetic)
5) 보호감각(Protective)

19

Disk-criminator로 정적 두 점 판별검사를 실시할 때 성인의 경우 몇 mm간격부터 시작하는가?

1) 2mm
2) 3mm
3) 4mm
4) 5mm
5) 6mm

20

치료사는 신경손상이 있는 환자를 대상으로 피부에 'light touch'를 평가하고 있다. 평가의 내용과 결과로 옳은 것은?

1) 시각 차단이 필요없다
2) 손상된 쪽을 먼저 평가한다
3) 손가락, 솜, 휴지 등으로 피부를 자극한다
4) '0'는 자극의 위치를 알고 인식함을 의미한다
5) '−'는 자극의 위치를 알 수 없으며 인식할 수도 없음을 의미한다

문제해설

17
- 결과
  - 정상(normal) : < 6mm
  - Fair : 6~10mm
  - Poor : 11~15mm
  - Protective : 한 점으로 인식
  - Anesthetic : 점을 인식하지 못함

답 2)

18 정적 2점분별 결과해석

분류	거리
정상(Normal)	1~5mm
양호한(Fair)	6~10mm
어려운(Poor)	11~15mm
보호감각(Protective)	한 점으로 지각
무감각(Anesthetic)	지각 불가

답 2)

19 Disk-criminator로 정적 두 점 판별검사는 손가락과 엄지 패드 부분에 실시하고 시작은 5mm에서 시작해서 가벼운 압박감각을 적용하고 접촉된 피부표면이 하얗게 되면 멈춘다.

답 4)

20 Light touch 평가

결과

점수	• + : 자극의 위치를 알고 인식함 • − : 오직 인식만 가능함 • 0 : 자극의 위치를 알 수도 없고 인식도 할 수 없음

답 3)

21

다음 monofilament 측정 방법으로 옳은 것은?

1) 정상범위는 2.44～3.22이다
2) 황색은 측정을 할 수 없다는 뜻이다
3) 가까운 부위에서 먼 부위로 진행한다
4) 1.65～2.83의 범위에서는 세 번 자극을 준다
5) 3.22～4.08의 범위에서는 한번 자극을 준다

22

다음 보기는 'Modfied moberg pick up test'의 내용이다. 순서가 올바르게 나열된 것은?

가. 시각을 차단하고 물건들을 잡는다
나. 검사자는 작은 물건들을 책상 위에 놓는다
다. 시각차단 없이 물건들을 보며 작은 통에 넣는다
라. 검사자는 물건의 이름을 한 번에 하나씩 질문한다

1) 가－나－다－라
2) 가－다－라－나
3) 나－가－다－라
4) 나－다－가－라
5) 나－라－다－가

문제해설

21 1) 정상범위는 2.44～3.83이다.
2) 원위부에서 근위부로 진행한다.
3) 붉은 색은 측정을 할 수 없다는 뜻이다.
5) 3.22～4.08의 범위에서는 세 번 자극을 준다.

답 4)

22 해설내용 참조

답 4)

Explanation: Modfied moberg pick up test

1. 사물의 재인식은 감각기능(sensory function)의 마지막 단계임
2. 정중(median)신경 손상 또는 '정중 신경 및 자(ulnar) 신경'의 복합손상에 사용됨
3. 첫 평가에서는 시각차단 없이 평가하며, 두 번째 평가에서는 시각차단 후 평가함

순서	• 9～10개의 작은 물체를 책상 위에 둠 • 환자에게 그것을 보면서 작은 통에 넣을 것을 지시(시각 차단 없음) • 시간을 측정함 • 반대 손으로 반복함 • 시각 차단 후 이전 과정을 처음부터 반복함(시각 차단) • 시각 차단 후 환자는 그 물건이 무엇인지 질문을 받게 됨 : 한 번에 하나씩

23

다음 보기는 SCI 환자의 감각평가이다. 몇 점이며 어떤 감각 평가인가?

> 뾰족한 감각인지 뭉툭한 감각인지를 정확히 구분할 수 있지만 핀의 뾰족한 부분이 얼굴에 닿았을 때와는 다르게 느낀다

1) 0점 / Pin-Prick
2) 1점 / Pin-Prick
3) 2점 / Pin-Prick
4) 1점 / Light Touch
5) 2점 / Light Touch

24

치료사는 수부손상 환자에게 Boley gauge를 사용해 정적검사를 실시하고자 한다. 시작 거리로 적절한 것은?

1) 5mm
2) 8mm
3) 10mm
4) 12mm
5) 15mm

25

뇌졸중 환자의 통증 검사에서 결과가 '−S'라면 해석으로 옳은 것은?

1) 둔함에 반응 없음
2) 둔했다가 날카로워짐
3) 둔함에 정확한 반응
4) 날카로움에 반응 없음
5) 날카로움에 정확한 반응

문제해설

23 Light Touch의 점수 기준

- 0점 : 면봉이 닿았는지, 닿지 않았는지를 구분하지 못함
- 1점 : 닿았는지 여부를 정확히 구분할 수는 있지만 얼굴에 닿을 때와는 다르게 느낌
- 2점 : 닿았는지 여부를 일관되게 구분할 수 있으며 얼굴에 닿았을 때와 동일하게 느낌

Pin-Prick의 점수 기준

- 0점 : 뾰족한 감각과 뭉툭한 감각을 구분하지 못함
- 1점 : 뾰족한 감각인지 뭉툭한 감각인지를 정확히 구분할 수 있지만 핀의 뾰쪽한 부분이 얼굴에 닿았을 때와는 다르게 느낌
- 2점 : 뾰족한 감각인지 뭉툭한 감각인지를 정확히 구분할 수 있으며 핀의 뾰족한 부분이 얼굴에 닿았을 때와 동일하게 느낌

답 2)

24 정적 방법

- 환자의 시야를 가림
- 무딘 캘리퍼(blunt calipers), 구부린 종이 클립(bent paper clip), disk discriminator, Boley gauge 등을 사용함
  - 도구는 가볍고 무딘 것이어야 함
- 10mm 간격으로 시작함
  - 엄지 및 손가락의 바닥(pad)에만 적용함
  - 가벼운 압박을 적용함
  - 장축을 따라가며 적용함
  - 재적용 시 3~4초의 대기시간이 있어야 함
- 두 점의 거리는 15mm까지만 늘림
- 정확한 반응
  - 10번 중 7번을 정확히 답해야 함

답 1)

25 통증검사 : sharp & dull test

점수	sharp	• +S : 정확한 반응 • D : 둔했다가 날카로워짐 • −S : 반응 없음
	dull	• +D : 정확한 반응 • S : 날카로웠다가 둔해짐 • −D : 반응 없음

답 4)

26

뇌졸중 환자의 감각을 평가하기 위해 'Semmes-Weinstein monofilament'를 사용하였으며, 그 결과가 청색(blue)이었다면 결과 해석은?

1) 정상
2) 측정불가
3) 감소된 '가벼운 촉각(light touch)'
4) 감소된 '방어 감각(protective sensation)'
5) 상실된 '방어 감각(protective sensation)'

27

치료사는 Semmes-Weinstein monofilament를 이용해 압박역치를 평가하고 있다. 적색 막대를 사용하고 있는 치료사의 올바른 적용 사례는?

1) 피부에 1회만 적용한다
2) 피부에 2회만 적용한다
3) 피부에 3회만 적용한다
4) 피부 적용 시 가볍게 톡톡 친다
5) 피부 적용 시 필라멘트가 휘어질 때가지 압박을 가한다

28

정적 2점구별(static two point discrimination) 검사를 시행한 치료사는 결과지에 12mm를 기록하였다. 결과 해석으로 옳은 것은?

1) 양호(fair)
2) 빈약(poor)
3) 정상(normal)
4) 보호(protective)
5) 무감각(anesthetic)

문제해설

26 Semmes-Weinstein monofilament 스케일 해석

색	해석	범위
녹색	정상	1.62~2.83 marking
청색	감소된 'light touch'	3.22~3.61 marking
보라색	감소된 'protective sensation'	3.84~4.31 marking
적색	상실된 'protective sensation'	4.56~6.65 marking
붉은줄	측정불가	>6.65 marking

답 3)

27 적색은 가장 굵은 모노필라멘트이다. 1회만 적용한다.

- 범위별 사용법
  - 1.65~2.83 : 세 번 통통 튕겨줌
  - 3.22~4.08 : 구부러질 정도로 3번 적용
  - 4.17~6.65 : 한 번 적용

답 1)

28
- 결과
  - 정상(normal) : <6mm
  - Fair : 6~10mm
  - Poor : 11~15mm
  - Protective : 한 점으로 인식
  - Anesthetic : 점을 인식하지 못함

답 2)

29

피부 압박 역치(threshold)를 측정하는 도구인 'Semmes-weinstein monofilaments'의 정상 범위는?

1) 1.65 이하
2) 1.65～2.83
3) 3.22～4.08
4) 4.17～6.65
5) 6.65 이상

30

'Sharp & Dull 검사'에서 핀으로 찔렀을 때 둔하다고 반응하였을 때 점수와 해석은?

1) +S : 정상
2) S : 감각 과민
3) D : 보호감각 저하
4) −D : 보호감각 손상
5) −S : 보호감각 상실

31

다음 검사 결과에 부합하는 범위는?

> 45세 환자의 손끝을 static two-point discrimination로 검사하였다. 평가 결과는 정상범위이다

1) 1～2mm
2) 3～5mm
3) 5～6mm
4) 5～9mm
5) 12mm

문제해설

29
- 측정 범위 : 1.65～6.65prob
- 정상 범위(normal fingertip sensitivity) : 1.65(2.44)～2.83prob

답 2)

30 결과 해석
- +S : 날카로운 자극에 정상반응 – 정상
- −S : 날카로운 자극에 무반응 – 보호감각 상실
- D : 날카로운 자극에 둔한 반응 – 보호감각 저하 또는 상실 그러나 압각인식 가능
- +D : 둔한 자극에 정상 반응
- −D : 둔한 자극에 무반응
- S : 둔한 자극에 날카롭다고 반응 – 감각 과민

답 3)

31
- 손끝의 정상범위
  - 18～70세 : 3～5mm
  - 70세 이상 : 5～6mm
- 중간 손마디와 몸쪽 손마디
  - 18～60세 : 5～9mm
  - 60세 이상 : 12mm

답 2)

측정 및 평가

32

이점구별(two point discrimination) 평가의 결과가 10mm일 경우 결과해석은?

1) 양호(fair)
2) 빈약(poor)
3) 정상(normal)
4) 방어적(protective)
5) 무감각(anesthetic)

33

다음 보기는 Sharp & Dull 테스트의 반응이다. 결과 점수는?

- 치료사 : (뾰족한 연필 끝으로 찌르며 질문) 어떤 느낌이세요?
- 환　자 : 처음에는 둔한 것 같았는데 조금 지나서는 날카로운 느낌이 듭니다

1) D
2) S
3) +D
4) +S
5) −D

34

Semmes-W einstein monofilament의 막대 색이 보라색이라면 가장 큰 범위(prob)는?

1) 1.62
2) 2.83
3) 3.61
4) 4.31
5) 6.65

문제해설

32

Normal	<6mm
Fair	6~10mm
Poor	11~15mm
Protective	한 점으로 인식
Anesthetic	점을 인식하지 못함

답 1)

33 점수

sharp	• +S : 정확한 반응 • D : 둔했다가 날카로워짐 • −S : 반응 없음
dull	• +D : 정확한 반응 • S : 날카로웠다가 둔해짐 • −D : 반응 없음

답 1)

34 Semmes-Weinstein monofilament 스케일 해석

색	해석	범위
녹색	정상	1.62~2.83 marking
청색	감소된 'light touch'	3.22~3.61 marking
보라색	감소된 'protective sensation'	3.84~4.31 marking
적색	상실된 'protective sensation'	4.56~6.65 marking
붉은줄	측정불가	>6.65 marking

답 4)

35

다음 검사의 목적은?

피부에 수직이 되도록 필라멘트를 세운다. 필라멘트가 굽어질 때까지 피부에 자극을 준다. 1.5초간 자극을 주고, 1.5초간 쉬고 다시 움직여 1.5초간 다시 자극한다. 각 검사 부위마다 3번 반복한다. 가는 필라멘트를 느끼지 못할 경우 더 굵은 필라멘트를 사용한다

1) 촉각위치검사
2) 촉각역치검사
3) 입체감각인식검사
4) 정적 두 점 식별검사
5) 동적 두점식별검사

36

다음 검사의 목적은?

곧게 편 클립과 지우개 달린 연필을 사용하여 말초의 감각분포를 따라 날카롭거나 둔한 자극을 무작위 순서로 적용한다. 환자는 "날카롭다" 또는 "둔하다"로 표현하게 한다

1) 운동감각검사(kinesthesia test)
2) 표재통각검사(superficial pain test)
3) 촉각위치검사(tactile localization test)
4) 두점구별검사(two point discrimination)
5) 가벼운 촉각구별(light touch discrimination)

37

18～70세 정상 성인에서 손가락 끝의 정적 두 점 식별 범위는?

1) 1～3mm
2) 3～5mm
3) 5～7mm
4) 7～9mm
5) 9～11mm

문제해설

35 Semmes－Weinstein 검사는 촉각역치검사에 해당한다.

답 2)

36 표재통각검사

- +S : 날카로운 자극에 대한 정상반응
- －S : 날카로운 자극에 대한 무반응
- D : 날카로운 자극에 둔하다고 대답한 경우
- +D : 둔한자극에 대한 정상반응
- －D : 둔한자극에 대한 무반응

답 2)

37 손가락 끝을 기준으로 정상적인 정적 두 점 식별 범위는 3～5mm이다.

답 2)

38

'Semmes Weinstein monofilament'로 피부압박의 역치를 측정하고자 한다. 측정결과가 정상이었다면 그 범위로 옳은 것은?

1) <6.65mark(prob)
2) <1.65 mark(prob)
3) <2.83 mark(prob)
4) <3.22 mark(prob)
5) <4.08 mark(prob)

39

치료사 K씨는 피부의 압박역치를 측정하기 위해 어떤 평가도구를 사용했다. 이 도구는 플라스틱 막대 손잡이에 다양한 굵기의 모노필라멘트(monofilament)가 있는 세트(set)이다. 측정 범위는 1.65prob(mark)에서 6.65prob(mark)까지이다. 이 평가도구의 사용법으로 옳은 것은?

1) 진동감각을 동시에 평가할 수 있다
2) 굵은 모노필아멘트는 3회를 적용해야 한다
3) 피부와 직각으로 적용하는 것은 피해야 한다
4) 피부가 창백해질 때까지 적용하는 것은 피해야 한다
5) 모든 모노필라멘트는 구부러질 때까지 적용해야 한다

문제해설

38 해설내용 참조

답 3)

39 해설내용 참조

답 4)

Explanation 'Semmes-Weinstein monofilament'

- 피부 압박의 역치(threshold) 측정에 있어 가장 정확한 도구임

1. 구성

- 플라스틱 손잡이 막대 20개(monofilament)

2. 범위

1) 1.65~6.65mark(or prob)의 범위
2) 정상 범위(normal fingertip sensitivity) : 1.65(or 2.44)~2.83 사이

3. 적용 방법

1) 'monofilament'를 피부와 수직으로 적용함
   - 필라멘트가 구부러질 때까지 적용함(굵은 것은 예외)
2) 피부가 창백해 질 때까지 적용하면 안 됨

4. 범위별 사용법

1) 1.65~2.83 : 세 번 통통 튕겨줌
2) 3.22~4.08 : 구부러질 정도로 3번 적용
3) 4.17~6.65 : 한 번 적용

5. 굵은 'monofilament' 적용 시

1) 'monofilament'가 구부러지지 않음
2) 누르는 정도를 결정하기 위해 피부색을 잘 관찰해야 함

40

치료사 K씨는 캘리퍼(caliper)를 이용해 '2점구별(two point discrimination)'을 평가하고 있다. K씨가 검사 기록지에 'poor'라는 결과를 기록했다면, 예상되는 피검자(subject)의 이점구별 범위는?

1) 6~10mm
2) 11~15mm
3) 4mm 이하
4) 6mm 이하
5) 한 점만 인식하기

41

협응력 손상을 지닌 30세 남성은 치료사의 지시에 의해 손가락으로 특정 지점에 닿기를 하고 있다. 그리고 소뇌 손상을 지닌 25세 여성은 자신의 손가락 끝으로 자신의 코를 만질 수 있는지 평가받고 있다. 두 검사의 공통점은?

1) 틱
2) 감각
3) 무도증
4) 겨냥이상(dysmetria)
5) 가벼운 접촉(light touch)

문제해설

40 결과
- 정상(normal) : < 6mm
- Fair : 6~10mm
- Poor : 11~15mm
- Protective : 한 점으로 인식
- Anesthetic : 점을 인식하지 못함

답 2)

41 겨냥이상(dysmetria)
- 측정 방법
  - 손가락으로 코 접촉하기(touching the finger to the nose)
  - 테이블 위의 물체 닿기
- 능동적으로 움직일 때 목표점 도달에 필요한 'ROM 판단 능력'을 평가함
  - 움직임의 거리, 범위 판단을 평가함
- 소뇌 손상과 관련이 있음

답 4)

42

환측 팔에 움직임을 만들어 준 후 건측 팔에도 같은 움직임을 요구하는 평가는 무엇인가?

1) sterognosis
2) light touch
3) proprioception
4) spatial relation
5) 2 point discrimination

문제해설

42 해설내용 참조

답 3)

촉각 지각(Tactile perception) 평가

Explanation

1. 서화 감각(graphesthesia)

1) 피부에 글씨, 숫자, 도형 등을 그리면 환자가 그것에 반응함
2) 손상시 'agraphesthesia'라고 함
3) 시각을 폐쇄 후 손바닥에 무딘 연필이나 도구로 문자, 숫자, 도형 등을 그림

2. 입체 지각(stereognosis)

1) 시각적 도움 없이 촉각의 느낌으로 물건들을 알아내는 것
2) 여러 가지 감각의 통합 : 접촉 압박감(touch pressure), 위치감(position), 질감(texture), 무게감(weight), 온도감(temperature) 등
3) 손상 시 'astereognosis'라고 함
4) 방법 : 시각 차단 후 물건들을 임의대로 제공

3. 운동 감각(kinesthesia)

1) 신체 관절에 수동적으로 움직임을 주고 그 위치를 정의할 수 있는 것
2) 관절의 움직임의 방향과 움직임 정도를 구별하는 것

4. 고유수용성 감각(proprioceptive sense)

1) 근육, 관절, 내부기관의 감각 자극
2) 환자에게 일정 자세를 취하게 한 뒤 움직임의 방향을 말하게 하거나, 건측으로 같은 자세를 취하게 함

43

치료사는 말초 신경 손상을 지닌 40대 여성에게 'Boley gauge'를 이용해 엄지의 손바닥 부분을 측정하고 있다. 이 여성의 측정 결과가 12mm라면 어떻게 해석해야 하는가?

1) 양호(fair)이다
2) 빈약(poor)이다
3) 정상(normal)이다
4) 방어적(protective)이다
5) 무감각(anesthetic)이다

문제해설

43 해설내용 참조

답 2)

Two point discrimination

Explanation

정적 방법	• 환자의 시야를 가림 • 무딘 캘리퍼(blunt calipers), 구부린 종이 클립(bent paper clip), disk discriminator, Boley gauge 등을 사용함 　– 도구는 가볍고 무딘 것이어야 함 • 5mm 간격으로 시작함 　– 엄지 및 손가락의 패드(pad)에만 적용함 　– 가벼운 압박을 적용함 　– 장축을 따라가며 적용함 • 두 점의 거리는 15mm까지만 늘림 • 정확한 반응 　– 10번 중 7번을 정확히 답해야함 • 결과 　– Normal : <6mm 　– Fair : 6~10mm 　– Poor : 11~15mm 　– Protective : 한 점으로 인식 　– Anesthetic : 점을 인식하지 못함

44

감각 검사의 수행 내용과 결과로 틀린 것은?

1) 검사의 목적을 설명한다
2) 시각을 차단하고 수행한다
3) 육체적 피로상태를 고려한다
4) 유도질문을 하지 말아야 한다
5) 손에서 2점식별의 정상범위는 8mm이다

문제해설

44 해설내용 참조

답 5)

Light touch와 2점 구별 검사

Explanation

1. 가벼운 접촉(light touch) 검사

1) **목적**
   - 손가락, 솜, 휴지 등의 피부 자극 시 느껴지는 감각을 평가

2) **검사 방법**
   (1) 시각 차단 후 실시
   (2) 솜 등으로 가볍게 피부를 접촉함
   (3) 먼저 정상 쪽을 평가함
   (4) 환자는 말 또는 머리의 움직임으로 반응함(nodding or saying)

2. 2점식별(2 point discrimination) 검사

1) **목적**
   - 감각 평가 시 두 점 분별의 측정에 사용

2) **정상범위**
   - 6mm

3) **방법 1(정적)**
   (1) 환자의 시야를 가림
   (2) 캘리퍼(caliper)를 10mm 간격으로 벌리고 손끝(fingertip)에서 시작해서 근위부(몸쪽)(proximal) 쪽으로 이동함
   (3) 환자가 더 이상 두 점을 인식하지 못할 때 까지 간격을 줄이며 측정
   (4) 3~4초의 적용 시간을 주고, 5번 중에서 4번을 정확히 답해야함

4) **방법 2(동적 : MOVING 2 point discrimination)**
   (1) 환자의 시야를 가림

(2) 5~8mm 간격으로 몸쪽(proximal)에서 먼쪽(distal)로 한 자극(one point)과 두 자극(two point)을 번갈아 가며 적용
(3) 8번 중에서 7번 정확히 대답해야 함

5) **도구**
(1) 무딘 캘리퍼(blunt calipers), 구부린 종이 클립(bent paper clip)의 사용
(2) disk criminator
(3) two point Discrimination

45

피부통증(superficial pain)을 기록하는 결과에 해당하는 것은?

1) A
2) −S
3) B
4) F
5) 0

46

작업치료사의 감각평가에 대한 내용으로 옳은 것은?

1) 자극은 먼쪽에서 몸쪽으로 제공한다
2) 실어증 환자는 감각을 평가할 수 없다
3) 감각평가는 1회 측정을 원칙으로 한다
4) 자극을 주지 않고 반응을 말할 수 있다
5) 손상된 쪽을 먼저 평가하고 건강한 쪽을 나중에 평가한다

47

감각평가 시 유의해야 할 점과 가장 거리가 먼 것은?

1) 조용한 곳에서 실시한다
2) 구체적인 설명은 생략한다
3) 손상되지 않은 쪽을 먼저 검사한다
4) 관절염 환자에게도 감각검사가 필요하다
5) 표현실어증 환자는 그림이나 사진을 사용하도록 한다

문제해설

45 sharp

- +S : 정확한 반응
- D : 날카로운걸 둔하다고 함
- −S : 반응 없음

dull

- +D : 정확한 반응
- S : 둔한걸 날카롭다고 함
- −D : 반응이 없음

답 2)

46 **감각평가**

- 일반적으로 원위부(먼쪽)에서 근위부(몸쪽)로 평가함
  - 예외 : MOVING 2 point discrimination

답 1)

47 **평가에 대한 설명**

평가 시작 전 평가의 목적, 평가의 내용 등에 대한 일반적 내용에 대한 설명이 필요함

답 2)

48

'Semmes-Weinstein monofilament' 검사는 무엇을 평가하는 도구인가?

1) pain
2) pressure
3) light touch
4) proprioception
5) two point discrimination

문제해설

48 해설내용 참조

답 2)

Touch Pressure 검사

Explanation

1. Moving Touch

1) 연필 끝 지우개를 사용
2) 가볍게 눌러주면서 손끝 먼쪽(fingertip distal)으로 진행함
3) 감각의 변화가 일어날 때 기록
4) 가벼운(light) 자극과 무거운(heavy) 자극이 적용될 수 있음

2. Semmes-Weinstein monofilaments

1) 피부 압박의 역치(threshold) 측정에 가장 정확한 도구
2) 구성 : 플라스틱 손잡이 막대 20개(monofilament)
3) 범위 : 1.65에서 6.65(prob의 범위)
   - 정상 범위(normal fingertip sensitivity) : 2.44~2.83
4) 적용 방법
   (1) 'monofilament'를 피부와 수직으로 적용하고 'monofilament'가 구부러질 때까지 적용
   (2) 피부가 창백해 질 때까지 적용하면 안됨
5) 범위별 사용법
   (1) 1.65~2.83 : 세 번 통통 튀겨줌
   (2) 3.22~4.08 : 구부러질 정도로 3번 적용
   (3) 4.17~6.65 : 한 번 적용

49

촉각과 고유수용성감각이 손상되었을 때 보상할 수 있는 감각으로 가장 적절한 것은?

1) 후각
2) 미각
3) 압각
4) 시각
5) 전정감각

문제해설

49 해설내용 참조

답 4)

감각(Sensory)

Explanation

1. 촉각(tactile)

- 피부의 온도, 통증, 떨림 등의 자극임

2. 고유수용성감각(proprioceptive)

- 근육, 관절, 내장기관의 감각자극

3. 전정감각(vestibular)

- 머리의 위치와 움직임에 대한 해석

4. 시각(visual)

- 눈으로 들어오는 감각자극을 해석하는 것
  - 시력, 시야, 색 및 패턴의 지각 등이 있음

5. 청각(auditory)

- 소리를 해석하고 분별하는 것

6. 미각(gustatory)

- 맛을 해석하는 것

7. 후각(olfactory)

- 냄새를 해석하는 것

50

검지(indexl finger)의 손바닥 쪽 이점구별(two point discrimination)의 정상범위는?

1) 1mm
2) 4mm
3) 8mm
4) 10mm
5) 12mm

문제해설

50 검지의 2점 구별

- 3~4mm가 정상범위가 됨
- 부위에 따라 정상범위가 다름

답 2)

Two Point Discrimination

Explanation

1. 목적

- 감각 평가 시 두 점 분별의 측정에 사용

2. 정상범위

- 6mm 또는 그 이하

3. 방법 1(정적)

1) 환자의 시야를 가림
2) 캘리퍼(caliper)를 10mm 간격으로 벌리고 손끝(fingertip)에서 시작해서 근위부(몸쪽)(proximal) 쪽으로 이동함
3) 환자가 더 이상 두 점을 인식하지 못할 때 까지 간격을 줄이며 측정
4) 3~4초의 적용 시간을 주고, 5번 중에서 4번을 정확히 답해야함

4. 방법 2(동적 : MOVING 2 point discrimination)

1) 환자의 시야를 가림
2) 5~8mm 간격으로 근위부(몸쪽)(proximal)에서 원위부(먼쪽)(distal)로 한 자극(one point)과 두 자극(two point)을 번갈아 가며 적용
3) 8번 중에서 7번 정확히 대답해야 함

5. 참고

1) 일반적으로 원위부(먼쪽)에서 근위부(몸쪽)로 평가함
   - 예외 : MOVING 2 point discrimination

51

가벼운 접촉(light touch)에 대한 평가 내용으로 옳은 것은?

1) 시각을 차단하지 않는다
2) 손상된 쪽을 먼저 평가한다
3) '+'는 오직 인식만이 가능할 경우이다
4) 솜, 휴지 등으로 피부를 자극할 때 느껴지는 감각이다
5) '1'는 자극에 대한 위치를 알 수 없고 인식할 수 없는 상태이다

문제해설

51 해설내용 참조

답 4)

가벼운 접촉(Light touch) 평가

Explanation

1. 목적

- 손가락, 솜, 휴지 등의 피부 자극 시 느껴지는 감각을 평가

2. 검사 방법

1) 시각 차단 후 실시
2) 솜 등으로 가볍게 피부를 접촉함
3) 먼저 정상 쪽을 평가함
4) 환자는 말 또는 머리의 움직임으로 반응함(nodding or saying)

3. 점수

1) + : 자극에 대해 위치를 알고 인지함
2) − : 오직 인식만 가능함
3) 0 : 자극에 대해 위치를 알 수 없고 인지도 할 수 없음

52

'Semmes Weinstein monofilament'의 내용으로 옳은 것은?

1) 피부가 창백해 질 때까지 적용한다
2) 4.17～6.65 프롭(prob)은 세번 적용한다
3) 'monofilament'를 피부와 수직으로 적용할 수 없다
4) 3.22～4.08 프롭(prob)은 구부러질 정도로 1회 적용한다
5) 굵은 'monofilament' 적용 시 필라맨트가 구부러지지 않아도 된다

문제해설

52 해설내용 참조

답 5)

Semmes Weinstein monofilament

Explanation

1. 목적

- 'light touch'와 'deep touch'를 평가

2. 피부 압박의 역치(threshold) 측정에 가장 정확한 도구

3. 도구

- 'Semmes Weinstein monofilament'

4. 구성

- 플라스틱 손잡이 막대에 20개(monofilament)

5. 범위

1) 1.65～6.65 prob 범위
2) 정상 범위(normal fingertip sensitivity)
   - 2.44～2.83

6. 적용 방법

1) 'monofilament'를 피부와 수직으로 적용하고 'monofilament'가 구부러질 때까지 적용
2) 피부가 창백해 질 때까지 적용하면 안됨

7. 범위별 사용방법

1) 1.65~2.83 : 세 번 톡톡 튀겨줌
2) 3.22~4.08 : 구부러질 정도로 3번 적용
3) 4.17~6.65 : 한 번 적용
4) 굵은 'monofilament' 적용 시
   (1) 'monofilament'가 구부러지지 않음
   (2) 누르는 정도를 결정하기 위해 피부색을 잘 관찰해야 함

53

후각 검사의 내용으로 옳은 것은?

1) 투명한 병을 이용한다
2) 자극성 강한 냄새를 사용한다
3) 커피, 아몬드, 초콜릿 등은 피한다
4) '+'는 정확하게 냄새를 알고 있음을 의미한다
5) '−'은 전혀 냄새를 감지할 수 없음을 의미한다

문제해설

53 해설내용 참조

답 4)

후각(Olfactory)

Explanation

1. 재료

1) 불투명하거나 어두운 색깔의 병 속에 커피, 아몬드, 초콜릿 등을 담아서 평가
2) 식초나 암모니아 또는 다른 자극성 강한 냄새
   • 점막의 모든 수용기들을 자극하여 염증을 일으키므로 평가로 이용해서는 안 됨

2. 방법

• 각 병속에 면봉을 넣어 적신 후 환자의 콧구멍 아래에 살짝 갖다 댐

3. 점수

1) + : 정확하게 알고 냄새를 감지함
2) − : 냄새를 감지했으나 그게 무엇인지 모름
3) 0 : 전혀 냄새를 감지 할 수 없음

54

통증 검사에 대한 내용으로 옳은 것은?

1) 객관적인 평가가 가능하다
2) 'S'는 둔했다가 날카로워짐을 의미한다
3) 'visual analogue scale'로 측정할 수 있다
4) '+D'는 날카로운 자극에 대한 정확한 반응이다
5) '−D'는 날카로운 자극에 반응이 없음을 의미한다

문제해설

54 해설내용 참조

답 3)

통증(Pain) 검사

Explanation

1. 통증(Pain)

- 개인차가 있기 때문에 반응에 대한 객관적인 평가가 어려움

2. Sharp & Dull 평가

1) 시야를 막고 손상된 아래팔에 둔하고 날카로운 자극 제공
2) 점수
   (1) Sharp
      ① +S : 정확한 반응
      ② D : 날카로운걸 둔하다고 함
      ③ −S : 반응 없음
   (2) Dull
      ① +D : 정확한 반응
      ② S : 둔한걸 날카롭다고 함
      ③ −D : 반응이 없음(둔한 자극에 대한 반응)
   (3) 기타 도구 및 방법
      ① McGill pain questionnaire
      ② visual analogue scale
      ③ verbal rating scale
      ④ numerical rating scale

55

온도 평가에 대한 설명으로 옳은 것은?

1) 막대 실험관을 이용한다
2) ‘+’는 온도를 구분하지 못함을 의미한다
3) ‘T’는 온도 순서를 잘 구분함을 의미한다
4) ‘−’는 온도를 정확하게 구분함을 의미한다
5) 다양한 색을 넣은 시험관을 이용하는 것은 피한다

문제해설

55 온도평가 점수

- 점수
  - +온도를 정확하게 구분
  - −구분 못함
- 결과를 ‘T’라는 점수는 없음

답 1)

온도(Thermal)

Explanation

1. 도구

1) 막대 실험관을 이용
2) 찬 물과 더운 물을 담아 검사함

2. 방법 1

1) 뜨거운 물과 차가운 물을 채운 2개의 시험관을 이용
2) 각 시험관의 측면을 임의의 피부 표면에 문지름

3. 방법 2

1) 뜨거운 물, 미지근한 물, 따뜻한 물, 차가운 물을 채운 4개의 시험관을 이용
2) 시험관 마다 색깔을 부여해 가장 뜨거운 것부터 차가운 것까지 순서대로 배열

4. 점수

1) +온도를 정확하게 구분
2) −구분 못함

56

척수손상 환자의 감각 수준 평가에 사용되는 도구는?

1) 면봉
2) 해머
3) 소리굽쇠
4) 모노필라멘트
5) 두점식별도구

57

미각(gustatory) 평가에 대한 내용으로 옳은 것은?

1) '−'는 맛을 알지 못하는 것이다
2) '0'은 맛을 정확하게 아는 것이다
3) 스푼을 사용해 음식물을 제공한다
4) 짠맛, 쓴맛, 신맛, 매운맛을 평가한다
5) 'S'는 통증을 주는 맛을 인식하는 것이다

문제해설

56 척수손상환자의 감각수준은 면봉, 솜, 핀을 이용해 Light touch와 Pin prick을 통해 결정한다. 해머는 척수수준에 따른 Deep tendon reflex 검사 시 사용한다.
답 1)

57 해설내용 참조
답 1)

미각(Gustatory)

Explanation

1. 목적

• 맛의 감각이 소실되었는지 아니면 손상되었거나 완전한지를 결정

2. 재료

1) 기본적인 4가지 맛을 평가(단맛, 짠맛, 쓴맛, 신맛)
2) 행굴 수 있는 용기, 물 주전자, 컵, 면봉, 맛을 상징하는 그림이나 단어 카드

3. 방법

• 각 액체를 적신 면봉으로 단맛은 혀의 앞부분, 짠맛은 혀의 외측 가장자리, 쓴맛은 혀 뒤쪽 가장자리, 신맛은 혀의 외측 중간 가장자리를 자극함

4. 점수

1) + : 맛을 정확하게 앎
2) − : 맛을 알 수 없음

58

다음 내용의 평가는 무엇을 측정하기 위한 것인가?

- 불투명하거나 어두운 색깔의 병이 필요하다
- 면봉이 필요하다
- 결과는 '+, −, 0'이다

1) 촉각 2) 후각
3) 미각 4) 시각
5) 청각

59

눈으로 보지 않으면 단추와 동전을 구분할 수 없는 환자에게 적합한 평가도구는?

1) 9 hole pegboard
2) Purdue pegboard
3) Grooved pegboard
4) Moberg pick up test
5) O'connor finger dexterity test

60

치료사 K씨는 어떤 검사를 실시하고자 한다. 먼저 환자의 시각을 차단한 후 솜을 이용해 피부를 가볍게 접촉했다. 만약 환자가 정확하게 반응했다면 이 평가의 결과는 무엇인가?

1) 1 2) 2
3) + 4) −
5) 0

문제해설

58 후각(olfactory) 측정은 불투명하거나 어두운 색깔의 병 속에 커피, 아몬드, 초콜릿 등을 담아서 평가하게 된다. 각 병 속에 면봉을 넣어 적신 후 환자의 콧구멍 아래에 살짝 갖다 댄다. 정확한 냄새를 지각한 경우 +, 냄새를 감지했으나 그것이 무엇인지 모를 경우 −, 전혀 냄새를 감지할 수 없을 경우는 0이다.

답 2)

59 입체지각능력의 어려움이며, 이것에 적합한 평가는 Moberg pick up test이다.

답 4)

60 **가벼운 접촉(light touch)**

- 손가락, 솜, 휴지 등으로 피부를 자극할 때 느껴지는 감각
- 검사 방법
  - 먼저 시각을 차단한 후 검사를 실시함
  - 솜 등으로 피부를 가볍게 접촉함
  - 먼저 정상 쪽을 평가함
  - 환자는 '고개 끄덕임 또는 말(nodding or saying)'로 반응함
- 점수
  - + : 자극의 위치를 알고 인식함
  - − : 오직 인식만 가능함
  - 0 : 자극의 위치를 알 수도 없고 인식도 할 수 없음

답 3)

61

다음 중 압박 검사에 대한 설명으로 옳은 것은?

1) 빨강은 검사 불가를 의미한다
2) 파랑은 가벼운 촉각이 정상임을 의미한다
3) 보라는 보호감각이 감소되었음을 의미한다
4) 녹색은 가벼운 촉각이 감소되었다는 의미한다
5) 대상자는 적어도 3번 중 2번의 필라멘트 적용에 반응해야 한다

62

다음 중증의 감각겉질 손상 환자를 위한 평가로 가장 먼저 실시해야 검사는?

1) 온도인식 검사
2) 진동역치 검사
3) 정적 두 점 식별검사
4) 고유수용성감각 검사
5) 가벼운 촉각 역치 검사

문제해설

61
- 녹색 : 가벼운 촉각이 정상
- 빨강 : 보호감각이 소실
- 파랑 : 가벼운 촉각 감소
- 대상자는 적어도 3번 중 1번의 필라멘트 적용에 반응한다.

답 3)

62 통각과 온도감각이 결손일 경우, 가벼운 촉각과 고유수용성 감각 역시 결손이므로 이들에 대한 평가는 필요하지 않다. 중증 겉질손상 환자는 통각과 온도감각에 대한 평가를 먼저 실시한다.

답 1)

5

C·H·A·P·T·E·R

인지 평가 (Cognition)

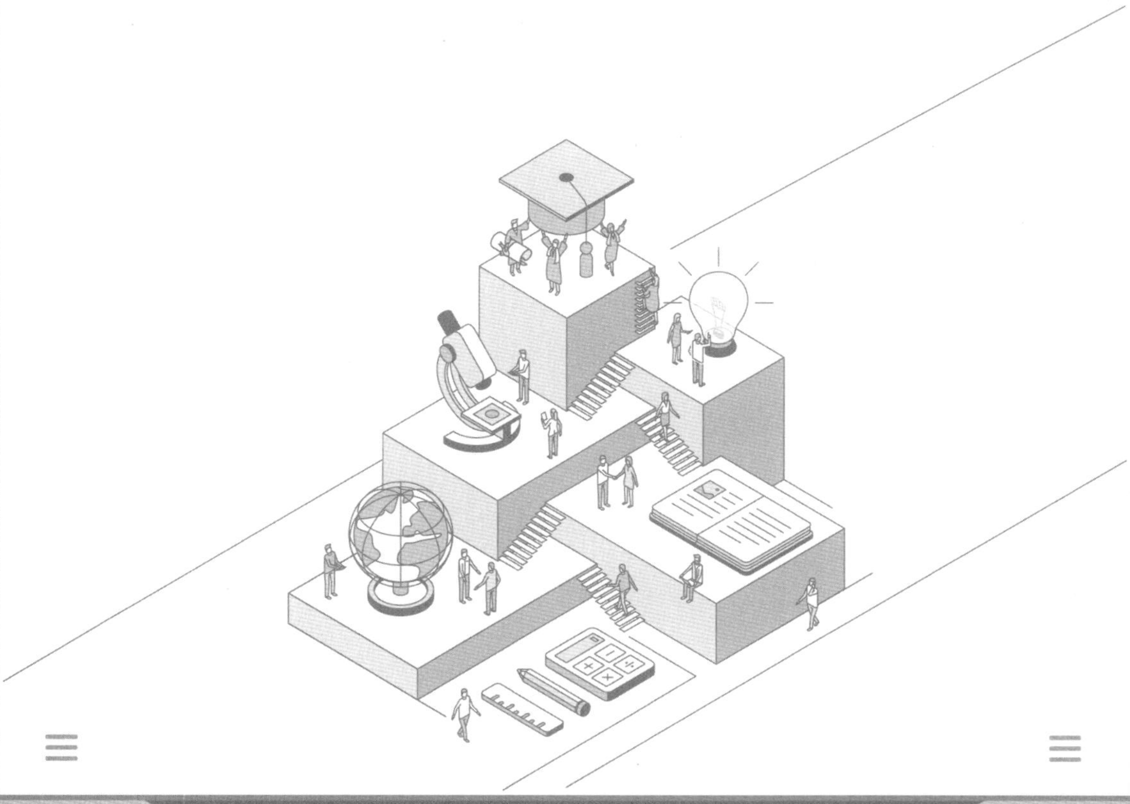

예·상·문·제·풀·이

01

다음에서 설명하고 있는 알렌인지수준(ACL) 단계는?

- 의식은 있으나 주어진 자극에 몇 초간만 집중한다
- 24시간 간병이 필요하며, 지남력 손상이 특징이다
- 통증에 대해 반응은 소리 또는 제스처로 나타난다

1) 손 행동　　2) 자동적 행동
3) 자세적 행동　　4) 계획된 행동
5) 목적지향적 행동

문제해설

01 해설내용 참조

답 2)

ACL 단계(1~3단계)

Explanation

레벨	내용	치매단계
Level 1 자동적 행동 (automatic actions)	• 의식은 있으나 주어진 자극에 몇 초간만 집중함 • 먹고 마실 수 있지만 관찰(monitering)이 필요함 • 24시간 간병이 필요함 • 지남력 손상이 특징 • 통증에 대해 반응 : 소리 또는 제스처로 반응함	치매말기
Level 2 자세적 행동 (postural action)	• 불편함에 대한 반응 : 자세의 조절을 통해 반응함 • 대동작 움직임 : 반복하거나 따라할 수 있음 • 의미 없는 방황 • 환경에 대한 간헐적 지각이 나타남 • 단시간의 집중이 있음 : 식사, 목욕 등의 수행을 위해 지속적인 촉진이 필요함	치매말기
Level 3 손 행동 (manual action)	• 손의 사용이 가능해짐 • 순서화의 문제가 있음 : 한 번에 한 단계씩 지시에 수행함 • 익숙한 물건의 사용이 가능해짐 • 기본적인 일상생활 활동 수행이 가능해짐	치매중기~말기

02

LOTCA로 평가하기 위해 치료사는 환자와 마주보고 앉아 다음과 같은 지시를 하였다. 어떤 영역을 평가하는 것인가?

> "당신이 거울을 보는 것처럼 제 움직임을 따라하세요"
> (환자가 이해하지 못했다면 환자에게 시범을 보이며 말한다)
> "제가 왼쪽 팔을 움직일 때 당신의 오른쪽 팔을 움직이세요"

1) orientation
2) motor praxis
3) spatial perception
4) thinking operation
5) visuomotor organization

03

전반적 퇴화척도(Global Deterioration Scale)에 대한 설명이다. 다음에 해당하는 단계는?

> • 생활 중 최근 일들과 현재 벌어지는 세상사에 대한 지식이 감소함
> • 자세한 면담에서는 과거 기억을 하지 못할 수도 있음
> • 순차적 빼기에서 집중력 장애가 관찰됨
> • 혼자서 여행하는 것과 금전관리에 어려움을 보임
> • 복잡한 일을 효율적이고 정확하게 수행할 수 없음
> • 자신의 문제를 부정하는 것이 흔하고, 감정이 둔화되고 도전적 상황을 회피하는 경향

1) 경도 치매
2) 중기 치매
3) 경미한 인지장애
4) 중등도의 인지장애
5) 매우 경미한 인지장애

문제해설

02 LOTCA 2의 운동실행(motor praxis) 영역의 운동모방(motor imitation) 부분이다.

답 2)

03
• 1단계 : 인지장애 없음
• 2단계 : 매우 경미한 인지장애
• 3단계 : 경미한 인지장애
• 4단계 : 중등도의 인지장애
• 5단계 : 초기 치매
• 6단계 : 중기 치매
• 7단계 : 말기 치매

답 4)

04

LOTCA의 'Reproduction of Two-Dimensional Model(TM)' 항목을 평가할 경우 피검자가 얻을 수 있는 점수는?

1) 1점
2) 2점
3) 3점
4) 4점
5) 5점

05

대표적인 투사 검사도구인 로르샤흐(Rorschach) 검사와 가장 관계 깊은 예술 및 수공예는?

1) 데칼코마니
2) 문장 만들기
3) 사람 그리기
4) 나무 그리기
5) 가죽 끈 끼기

06

심리검사도구인 로르샤흐 검사(Rorschach test)에 대한 설명으로 바르지 못한 것은?

1) 대표적인 투사법 검사이다
2) 신뢰도와 타당도가 높지 않은 검사이다
3) 피검자의 의식적이거나 무의식적인 심리적 특성이 반영한다
4) 피검자의 의식적이거나 무의식적인 심리적 특성이 반영된다
5) 데칼코마니 양식에 의한 대칭형의 잉크 얼룩으로 구성된 흑백 카드가 있다

문제해설

04
- 다음은 LOTCA의 Reproduction of a two-diemnsional model(TM)
- 점수
  - 1점–환자는 모형을 재현할 수 없음
  - 2점–환자는 오직 디자인 위에만 모형을 구성함
  - 3점–환자는 정확하게 모형을 구성하나 시행착오가 있음
  - 4점–환자가 잘 수행함

답 4)

05 로르샤흐(Rorschach) 검사
- 데칼코마니 양식을 이용한 커드가 사용됨
- 총 10장의 카드가 사용됨
  - 무채색 카드 5장
  - 부분 유채색 카드 2장
  - 완전 유채색 카드 3장

답 1)

06 로르샤흐 검사(Rorschach test)

검사의 장/단점
- 장점
  - 투사적 성격검사는 반응이 매우 독특하고 다양하게 표현되어 개인의 독특한 심리적 특성을 이해하는데 유용하게 이용됨
    - 반응 과정에서 객관식 검사와는 다르게 자극의 내용이 불분명하기 때문에 피검자가 방어적으로 반응하는 것이 어려움
    - 피검자의 의식적이거나 무의식적인 심리적 특성이 반영될 수 있음
- 단점
  - 투사적 검사는 신뢰도나 타당도 검증이 매우 빈약하고 그 결과도 매우 부정적임
  - 투사적 성격검사는 여러 상황적 요인에 의해 강하게 영향을 받음
- 검사의 구성
  - 데칼코마니 양식에 의한 대칭형의 잉크 얼룩으로 이루어진 무채색 카드(흑백카드) 5장
  - 부분적인 유채색 카드 2장
  - 전체적인 유채색 카드 3장 등
  - 총 10장의 카드로 구성됨

답 3)

07

MMSE-K의 항목과 최대 점수가 바르게 연결된 것은?

1) 기억등록－5점
2) 기억회상－5점
3) 시간지남력－5점
4) 주의집중과 계산능력－8점
5) 언어와 시공간 구성능력－8점

08

다음 중 평가 목적이 다른 하나는 무엇인가?

1) 그림좌절검사
2) BO(Bruininks-Oseretsky) test
3) MBTI(Myers-Briggs Type Indictor)
4) BGT(Bender Visual Motor Gestalt Test)
5) MMPI(Minnerssota Multiphasic Personality Inventory)

문제해설

07 각 항목별 점수
- 시간지남력 : 5점
- 기억등록 : 3점
- 기억회상 : 3점
- 주의집중과 계산능력 : 5점
- 언어와 시공간 구성능력 : 9점

답 3)

08 해설내용 참조

답 2)

인성검사

Explanation

1. 성격유형검사(MBTI)

1) 1920년대 C.G. Jung의 심리유형론을 근거로 함
2) 목적
   (1) 각자가 인정하는 반응에 관계된 자기 보고를 통하여 인식과 판단 과정에서 나타나는 사람들의 근본적인 선호성을 알아내기 위해
   (2) 각자의 선호성이 개별적으로 또는 복합적으로 어떻게 작용하는지의 결과들을 예측하여 실생활에 도움을 얻기 위해

2. MMPI(Minnerssota Multiphasic Personality Inventory, 다면적인성검사)

1) 개요
   (1) 1940년대 미국 미네소타 대학의 심리학자인 Stark Hathaway와 정신과 의사인 Jovian Mckinley에 의해 제작됨

(2) 세계적으로 가장 널리 쓰이고, 가장 많이 연구되어 있는 객관적 성격검사임
(3) 566문항, 383문항의 두 종류의 검사지로 수기용이나 컴퓨터용으로 채점함
(4) MMPI는 문항선정과 척도구성은 철저한 경험적 접근을 통하여 제작됨
(5) MMPI는 피검자의 심리적 상태 및 정상으로부터의 이탈을 매우 신뢰있고 타당하게 반영함

2) 목적
(1) 정신과적 진단분류를 위한 측정
- 일반적 성격특성을 측정하는 것은 아님

(2) 개인의 인성특징의 비정상성 혹은 징후를 평가하여 상담 및 정신치료에 기여함
(3) 비정상적이고 불건전한 방향으로 진전될 가능성을 미리 찾아내어 예방 및 지도책을 도모함

3. 벤더 시지각 동작 검사(BGT : Bender Visual Motor Gestalt Test)

1) 목적
- 발달정도, 지적 능력, 학습문제, 기질적 장애, 정서장애를 측정하기 위해

2) 대상
- 소아(5~11세), 성인

4. 그림좌절검사(아동용)

1) 욕구불만이론으로 유명한 Rosenweig박사에 의해 1945년에 제작됨
2) 욕구불만에 대한 재반응을 측정하는 회화연상 검사로 욕구 불만에 대한 반응을 측정해서 개인의 인격구조를 이해하기 위한 것임
3) 기본가정
- 아동이 그림에 나타난 욕구가 좌절된 사람으로 의식적으로나 무의식적으로 동일시하고 빈칸에 자신의 생각을 기입할 것임

4) 정식이름
- "욕구불만에 대한 반응을 측정하는 회화연상 검사"
Picture-Frustration study 또는 P.F study로 불리어지고 있음
BO(Bruininks Oseretsky) Test

5. 목적

1) 운동훈련(motor training) 프로그램의 개발과 평가를 위해 사용됨
2) 운동근육 능력을 평가함
- 일반아동과 운동장애와 발달지체 아동에게 모두 사용함

6. 대상

- 만 4세 6개월~14세 6개월의 아동

09

다음 한국판 치매임상평가척도(CDR)에서 판정결과는?

• 지남력 : 3점	• 판단력과 문제해결능력 : 0점
• 기억력 : 2점	• 사회활동 : 0점
• 집안생활과 취미 : 0점	• 위생, 몸치장 : 3점

1) 치매 의심
2) 심한 치매
3) 말기 치매
4) 중등도 치매
5) 매우 심한 치매

10

정신과 차트 상에서 정신상태검사(mental status examination)에 해당하는 것은?

1) 피해망상 호소
2) 3남 2녀 중 막내
3) 간질 병력 없음
4) 위생상태 비교적 양호
5) 수면제 복용 후, 응급실 경유하여 입원

11

LOTCA의 항목을 다음과 같이 수행하였다. 점수는?

> 검사자는 그림이 그려진 15장의 카드를 테이블 위에 무작위로 펼쳐놓는다(보트, 헬리콥터, 비행기, 자전거, 배, 기차, 자동차, 망치, 가위, 바늘, 드라이버, 손수레, 팽이, 갈퀴, 재봉틀). 환자가 카드 그림을 보고, 큰 것과 작은 것으로 분류하였다

1) 5점
2) 4점
3) 3점
4) 2점
5) 1점

문제해설

09 세 가지 영역의 점수가 기억력보다 작고, 두 가지 영역은 기억력보다 큰 경우 기억력 점수를 전체 CDR 점수로 함
- 0 : 치매 아님
- 0.5 : 치매 의심
- 1 : 경도
- 2 : 중등도 치매
- 3 : 심한 치매
- 4 : 매우 심함
- 5 : 말기 치매

답 4)

10 1) Chief Problem
2) Identification
3) Personal Medical History
5) Present illness

답 4)

11
- 1점 : 환자는 전혀 수행할 수 없음
- 2점 : 환자는 부분적으로 분류가 가능함, 큰 것 또는 작은 것으로 분류
- 3점 : 환자는 두 가지 분류 기준으로 수행할 수는 있지만, 큐(cue)와 같이 수행하거나 완벽한 분류를 할 수 없음
- 4점 : 환자는 큐를 받을 수도 안 받을 수도 있지만 분류를 수행할 수 있음, 말로 그 기준을 개념화할 수 없음
- 5점 : 잘 수행함, 기준을 말로 표현할 수 있음

답 4)

12

인지기능을 주의, 관리기능, 구성, 개념화, 기억의 5개의 소검사로 분류하여, 36개의 항목으로 구성된 검사는?

1) Korean Dementia Rating Scale
2) Cognitive behavior rating scale
3) Rivermead Behavioral Memory Test
4) Cognitive Asssessment of Minnesota
5) Neurobehavioral Cognitive status examination

13

다음 보기는 인지지각 평가도구인 LOTCA Ⅱ의 일부분이다. 이 영역의 최소 점수와 최대 점수의 조합이 옳은 것은?

가. 당신은 지금 어디에 있나요?
나. 당신의 현재 위치를 말해주세요
다. 당신의 거주지 주소가 어떻게 되나요?
라. 당신은 이곳에 오기 전에는 어디에 있었나요?

1) 0~4점
2) 0~6점
3) 1~4점
4) 1~6점
5) 1~8점

14

인지기능을 주의, 관리기능, 구성, 개념화, 기억의 5개의 소검사로 분류하여, 36개의 항목으로 구성된 검사는?

1) Korean Dementia Rating Scale
2) Cognitive behavior rating scale
3) Rivermead Behavioral Memory Test
4) Cognitive Asssessment of Minnesota
5) Neurobehavioral Cognitive status examination

문제해설

12
- Korean Dementia Rating Scale : 36문항, 총 144점
- 주의기능 8문항, 관리기능 11문항, 구성 6문항, 개념화 6문항, 기억 6문항

답 1)

13 Orientation for place(OP)
- 최소 수행 : 1점
  - 정확한 답을 못했거나 객관식에 의한 정확한 대답일 경우
- 최대 수행 : 8점
  - 객관식 질문이 필요하지 않고 모든 질문에 정확하게 대답했을 경우

답 5)

14
- Korean Dementia Rating Scale : 36문항, 총 144점
- 주의기능 8문항, 관리기능 11문항, 구성 6문항, 개념화 6문항, 기억 6문항

답 1)

15

LOTCA의 항목 중 일부이다. 다음 검사의 목적은?

- 검사자가 환자의 테이블 앞에 앉아 있는 남자 사진을 보여주고 질문함
- 남자의 앞에 무엇이 있습니까?
- 남자의 왼쪽에는 무엇이 있습니까?
- 남자의 어느 쪽에 컴퓨터가 있습니까?

1) 깊이지각
2) 시각완성
3) 전경-배경
4) 형태항상성
5) 공간내 위치

16

다음 중 개인의 언어기억, 시각기억, 단기기억을 측정할 수 있는 도구는?

1) LIPS
2) KWIS
3) K-MAS
4) LOTCA
5) MMSE-K

문제해설

15 공간내 위치 지각

관찰자를 중심으로 관찰자와 물체의 관계를 지각하는 것

답 5)

16 K-MAS(Korea version of Memory Assessment Scales)

- 개요
  - Williams(1991)의 MAS(Memory Assessment Scales)를 한국판으로 표준화한 개인용 기억검사 도구
  - 산업재해, 교통사고, 노인인구 증가에 따른 기질적 뇌손상 환자의 증가에 따라 개발됨
- 점수
  - 전체기억(언어기억, 시각기억, 단기기억 척도)
    - 86점 이상 : 정상범위
    - 71~85점 : 경계선 수준
    - 70점 이하 : 기억장애 의심 범위
  - 소 검사
    - 7점 이상 : 정상범위
    - 4~6점 : 경계선 수준
    - 3점 이하 : 수행결함 의심 범위
- 결과 해석
  - 측정의 표준오차 값에 근거해 진점수 범위 추정함
  - 전체 지능지수와 전체 기억점수와의 차이를 분석함
    - 16~17점 이상 차이나면 기억장애 의심
  - 소 검사 간 차이를 분석함
  - 기억장애, 꾀병(난이도 쉬운 문항의 실패)과 같은 수행결함요소를 분석함
  - 규준표에 근거해 언어기억 과정에서의 손상이 있는지 분석함
  - 질적 분석을 통해 기억과정 및 손상의 양상 파악함

답 3)

17

다음은 ACL 몇 단계에 해당하는가?

- 체커판에 모자이크 타일을 채우는 일에 흥미를 갖는다
- 선행학습에 의존하는 경향을 보이고 도표나 그림을 따라 하는 것보다는 견본을 모방하는 것을 더 쉽게 한다
- 사물이 시야에 감춰질 수 있다는 것을 이해하지 못한다
- 타일바닥에 접착제를 바른 것을 알아채지 못한다

1) 2단계
2) 3단계
3) 4단계
4) 5단계
5) 6단계

18

다음 중 상위 하달 식 접근에 적절한 평가는?

1) MMSE
2) MBI
3) ACLS
4) LOTCA
5) SCIM

19

LOTCA의 항목이다. 검사의 목적은?

지우개 달린 연필을 제시하고, 종이에 그림을 그리고 지워보세요

1) 이차원 실행증 검사
2) 삼차원 실행증 검사
3) 편측무시(unilateral neglect) 검사
4) 개념실행증(ideational apraxia) 검사
5) 개념운동실행증(ideomotor apraxia) 검사

문제해설

17 ACL 4단계에 해당한다.

제시된 설명대로 한 번에 한 단계씩 따라 할 수 있고 만들려는 목표를 시각화할 수 있으며, 2차원적인 프로젝트를 수행하는 것에 흥미를 갖는다.

답 3)

18 ACLS는 과제수행 관찰을 근거로 평가하여 그에 맞는 인지 수준을 평가하는 방식으로 상위하달식 접근으로 작업수행에 인지수준을 예측하기 적절한 평가도구이다.

답 3)

19 LOTCA의 항목 중 물체활용으로, 개념실행증을 검사하기 위한 항목이다.

답 4)

20

다음과 같은 내용들을 담고 있는 LOTCA의 평가 영역은?

- Categorization(CA)
- Pictorial Sequence(PS)
- Riska Object Classification(ROC)

1) 지각(perception)
2) 지남력(orientation)
3) 시각기억(visual memory)
4) 사고조작(thinking operation)
5) 시운동조직(visuomotor organization)

21

LOTCA의 검사 목적으로 가장 타당한 것은?

1) 지능 정도를 평가하기 위함이다
2) 치료의 효과를 평가할 수 없다
3) 지각 영역의 손상 정도를 파악할 수 있다
4) 'orientation'은 포함하지 않는다
5) 치료 시작 시 ADL의 한계를 찾아 치료 시작점을 결정함

22

'LOTCA'의 검사 영역에 해당하지 않는 것은?

1) 언어(language)
2) 지각(perception)
3) 지남력(orientation)
4) 사고조작(thinking operation)
5) 시운동 조직(visuomotor organization)

문제해설

20 사고조작(thinking operation) : 5개 하위 항목

- 개념화시키는 과정을 말함
- 비슷한 기능 및 크기 별로 분류하기, 순서 맞추기 등의 영역이 있음
- LOTCA에서는 '크게 분류하기'와 '순서 맞추기'를 평가함

답 4)

21 'Lowenstein Occupational Therapy Cognitive Assessment(LOTCA)'

- 검사 목적
  - orientation(지남력), perception(지각), visuomotor organization(시각운동 조직), thinking operation(사고 조작) 영역의 능력과 장애를 평가
  - 치료 시작 전에 환자의 한계를 알아내어 치료 시작점을 결정
  - 인지 영역의 손상 정도를 파악하여 치료 시작의 기초선을 결정
  - 치료의 목표를 정확하고 단계적으로 세우기 위한 것
  - 치료의 효과를 평가하기 위함

답 3)

22 LOTCA의 내용
(4 영역 : 총 20개 하위 항목)

- 지남력(orientation) : 2개 하위 항목
  - 환경과 나의 관계를 인식하는 기능
  - 일반적으로 뇌 손상 후에 시간, 장소, 사람에 대해 손상을 받음
    → 집중력, 기억력, 지각 기능이 요구됨
- 지각(perception) : 6개 하위 항목
  - 정보를 받아들여 물건의 기본적인 모양을 구별하고, 다른 것과 비교하고, 위치를 알아내는 기본적인 능력을 말함
- 사고 조작(thinking operation) : 5개 하위 항목
  - 개념화시키는 과정
  - 비슷한 기능 및 크기 별로 분류하기, 순서 맞추기 등의 영역이 있음
  - LOTCA는 크게 분류하기와 순서 맞추기를 평가함

답 1)

23

인지기능 검사인 MMSE의 내용과 거리가 먼 것은?

1) 지남력
2) 기억력
3) 집중력
4) 신체도식
5) 시공간 구성력

문제해설

23 해설내용 참조

답 4)

MMSE(Mini-Mental State Examination)

Explanation

1. 사용목적

• 인지 검사, 치매 선별 검사

2. 검사항목

• 지남력, 기억력, 주의집중, 계산, 기억회상, 시공간 구성능력, 언어능력

3. 세계적으로 널리 이용되고 있음

4. 우리나라의 경우 2가지 유형이 있음

1) 한국형 간이정신상태 검사(K-MMSE)
   • 개발 당시의 MMSE의 문항을 그대로 번안
2) 간이정신상태 검사 – 한국판(K-MMSE)
   • 문맹자들에게 사용할 수 있도록 일부분 변경

5. 결과 해석

1) 전체 문항을 점수로 계산
2) 대답을 거부하는 문항이 많으면 해석이 부적절함
3) 30점 만점
   (1) 24점 이상 : 정상으로, 인지기능 장애의 손상이 없음을 의미함
   (2) 19～23점 : 치매 의심 및 경도의 인지기능 장애를 의미
   (3) 18점 이하 : 치매 및 분명한 인지기능 장애를 의미

24

Global Deterioration Scale 평가 결과이다. 단계는?

- 고등 교육을 받은 사람이 40에서 4씩 또는 20에서 2씩 거꾸로 빼는 것을 수행하지 못한다
- 자신의 이름, 배우자 이름, 자녀 이름을 기억한다
- 화장실 사용이나 식사를 독립적으로 수행한다
- 시기에 적절한 옷을 선택하지 않고 간혹 옷 입는 법을 잊는다

1) 6단계
2) 5단계
3) 4단계
4) 3단계
5) 2단계

25

다음에 설명된 평가도구는?

이름, 숨긴 물건 회상, 얼굴과 그림 재인, 약속 및 경로 기억 등 9개의 항목으로 구성

1) Digit Repetition Test
2) Contextual Memory Test
3) Wechsler Memory Scale III
4) Benton Visual Retention Test
5) Rivermead Behavioral Memory Test

26

간이 정신상태 검사(Mini-Mental State Exam, MMSE)의 결과가 정상에 해당하는 기준은?

1) 20점 이상
2) 22점 이상
3) 24점 이상
4) 25점 이상
5) 28점 이상

문제해설

24
- 1단계 : 인지적 감퇴 없음(정상)
- 2단계 : 경미한 인지적 감퇴(정상)
- 3단계 : 경도의 인지적 감퇴(불확실)
- 4단계 : 치매의 전구기
- 5단계 : 경도 치매 – 옷의 선정에 도움 필요. 시간, 장소 등에 지남력 상실
- 6단계 : 중등도 치매
  - 식사, 화장실 사용에 도움필요, 요실금
  - 시간, 장소, 사람에 대한 지남력 소실
- 7단계 : 고도의 치매–심한 언어·운동능력 상실, 요실금

답 2)

25 Rivermead Behavioral Memory Test
- 일상생활의 기억 과제를 평가
- 이름, 숨긴 물건 회상, 얼굴과 그림 재인, 약속 및 경로 기억 등 9개의 항목으로 구성
- 즉시 기억과 장기 기억 모두 평가, 전행 기억 평가 포함

답 5)

26 MMSE 점수 기준
- 정상
  - 점수가 24점 이상인 경우
- 경도의 인지장애
  - 20~23점
- 중등도의 인지장애
  - 19점 이하
  - 구체적인 치매 평가검사가 추가적으로 요구됨

답 3)

27

다음 보기와 같은 질문이나 요구가 필요한 LOTCA의 항목은?

- "어떻게 이를 닦는지 보여 주세요"
- "어떻게 열쇠로 문을 열 수 있습니까?"
- "어떻게 칼로 빵 한 덩어리를 자를까요?"
- "어떻게 전화를 사는지 보여주세요"

1) Motor Imitation
2) Symbolic Action
3) Logic Questions
4) Utilization of Objects
5) Directions on C's Body

28

다음 사례의 GDS(전반적퇴화척도) 점수는?

- 환자가 전적으로 의존하고 있는 배우자의 이름을 종종 잊음
- 최근의 사건들이나 경험들을 거의 기억하지 못함
- 오래된 일은 일부 기억하기도 하나 매우 피상적임

1) 7점
2) 6점
3) 5점
4) 4점
5) 3점

29

다음 중 치매 환자를 평가하는 도구로 가장 타당한 것은?

1) MMPI
2) SCIM
3) MVPT
4) MBTI
5) K-DRS

문제해설

27 Symbolic Action(SA)

- 검사자는 환자에게 질문함(요구함)
  - "당신이 어떻게 이를 닦는지 보여 주세요"
    - 대상자는 모든 활동을 보여줌
    - 칫솔에 치약 짜기부터 입으로 가져와 칫솔질하기까지
  - "어떻게 열쇠로 문을 열 수 있습니까?"
  - "어떻게 칼로 빵 한 덩어리를 자릅니까?"
  - "어떻게 전화를 사용합니까?"
    - 검사자에게 모든 과정을 보여줌
    - 수화기를 들어 귀로 가져와 번호 누르기

답 2)

28
- 1단계 : 인지적 감퇴 없음(정상)
- 2단계 : 경미한 인지적 감퇴(정상)
- 3단계 : 경도의 인지적 감퇴(불확실)
- 4단계 : 치매의 전구기
- 5단계 : 경도 치매 – 옷의 선정에 도움 필요. 시간, 장소 등에 지남력 상실, 손자의 이름에 저하된 회상
- 6단계 : 중등도 치매 – 식사, 화장실 사용에 도움필요, 요실금/시간, 장소, 사람에 대한 지남력 소실
- 7단계 : 고도의 치매 – 심한 언어·운동능력 상실, 요실금

답 2)

29 MMPI, MBTI는 인성검사로 주로 사용하고, SCIM은 척수손상환자의 일상생활을 평가하는 검사이다. MVPT는 시지각 능력을 파악하는 것이고 K-DRS 한국판 치매평가도구이다.

답 5)

30

다음은 LOTCA점수 기준이다. 어떤 항목인가?

> ❋점수
> 1점 – 정확한 매치(exact matching)를 통해 몇 개를 찾아냄
> → 4개 미만의 정확한 매치
> 2점 – 정확한 매치(exact matching)를 통해 5~8개 모양을 찾아냄
> 3점 – 환자는 최소 4개 이상의 사물 명칭을 찾아냄
> → 방법 : 말(naming), 지적하기, 유사 매치(similar match)
> 4점 – 환자는 모든 사물을 찾아냄
> → 방법 : 말, 지적하기, 유사한 매치

1) Shape Identification(SI)
2) Overlapping Figures(OF)
3) Orientation for Place(OP)
4) Orientation for Time(OT)
5) Directions on c's body(SP1)

문제해설

30 해설내용 참조

답 1)

Shape Identification(SI)

Explanation

1. 방법

1) 그림이 있는 분리된 8장의 카드를 환자에게 보여줌
   • 네모, 세모 등
2) 검사자의 질문
   • "이 모양의 이름은 무엇입니까?"
3) 만약 환자가 모양의 이름을 말할 수 없을 경우(표현의 장애)
   • 'booklet'의 그림을 지적할 것을 요구함
4) 평가자의 질문
   • "동그라미는 어디에 있습니까?"
5) 만약 평가자가 수용성 언어장애가 있을 경우 그리고 모양 찾기를 이해하지 못 할 경우
   • 유사한 모양의 카드를 제시하고 비슷한 모양을 보드(board)에서 찾을 것을 요구함(유사 매치 : similar matching)
6) 만약 유사 매치로 모양을 찾지 못할 경우
   • 동일한 모양의 카드 8장을 제시하고 보드(board)에서 찾을 것을 요구함(exact matching)

2. 점수

1) 1점
   - 정확한 매치(exact matching)를 통해 몇 개를 찾아냄

   → 4개 미만의 정확한 매치
2) 2점
   - 정확한 매치(exact matching)를 통해 5~8개 모양을 찾아냄
3) 3점
   - 환자는 최소 4개 이상의 사물의 명칭을 찾아냄

   → 방법 : 말(naming), 지적하기, 유사 매치(similar match)
4) 4점
   - 환자는 모든 사물을 찾아냄

31

다음 중 뇌 손상 후 인지수준을 평가하는 도구로 6단계로 분류되는 도구는 무엇인가?

1) MMSE
2) LOTCA
3) Glosgow coma scale
4) Allen cognitive test(ACL)
5) Ranchos Los amigos scale

32

다음은 'ACL(Allen Cognitive Level)' 테스트의 평가 레벨이다. 해당되는 단계는?

- 목적 있는 활동을 함
- 익숙한 내용이나 과거 경험에 대한 정보 교환이 가능함
- 새로운 정보에 대해서는 무시 또는 오해가 있음

1) 손 행동(manual action)
2) 자세적 행동(postural action)
3) 탐색 행동(exploratory actions)
4) 자동적 행동(automatic actions)
5) 목적 지향적 행동(goal-directed actions)

문제해설

31 Allen 인지 검사
- 1단계 : 자동적 행동
- 2단계 : 자세적 행동
- 3단계 : 손 행동
- 4단계 : 목적 지향적 행동
- 5단계 : 탐색 행동
- 6단계 : 계획된 행동

답 4)

32 Level 4 : **목적 지향적 행동** (goal-directed actions)
- 목적 있는 활동을 함
  - 목표 성취를 위한 단계적 수행
- 익숙한 내용이나 과거 경험에 대한 정보
  - 의사소통이 가능함
- 새로운 정보에 대해서는 무시 또는 오해
- 단순한 업무의 반복 수행이 가능함
  - 언어 또는 문장으로 설명된 지시는 따르지 못함
- 일반화의 어려움
  - 특정 상황에서 획득한 정보를 다른 상황에 일반화하지 못함
  - 판단력 부재로 일어날 일에 대한 예측이 어려움

답 5)

33

다음은 'LOTCA'의 점수 기준이다. 어떤 항목인가?

평가자는 다음과 같은 질문을 한다
• 지금은 어느 계절입니까?
• 오늘은 며칠입니까?

1) shape identification(SI)
2) overlapping figures(OF)
3) orientation for time(OT)
4) objects identification(OI)
5) orientation for place(OP)

문제해설

33 해설내용 참조

답 3)

ORIENTATION

Explanation

1. Orientation for Place(OP)

1) 방법 : 검사자는 피검자에게 다음의 질문을 함
   (1) "당신은 지금 어디에 있습니까?"
   (2) "지금 있는 곳의 위치는 어디입니까?"
   (3) "당신은 어디에 사십니까? 정확한 주소를 말씀해 주십시오."
   (4) "당신은 여기 오기 전 어디에 있었습니까?"

2. Orientation for Time(OT)

1) 방법 : 검사자는 환자에게 다음의 질문을 함
   (1) "오늘은 몇 년, 몇 월, 며칠입니까?"
   (2) "지금은 어느 계절입니까?"
   (3) "지금은 몇 시쯤 되었습니까?"
   (4) "병원에 입원한지 얼마나 되셨습니까?"
      • 만약 환자가 병원에 입원해있지 않았다면, 평가자는 다음의 질문을 함
         – "당신은 얼마나 오랫동안 아프셨습니까?"
         – 또는 "당신은 얼마 동안 힘드셨습니까?"
2) 점수
   • 환자가 각각 정확한 대답을 했을 때 2점을 줌
   • 환자가 객관식으로 정확하게 대답 했을 경우 오직 1점만을 줌
   (1) 최소 수행 : 1점(정확한 대답을 못했거나 객관식에 의한 정확한 대답 1개를 함)
   (2) 최대 수행 : 8점(객관식의 질문이 필요하지 않고 모든 질문에 정확하게 대답함)

34

다음은 ACL 인지단계 중 몇 단계인가?

당근을 잘게 썰거나, 사포질로 나무를 다듬을 수 있는 등의 목적 있는 활동이 가능하다. 언어적 지시에서 형용사와 부사를 이해할 수 있다. 실수를 인식하지 못하고 지적받았을 때 수정하지 못할 수 있다. 시각을 통해 사물을 인식할 수 있으나 사물이 시야에서 감춰질 수 있다는 것을 이해하지 못해 신발을 찾으려고 침대 밑을 살펴보는 것이 어려울 수 있다

1) 2단계
2) 3단계
3) 4단계
4) 5단계
5) 6단계

35

아래에서 설명된 Allen의 인지단계는?

- 지식을 일반화 할 수 없고 예견되지 않은 일을 해결하기 어려움
- 매우 익숙한 주제나 과거 경험과 관련된 정보를 경청하고 의사소통할 수 있음
- 모델을 모방하거나 재생산, 기계적인 학습이 가능하며, 시각적인 단서를 이용할 수 있음

1) 자세 반응(postural actions)
2) 조작 행동(manual actions)
3) 계획된 행동(planned actions)
4) 탐색 행동(exploratory actions)
5) 목적 지향적 행동(goal-directed actions)

문제해설

34 4단계는 목표지향적 행동을 하는 단계로 목표성취를 위한 단계적 수행을 보일 수 있다. 단순 업무의 반복 수행이 가능하다. 움직임에 대한 흥미보다는 과제 자체에 대한 욕구에 의해 동기화된다. 활동은 여러 단계로 수행할 수 있지만 각각을 분리하여 시범을 보여줘야 한다.

답 3)

35 Allen 인지수준 단계 중 4단계 목적 지향적 행동(goal-directed actions)에 속하는 설명이다.

답 5)

36

다음 중 '간이정신상태검사(MMSE : Mini-Mental Status Examination)'를 이용해 집중력을 검사할 때 사용하는 질문이나 지시는?

1) 날짜와 계절을 물어본다
2) 100에서 7을 계속 빼게 한다
3) 오각형 2개를 겹쳐 그리게 한다
4) 옷을 왜 빨아 입어야 하는지 물어본다
5) '반갑습니다.'라는 문장을 따라 하게 한다

37

우리가 기억한 내용을 인출하는 방법 중 다음과 같은 질문을 통해 기억해 내는 것을 무엇이라고 하는가?

> 뇌손상 환자인 K씨에게 치료사는 가족과 친구의 사진을 보여주며 "누구인가요?" 하는 질문을 하였다

1) 회상
2) 간섭
3) 대치
4) 재인식
5) 개념형성

38

LOTCA의 소항목과 검사방법이 틀린 것은?

1) motor imitation – 마주앉아서 엄지와 집게로 같은 쪽 귀를 잡고 흉내내보게 한다
2) object constancy – 4장의 물건 사진을 보여주고 각 사진이 무엇인지 말하게 한다
3) utilization of objects – 연필과 지우개를 주고 종이에 선을 긋고 지워보라고 한다
4) reproduction of a puzzle – 9개 조각의 나비퍼즐 그림을 보고 책상위에 완성하도록 한다
5) object identification – 운동실어증이 있는 경우 검사자가 물건을 말해주고 가리키게 한다

문제해설

36 MMSE
집중력과 계산 능력을 파악하기 위해 100에서 일정한 숫자를 계속해서 5회 빼도록 한다.
답 2)

37 인출하는 방식에는 회상(recall)과 재인(재인식, recognition)이 있다. 회상은 저장된 정보를 생성하는 것이다. 예를 들어 대한민국의 수도는 어디입니까라고 질문을 하면 서울이라고 답하는 것이다. 재인은 정보를 제시하고 그 정보가 기억 속에 저장된 정보와 같은지 판단하는 것으로 보기와 같은 질문이나 대한민국의 수도는 서울인가요라고 질문하여 파악할 수 있다.
답 4)

38 reproduction of a puzzle은 visuomotor organization 영역의 소항목으로 검사자가 색이 칠해진 나비 디자인 모양의 그림을 보여준다. 그리고 9개의 조각을 책상위에 보고 맞추는 것이 아니라 나비 모양의 그림 위에 완성하는 것이다.
답 4)

39

뇌졸중 환자에게 3종류의 조각(크림색 1/4 도넛, 밤색 화살촉, 검정색 타원형)을 각각 5개씩 주고 "같은 것끼리 묶어 보세요."라는 요구를 하였다. 이 환자는 색은 같지만 모양이 다른 세 그룹을 만들 수 있었다. 치료사가 평가하고자 하는 것과 결과로 옳은 것은?

1) 분류, 좋은 수행
2) 분류, 실패한 수행
3) 일반화, 좋은 수행
4) 일반화, 실패한 수행
5) 개념형성, 실패한 수행

40

25세 여성은 교통사고로 인해 인지손상이 있으며, Allen 인지 수준 평가 결과 3단계이다. 추천할 수 있는 인지적 활동으로 가장 적절한 것은?

1) 공간과 깊이를 지각하여 종이공예를 따라할 수 있다
2) 배고픔, 목마름 정도만 반응하기 때문에 활동에는 무리가 따른다
3) 색깔, 크기 등이 다양한 모자이크 활동을 견본처럼 따라할 수 있다
4) 전기, 열의 원리를 이해하며 조리 도구를 이용한 요리하기를 할 수 있다
5) 구체적인 대상의 이름을 이해하며 같은 구슬을 손으로 계속 끼울 수 있다

41

K-MMSE의 검사영역과 검사 내용의 연결이 바르지 못한 것은?

1) 판단력 — 옷은 왜 빨아 입습니까?
2) 지남력 — 오늘 날짜와 계절은 무엇입니까?
3) 기억등록 — 물건 5개의 이름을 말해주고 외우도록 한다
4) 언어이해력 — 종이를 집어서 반으로 접어서 책상위에 놓아 주세요
5) 주의집중과 계산 — 숫자 개념이 없으면 다섯 자의 낱말을 거꾸로 말하게 한다

문제해설

39 LOTCA

LOTCA의 분류 부분이며, 올바른 수행이다.

답 1)

40 3단계는 조작 행동(manual actions)단계로 손을 사용하여 사물을 조작할 수 있으며, 구체적 대상의 이름을 이해하여 시범을 보여주면 행동을 모방할 수 있는 단계이다. 하지만 그 행위 수가 한 가지 이상일 경우, 따라 하기는 어렵다.

답 5)

41 3) 기억등록은 주의를 집중시킨 후 연관성이 없는 물건 이름을 1초 간격으로 또박또박 3개의 이름을 불러준다. 예를 들어 필통, 젓가락, 침대 등으로 말하고 기억회상에서 3~5분 후에 이 3가지 단어를 회상하도록 한다.

답 3)

42

다음 중 'ACL(Allen Cognitive Level)' 테스트의 목적으로 가장 타당한 것은?

1) 지능 평가
2) 인지 평가
3) ADL 평가
4) 치매 진단
5) 감정변화 평가

43

일상생활을 할 수 있으나 문제해결 능력이 부족한 것 같은 환자에게 공예를 통해 인지기능을 측정하고자 했다. 측정결과 인지수준이 6단계에서 4단계이었다. 이때 사용된 도구는?

1) 나무
2) 가죽
3) 요리
4) 도기
5) 모자이크

44

다음은 'ACL(Allen Cognitive Level)' 테스트의 평가 레벨이다. 해당되는 단계는?

- 자연스런 탐색 활동이 시작됨
- 인과관계에 대한 이해가 있음
- 새로운 것을 학습할 수 있음
- 학습된 것을 일반화시킬 수 있음

1) 손 행동(manual action)
2) 자세적 행동(postural action)
3) 탐색 행동(exploratory actions)
4) 자동적 행동(automatic actions)
5) 목적 지향적 행동(goal-directed actions)

문제해설

42 ACL(Allen Cognitive Level) 테스트

- 개요
  - 저자 : Cloudia Kay Allen(1990)
  - 목적 : 일상적인 도구를 사용하여 환자의 인지기능 및 인지 수준의 변화를 평가
  - 대상 : 정신적 또는 인지적 장애를 가진 사람

답 2)

43 해설내용 참조

답 2)

44 해설내용 참조

답 3)

45

인지수준 평가도구로 6단계로 나눠지며, 가죽공예를 이용한 바느질로 구성된 평가는?

1) Allen cognitive level test
2) Knott cognitive level test
3) Piaget cognitive level test
4) Mosey cognitive level test
5) Toglia cognitive level test

46

큰 움직임이 시작되고, 보호자에게 협조가 나타나며, 24시간의 감독이 필요한 알렌인지수준(ACL)은?

1) 자동적 단계
2) 자세적 단계
3) 목적적 단계
4) 탐색적 단계
5) 계획적 단계

문제해설

45 해설내용 참조

답 1)

46 해설내용 참조

답 2)

ACL(Allen Cognitive Level) 테스트

Explanation

1. 개요

1) 저자
   - Cloudia Kay Allen(1990)

2) 목적
   - 일상적인 도구를 사용하여 환자의 인지기능 및 인지 수준의 변화를 평가

3) 대상
   - 정신적 또는 인지적 장애를 가진 사람

4) 신뢰도
   - 검사자간 신뢰도 : 0.99

2. 내용

1) 홈질(running stitch), 감침질(whip stitch), 싱글 코도반 바느질(single cordovan stitch)로 구성
2) 각 단계의 성취 여부와 문제해결 정도에 따라 적합한 인지수준을 결정
   - 1단계에서 6단계까지 부여

<table>
<tr><th>Level 1 : 자동적 행동(automatic actions)</th><th>Level 2 : 자세적 행동(postural action)</th></tr>
<tr><td>• 의식은 있으나 주어진 자극에 몇 초간만 집중함
• 먹고 마실 수 있지만 관찰(monitering)을 필요로 함
• 24시간 간병이 필요함
• 지남력 손상
• 통증에 대해 반응
– 소리 또는 제스처</td><td>• 불편함에 대한 반응
– 자세의 조절을 통해 반응
• 대동작의 움직임
– 반복하거나 따라할 수 있음
• 의미 없는 방황
– 걸어다님(pacing)
– 서성임(wandering)
• 환경에 대한 간헐적 지각이 나타남
• 단시간의 집중이 있음
– 식사, 목욕 등을 위해 지속적인 촉진이 필요함
• 간단한 언어지시를 수행함
– 느린 반응</td></tr>
<tr><th>Level 3 : 손 행동(manual action)</th><th>Level 4 : 목적 지향적 행동(goal-directed actions)</th></tr>
<tr><td>• 손의 사용이 가능
– 물건 들어올리기 및 관찰하기
– 자연스런 동작이 나타남
– 연필로 글씨쓰기, 컵의 사용 등
→ 익숙한 물건의 사용
• 기본적인 일상생활 활동의 수행
– 옷 입기, 목욕하기, 양치질하기 등
– 간단한 가사일의 수행
– 촉진(prompting)과 감독(supervision)이 필요함
• 약물 관리 및 돈 관리
– 감독이 필요함</td><td>• 목적 있는 활동을 함
– 목표 성취를 위한 단계적 수행
• 익숙한 내용이나 과거 경험에 대한 정보
– 의사소통이 가능함
→ 하지만 새로운 정보에 대해서는 무시 또는 오해
• 단순한 업무의 반복 수행이 가능함
– 언어 또는 문장으로 설명된 지시는 따르지 못함
• 일반화의 어려움
– 특정 상황에서 획득한 정보를 다른 상황에 일반화하지 못함
– 판단력 부재로 일어날 일에 대한 예측이 어려움</td></tr>
<tr><th>Level 5 : 탐색 행동(exploratory actions)</th><th>Level 6 : 계획된 행동(planned action)</th></tr>
<tr><td>• 자연스런 탐색 활동의 시작
– 시행착오를 통한 학습
• 인과관계에 대한 이해가 있음
• 새로운 것을 학습할 수 있음
– 학습된 것을 일반화시킬 수 있음
• 자조활동에 어려움이 없음
• 현재의 정보와 과거의 정보에 대한 의사소통이 가능함
• 일상이나 업무에서 나타날 수 있는 문제
– 참여, 우선순위 및 계획 짜기, 결과에 대한 이해, 개념 형성, 연역적 추리 등
• 대인 상호관계 및 직업 유지가 가능
– 6단계 수준의 기능을 가지지만 만족시키지는 못함
– 실직, 이혼, 별거 등이 발생할 수 있음</td><td>• 인지적 장애가 없음
• 정상적 기능을 하는 수준
– 계획하고 수행하기(cue를 사용)
– 가능성에 대한 가정이 가능함
– 연역적 추리의 사용
– 시범 없이 지시를 수행함
– 미래의 활동에 참여
– 행동의 계획 및 조직화</td></tr>
</table>

47

다음은 'ACL(Allen Cognitive Level)' 테스트의 평가 레벨이다. 해당되는 단계는?

- 물건 들어올리기가 가능하다
- 연필로 글씨쓰기, 컵의 사용 등이 가능하다

1) 손 행동(manual action)
2) 자세적 행동(postural action)
3) 탐색 행동(exploratory actions)
4) 자동적 행동(automatic actions)
5) 목적 지향적 행동(goal-directed actions)

48

다음 중 MMSE(Mini-Mental Status Examination)의 집중력 평가의 내용에 해당하는 것은?

1) 날짜와 계절을 물어본다
2) 100에서 7을 계속 빼게 한다
3) 5각형 두 개를 겹쳐 그리게 한다
4) 옷을 왜 빨아 입어야 하는지 물어본다
5) '반갑습니다'라는 문장을 따라 해보도록 한다

49

다음은 어떤 능력을 평가하는 것인가?

- 오늘은 몇 월 며칠입니까?
- 여기는 어디입니까?
- 지금 계절이 어떻게 되나요?
- 제가 누군지 아시겠어요?

1) 지남력
2) 통찰력
3) 분류 능력
4) 회상 능력
5) 순서화 능력

문제해설

47 Level 3 : 손 행동(manual action)
- 손의 사용이 가능
  - 물건 들어올리기 및 관찰하기
  - 자연스런 동작이 나타남
  - 연필로 글씨쓰기, 컵의 사용 등
- 익숙한 물건의 사용
- 기본적인 일상생활 활동의 수행
  - 옷 입기, 목욕하기, 양치질하기 등
  - 간단한 가사일의 수행
  - 촉진(prompting)과 감독(supervision)이 필요함
- 약물 관리 및 돈 관리
  - 감독이 필요함

답 1)

48 MMSE에서 집중력과 계산 능력을 파악하기 위해 100에서 일정한 숫자를 계속해서 5회 빼도록 한다.

답 2)

49 지남력은 자신과 과거, 현재 환경에 대한 자신의 관계를 이해하는 능력이며, 집중력, 기억력, 지각능력의 통합으로 상황, 환경, 시간의 흐름을 아는 개인의 진행적 지각능력이다.

답 1)

50

다음은 공통적으로 어떠한 영역을 평가하는 도구인가?

- K-Dementia Rating Scale
- Allen Cognitive Level Test
- Mini Mental State Examination-K
- Loewenstein Occupational Therapy Cognitive Assessment

1) 근력
2) 발달
3) 인지
4) 반사
5) 감각

51

평가도구의 구성에서 성냥갑과 유명한 인물의 사진을 개별 준비해야 하는 평가는?

1) LOTCA-G
2) MMSE-K
3) NCSE
4) BIT
5) ACLS

52

다음 보기의 설명에 해당하는 Rancho Los Amigo 인지기능 단계는?

- 혼돈되고 흥분된 상태를 보이며 공격성을 강하게 보이고 있다
- 현실과 떨어져 자신의 내적 혼동에 우선적으로 반응함
- 정보처리 능력이 감소된 상태이며 과장된 활동을 보인다

1) 1단계
2) 3단계
3) 4단계
4) 5단계
5) 6단계

문제해설

50
- K-Dementia Rating Scale : 치매 평가
- Allen Cognitive Level Test : 인지기능 수준
- Mini Mental State Examination-K : 인지
- Loewenstein Occupational Therapy Cognitive Assessment : 인지, 지각, 시작운동조직력, 사고조작력
  → 공통은 인지기능

답 3)

51 지각평가 항목 중 "실행"을 평가할 때 성냥갑을 사용하며, 기억력을 평가할 때 유명한 인물의 사진을 사용함

답 1)

52 Rancho Los Amigo 4단계
- 혼돈되고 흥분된 상태
- 정보처리 능력이 현저히 감소된 상태로 과장된 활동을 보인다.
- 현실과 동떨어져 자신의 내적혼동에 우선적으로 반응한다.
- 자극을 주면 자극에 대하여 울음을 터트리거나 비례해서 소리를 지르며 공격적인 행동을 보인다.

답 3)

53

다음 보기의 알츠하이머병의 단계는?

가. 자신의 질병을 부정하며, 불안한 감정과 화를 자주내고 적대감을 표출한다
나. ADL 수행 시 감독이 점점 증가된다
다. 사생활에서 최근의 사건이나 현재의 사건에 대해 중간 정도의 기억상실이 보인다
라. 복잡하며 문제해결이 필요한 새로운 작업에 대해 어려움을 느낀다

1) 1단계 : 매우 경하거나 경한 인지력 감퇴
2) 1단계 : 경함에서 중간정도의 감퇴
3) 2단계 : 경함에서 중간정도의 감퇴
4) 2단계 : 중간부터 심한 인지손상
5) 3단계 : 심한 인지력 감퇴와 중증도에서 심한 신체적 능력 감퇴

54

Loewenstein Occupational Therapy Cognitive Assessment Ⅱ(LOTCA Ⅱ)의 평가 항목 중 '무색 적목을 이용한 만들기' 항목에 필요한 적목의 수는?

1) 10
2) 9
3) 8
4) 7
5) 6

55

다음 LOTCA Ⅱ에서 시간 측정 항목으로만 구성된 조합은?

1) 겹쳐진 그림(OF), 물체 항상성(OC)
2) 운동 모방(P1), 도형 보고 그리기(GF)
3) 상징 행동(SA), 2차원 모형 만들기(TM)
4) 패그보드 구성하기(PC), 분류하기(CA)
5) 퍼즐 맞추기(RP), 시계 그리기(DC)

문제해설

53 보기에서 설명하는 단계는 알츠하이머 2단계에 대한 설명이다.
- 2단계 : 경함에서 중간정도의 감퇴
  - 자신의 질병에 대해서 부정하며 감정조절이 힘들어지고 편집증 증상도 보일 수 있다.
  - 개인의 생활과 최근 사건이나 현재 사건에 대하여 신경을 안 쓸시 중간 정도의 기억소실을 보이며 문제해결을 어려워하며 새로운 작업을 배우는 것을 어려워한다. 시공간 장애가 더욱 명백히 나타난다.
  - ADL 수행 시 감독의 필요가 서서히 늘어나며 사회성이 감소된다. 복잡한 요리나 직장생활을 지속하지 못한다.

답 3)

54 무색 적목을 이용한 만들기에 사용되는 총 적목의 개수는 9개이지만 평가 시 적목은 10개가 준비되어야 한다.

답 1)

55 시간을 측정하는 항목

도형 보고 그리기(GF), 2차원 모형 만들기(TM), 패그보드 구성하기(PC), 색깔 적목을 이용하게 만들기(CB), 무색 적목을 이용한 만들기(PB), 퍼즐 맞추기(RP), 시계 그리기(DC)

답 5)

56

다음 환자의 ACL 단계는?

> TBI 환자인 K씨는 당근을 잘게 썰거나, 사포질로 나무를 다듬을 수 있는 등 목적 있는 활동을 할 수 있다. 언어적 지시 내용 중 형용사와 부사를 이해할 수 있다. 실수를 잘 인식하지 못하고, 지적을 받았을 때 수정하지 못한다. 시각을 통해 사물을 인식할 수 있으나 사물이 시야에서 감춰질 수 있다는 것을 이해하지 못해 신발을 찾기 위해 침대 밑을 살펴보기가 어렵다

1) 2단계
2) 3단계
3) 4단계
4) 5단계
5) 6단계

57

알렌 치매인지수준 평가에 대한 설명으로 옳은 것은?

1) 1단계는 자세반응단계이다
2) 습관적, 반사적 행동이 나타나는 단계는 2단계이다
3) 1단계에서 4단계까지는 24시간의 도움이 필요하다
4) 새로운 방법으로의 학습이 가능한 단계는 6단계이다
5) 정상적 인지기능수준을 가진 단계는 계획된 행동 단계이다

58

치매임상평가척도(Clinical Dementia Rating, CDR) 평가 시 위생, 몸치장이 정상일 경우 동일한 수준의 전반적 퇴화척도(Global Deterioration Scale, GDS) 등급은?

1) GDS3
2) GDS4
3) GDS5
4) GDS6
5) GDS7

문제해설

56 3) 4단계는 목표지향적 행동을 하는 단계로 목표성취를 위한 단계적 수행을 보일 수 있다. 단순 업무의 반복 수행이 가능하다. 움직임에 대한 흥미보다는 과제 자체에 대한 욕구에 의해 동기화 된다. 활동은 여러 단계로 수행할 수 있지만 각각을 분리하여 시범을 보여줘야 한다.

답 3)

57 1) 1단계는 자동행동단계이다.
2) 습관적, 반사적 행동이 나타나는 단계는 1단계이다.
3) 1단계에서 3단계까지는 24시간의 도움이 필요하다.
4) 새로운 방법으로의 학습이 가능한 단계는 5단계이다.
5) 정상적 인지기능수준을 가진 단계는 계획된 행동 단계이다.

답 5)

58 위생, 몸치장에서 정상과 같은 경우의 점수는 CDR0, CDR0.5 이며 이와 결과해석이 같은 GDS는 GDS1, GDS2, GDS3이다. GDS4,5는 CDR1과 같고, GDS6은 CDR2, GDS7은 CDR3과 같은 결과해석이 나타난다.

답 1)

59

인지장애 이론의 틀에 초점을 둔 평가도구는?

1) Routine task inventory
2) Miller assessment for preschoolers
3) The assessment of motor & process skills
4) Canadian occupational performance measure
5) The Loewenstein occupational therapy cognitive assessment

60

다음 보기의 내용은 Rancho Los Amigo 인지기능 단계 중 몇 단계인가?

> 가. 자율적으로 적절하게 반응하며 가정환경 내에서 적절하게 적응하며 일과를 자율적으로 수행하나 로봇처럼 행동한다
> 나. 자동차 운전과 같은 활동은 하지 못한다
> 다. 새로운 학습을 피하지만 거부감은 많이 보이지 않는다
> 라. 학습과 안전 목적을 위하여 적어도 감독이 필요함

1) 3단계
2) 5단계
3) 7단계
4) 9단계
5) 10단계

61

MMSE-DS 평가 중 '티끌 모아 태산'의 뜻을 묻는 것은 무엇을 평가하는 것인가?

1) 초인지
2) 집행 기능
3) 추상적 사고
4) 문제해결능력
5) 지형적 지남력

문제해설

59 2) 감각통합 이론
3) 인간작업모델 이론
4) 클라이언트 중심 모델이론
5) 인지-지각 이론

답 1)

60 Rancho Los Amigo 7단계

- 로봇처럼 행동하는 모습을 보임
- 학습과 안전 목적을 위하여 적어도 감독이 필요함
- 직업 전, 혹은 직업 평가와 자문을 필요로 할 수 있음
- 자동차 운전과 같은 활동은 못하며, 새로운 학습을 익히는데 제한되지만 거부감은 없음

답 3)

61 추상적 사고란 물체를 정의하고 차이점과 공통점을 비교하여 논리적 관련성을 확보하고 분류하는 과정으로 유사성, 차이점 구별을 통해 평가할 수 있고, 속담 풀이를 통해 평가할 수 있음

답 3)

62

다음 보기의 설명에 해당하는 알렌인지수준은?

- 익숙한 과제는 스스로 수행할 수 있다
- 단순명료한 과제를 순서에 맞춰 완성할 수 있다
- 독립적으로 자기관리(self-care)를 수행하고 지시를 따를 수 있다

1) 2단계 : 자세반응단계　　1) 3단계 : 조작행동단계
2) 5단계 : 탐색활동단계　　3) 6단계 : 계획된 행동 단계
5) 4단계 : 목적－지향적 학습단계

63

다음 사례의 평가 목적에 부합하는 기능은?

검사자는 방안에 네 가지 방향(왼쪽, 오른쪽, 앞, 뒤)의 서로 다른 물체의 위치를 환자에게 질문한다.
- "당신의 어느 방향에…(예, 문이 있습니까?)"
- "당신의 어느 방향에…(예, 창문이 있습니까?)"
- "당신의 어느 방향에…(예, 제가 앉아 있습니까?)"
- "당신의 어느 방향에…(예, 방안의 분명한 특정 사물)"

1) 지남력　　2) 집중력
3) 공간지각　　4) 운동모방
5) 상징적 동작

64

인지기능 정도를 판별하기 위해 행동을 관찰하여 인지기능 수준을 10단계로 분류하는 평가는?

1) 장애비율척도　　2) 흥분행동척도
3) 신경자극 프로파일　　4) Glasgow coma scale
5) Lancho los amigos scal

문제해설

62 Level 4 : 목표－지향적 학습
- 목표를 완성하고 독립적으로 자기관리(self-care)를 수행하고 지시를 따를 수 있음
- 목표를 달성하는 행동들, 흥미를 끄는 단서(cue)들을 수반함

답 5)

63 LOTCA 2 공간지각 중 공간관계(Spatial Relations) 평가이다.

답 3)

64 Lancho los amigos는 환자의 인지정도를 판별하기 위해 행동관찰을 사용하여 1단계부터 10단계의 단계로 나누어져 있는 척도이다.

답 5)

65

그림을 보고 마른 꽃을 이용한 카드(pressed flower card)만들기를 수행 때 필요한 인지기능으로 가장 거리가 먼 것은?

1) 집중력
2) 기억력
3) 조직 능력
4) 순서화 능력
5) 문제해결 능력

66

'Large Allen Cognitive Level Test'에 관한 설명으로 틀린 것은?

1) 인지평가 도구이다
2) 노인을 대상으로 한다
3) 시력저하를 보상하기 위해 개발되었다
4) 알츠하이머 환자들에게도 사용할 수 있다
5) 기능적 수준의 평가를 위해 ADL 위주로 만들어졌다

67

다음 사례의 내용은 무엇을 평가하기 위한 것인가?

> 평가자는 클라이언트에게 질문한다.
> - "당신은 지금 어디에 있습니까?"
>   - (클라이언트는 답한다.)
> - "지금 있는 곳의 위치는 어디입니까?"
>   - (클라이언트는 답한다.)
> - "당신은 어디에 거주하십니까? 정확한 주소를 말씀해 주십시오."
>   - (계속 진행함)

1) 지남력
2) 집중력
3) 공간지각
4) 운동모방
5) 상징적 동작

문제해설

65 pressed flower cards
- 꽃을 압박하여 말려 카드에 붙이는 활동
- 필요한 기능
  - 문제해결, 집중, 분류, 조직화, 순서 등
  - 손의 협응, ROM, 지구력, 근력 등

답 2)

66 Large Allen Cognitive Level Screen (LACLS)
- 시각적으로 확대된 ACLS
- 개발 목적
  - 노인층의 시각 손상을 보상하기 위해 개발

답 5)

67 LOTCA 2의 '장소에 대한 지남력(Orientation for Place)'이다.

답 1)

측정 및 평가

68

간이 정신검사인 'MMSE'에서 측정하는 요소가 아닌 것은?

1) 기억력
2) 전경배경
3) 주의집중
4) 언어기능
5) 이해 및 판단

문제해설

68 MMSE 평가 항목
- 지남력
- 기억등록
- 기업회상
- 주의집중 및 계산
- 언어 기능
- 이해 및 판단

답 2)

Mini-Mental State Examination(MMSE-K)

Explanation

1. 지남력

1) 1.(5점) 오늘은 년 월 일 요일, 계절은?
2) 2.(4점) 집 주소는 시(도) 구(군) 동(면) 번지
3) 3.(1점) 여기는 어떤 곳입니까?(예 학교, 병원, 시장, 가정집 등)

2. 기억등록

- 4.(3점) 물건이름 세 가지 듣고 따라하기(예 나무, 모자, 자동차)

3. 기억회상

- 5.(3점) 3~5분 후 4번 질문에서 말한 3개의 단어 말하기

4. 주의집중 및 계산능력

- 6.(5점) 100－7＝( )－7＝( )－7＝( )－7＝( )－7＝( )

5. 언어기능

1) 7.(2점) 물건 이름 맞추기(연필, 시계 등)
2) 8.(3점) 3단계 지시 따르기－오른손으로 종이를 집는다 / 반으로 접는다 / 무릎 위에 놓는다.
3) 9.(1점) 5각형 2개를 겹쳐 그린 그림을 보고 따라 그리기
4) 10.(1점) "간장 공장 공장장"을 따라 하기

6. 이해 및 판단

1) 11.(1점) 옷은 왜 빨아서 입습니까?
2) 12.(1점) 길에서 남의 주민등록증을 주웠을 때 어떻게 하면 쉽게 돌려줄 수 있겠습니까?

69

다음 설명에 해당하는 전반적 퇴화척도(GDS)는?

- 건망증 시기이다
- 면담 시 기억장애의 객관적 증거는 없다
- 전에 잘 알던 사람의 이름을 기억하지 못한다
- CDR 점수는 0.5에 해당한다

1) 1단계 2) 2단계
3) 3단계 4) 4단계
5) 5단계

문제해설

69 해설내용 참조

답 2)

전반적 퇴화척도(GDS)

Explanation

단계	결과 해석	CDR 점수
1	인지장애 없음(no cognitive decline)	CDR 0
2	매우 경미한 인지장애(very mild cognitive decline)	CDR 0.5
3	경미한 인지장애(mild cognitive decline)	

단계	내용
1 단계	• 임상적으로 정상임 • 기억장애를 호소하지 않음 • 면담 시에도 기억장애는 나타나지 않음
2 단계	• 건망증 시기임 • 증상 : 면담 시 기억장애의 객관적 증거는 없음 / 전에 잘 알던 사람의 이름을 기억하지 못함 / 자주 사용하는 물건을 어디에 놓았는지 기억하지 못함 / 일과 사회생활에서 문제가 드러나지 않지만 환자 자신의 증상에 관심을 보이기 시작함
3 단계	• 분명한 기억장애를 보임 • 최초로 나타나는 임상적 문제들에 직면함 • 숙련된 상담자와 면담 시 객관적인 기억장애가 관찰됨 • 증상 : 단어나 이름의 회상이 어려움 / 귀중품을 엉뚱한 곳에 두거나 잃어버림 / 처음 가는 낯선 곳에서 길을 잃어버림

70

다음 평가의 결과로 옳은 것은?

<ACLS-5 : 홈질(Running Stitch)>
- 지시어 : "바늘을 구멍에 넣고, 다시 잡아당기세요. 그리고 다음 구멍에 뒤쪽으로 넣고, 다시 팽팽하게 하세요. 구멍을 빠뜨리고 해서는 안 됩니다. 이제 3땀을 해 보세요."
- 수행내용 : 시범 없이 3땀의 바느질을 정확히 수행하며, 과제 수행 시 구멍 뛰어 넘기는 없었다

1) 3.0 이하
2) 3.0
3) 3.2
4) 3.4
5) 3.6

문제해설

70 해설내용 참조

답 4)

ACLS-5

Explanation

1. 홈질(Running Stitch)

인지 수준(Cognitive Level)	평가 기준(Rating Criteria)
3.0 이하	• 손을 뻗지 못함 • 가죽 판이나 바늘 실을 잡을 수 없음
3.0	• 능동적으로 손을 뻗을 수 있음 • 가죽 끈이나 바늘의 끝을 잡을 수 있음
3.2	• 가죽 판 구멍에 바늘을 집어넣음(1회 이상)
3.4	• 시범 없이 3땀의 바느질을 정확히 수행함 • 과제 수행 시 구멍 뛰어 넘기 없음

2. 감침질(Whipstitch)

인지 수준(Cognitive Level)	평가 기준(Rating Criteria)
3.4	• 적어도 1개 이상의 감침질을 수행함
3.6	• 적어도 2개 이상의 감침질을 수행함(구멍을 건너뛰면 안 됨) • 홈질과 감침질의 차이점을 이해함

인지 수준(Cognitive Level)	평가 기준(Rating Criteria)
3.8	• 단서(cue)를 제공해도 실수를 인식 못함 • 감침질 완료 후 반신반의 함
4.0	• 실수를 인식하지만 수정은 못함
4.2	• 실수를 수정할 때 끈을 모두 풀어서 수정함
4.4	• 끈을 풀지 않고 실수를 수정할 수 있음

71

다음의 평가 결과로 알 수 있는 이 환자의 상태는?

- 평가도구 : 한국판 치매임상평가척도(CDR)
- 판정 결과 : 5

1) 치매가 아니다
2) 치매가 의심된다
3) 경도의 치매이다
4) 중등도의 치매이다
5) 말기의 치매 환자이다

72

다음에 제시된 인지평가도구의 사례에 해당하는 인지요소는?

- 검사자는 그림이 그려진 14장의 카드를 테이블 위에 무작위로 다 펼쳐놓는다
  "카드를 그룹별로 나눠보세요. 그리고 그 그룹의 이름을 말해보세요."
- 첫 분류 후 검사자는 환자에게 다시 질문한다
  "이것들이 다른 방법으로 분류될 수 있을까요? 이 그룹의 이름을 말해보세요."

1) 지각(perception)
2) 지남력(orientation)
3) 사고 조작(thinking operation)
4) 집중력(attention and concentration)
5) 시운동 조직(visuomotor organization)

문제해설

71 CDR 결과
- 0 : 치매 아님
- 0.5 : 치매 의심
- 1 : 경도
- 2 : 중등도 치매
- 3 : 심한 치매
- 4 : 매우 심함
- 5 : 말기 치매

답 5)

72 LOTCA의 분류 항목이다. 분류 항목은 사고 조작(thinking operation)의 하부항목이다.

LOTCA 2의 항목
- 지각(perception) : 6개 하위 항목
- 지남력(orientation) : 2개 하위 항목
- 사고 조작(thinking operation) : 5개 하위 항목
- 집중력(attention and concentration) : 전체 과정에서 평가
- 시운동 조직(visuomotor organization) : 7개 하위 항목

답 3)

73

다음 설명의 평가도구는?

- 검사 목적
  - 인지영역의 손상 정도를 파악해 치료의 시작을 결정하기 위해
- 평가 영역
  - 지남력(orientation)
  - 지각(perception)
  - 시운동 조직(visuomotor organization)
  - 사고 조작(thinking operation)

1) GDS
2) LIPS
3) KWIS
4) LOTCA
5) MMSE-K

74

다음과 같은 지시사항을 가지고 있는 평가도구는?

- "당신의 오른손을 저에게 보여주세요."
- "당신의 왼다리를 저에게 보여주세요."
- "당신의 오른손으로 왼쪽 귀를 잡아보세요."
- "당신의 왼손을 오른쪽 다리 위에 올려놓으세요."

1) MMSE-K
2) LOTCA 2
3) Allen cognitive test
4) Ranchos Los amigos scale
5) Miller assessment for preschoolers

문제해설

73 LOTCA

- 저자 : Malka Itzkovich, Betty Elazar, Sarch Averbuch(1993)
- 검사 목적
  - 지남력(orientation), 지각(perception), 시각운동 조직(visuomotor organization), 사고 조작(thinking operation) 영역의 능력과 장애를 평가함
  - 치료 시작 전 환자의 한계를 알아내 치료의 시작점을 결정함
  - 인지영역의 손상 정도를 파악해 치료 시작의 기초선을 결정함
  - 치료 목표를 정확하고 단계적으로 세우기 위해
  - 치료 효과를 평가하기 위해
- 대상
  - 6세 이상의 아동에서~성인까지
  - 뇌 손상 환자(brain damaged patients)가 대상이 됨
  - 뇌졸중, 뇌종양, 뇌 손상 등
- 평가 영역
  - 지남력(orientation) : 2개 하위 항목
    - 환경과 나와의 관계를 인식하는 능력
    - 일반적으로 뇌 손상 후에 시간, 장소, 사람에 대한 지남력이 손상을 입음
    - 집중력, 기지각기능이 요구됨
  - 지각(perception) : 6개 하위 항목
    - 정보를 받아들여 물건의 기본적인 모양을 구별하고, 다른 것과 비교하며, 위치를 알아내는 기본적 능력을 말함
  - 시운동 조직(visuomotor organization) : 7개 하위 항목
    - 기본적으로 지각기능, 운동 능력, 공간지각 능력을 필요로 하는 영역임
    - 복사(copy), 그리기, 블록 쌓기 등의 작업으로 구성됨

답 4)

74 LOTCA 2의 SPATIAL PERCEPTION

Directions on C's Body(SP1)

방법	* 검사자는 환자의 신체적 문제에 따라 좌/우를 바꿀 수 있음 • 평가자의 질문 – "당신의 오른손을 저에게 보여주세요." – "당신의 왼다리를 저에게 보여주세요." – "당신의 오른손으로 왼쪽 귀를 잡아보세요." – "당신의 왼손을 오른쪽 다리 위에 올려놓으세요."
점수	* 1점 각각의 정확한 대답에 점수를 줌 • 최소 수행 1점 • 최대 수행 4점

답 2)

75

다음 환자의 결과 해석으로 옳은 것은?

뇌졸중 환자인 김씨는 MMSE 검사 후 25점을 얻었다

1) 정상
2) 약간 인지손상
3) 중도 인지손상
4) 심각 인지손상
5) 재평가 필요

76

다음 사례에 해당하는 CDR의 기억력 점수는?

심한 기억력 장애로 과거에 반복적으로 학습한 것만 기억하고 새로운 것은 금방 잊어버린다

1) 0.5
2) 1
3) 2
4) 3
5) 4

문제해설

75 • 24점 이상 : 정상
• 20~23점 : 치매의심
• 19점 이하 : 확정적 치매

답 1)

76 해설내용 참조

답 3)

CDR

Explanation

	기억력(Memory)	지남력(Orientation)
CDR 0	기억장애가 전혀 없거나 경미한 건망증이 때때로 나타남	정상
CDR 0.5	경하지만 지속적인 건망증이고, 사건의 부분적인 회상만 가능, "양성 건망증"	시간에 대한 경미한 장애가 있는 것 외에는 정상
CDR 1	중등도의 기억장애. 최근 것에 대한 기억장애가 더 심함. 일상생활에 지장이 있음	시간에 대해 중등도의 장애가 있음. 사람과 장소에 대해서 검사상으로는 정상이나 실생활에서 길 찾기에 장애가 있을 수 있음
CDR 2	심한 기억장애. 과거에 반복적으로 많이 학습한 것만 기억. 새로운 정보는 금방 잊음	시간에 대한 지남력은 상실되어 있고 장소에 대한 지남력 역시 자주 손상됨
CDR 3	심한 기억장애. 부분적이고 단편적인 사실만 보존됨	사람에 대한 지남력만 유지되고 있음

77

다음 수준의 'Ranchos los amigos scale'은?

- 자극에 대해 반응의 일관성이 없으며, 불특정적 반응을 보인다
- 목적적 반응은 없고, 통증성 자극에 반사적으로 반응한다

1) 1단계
2) 2단계
3) 3단계
4) 4단계
5) 5단계

78

다음에서 설명하는 평가는?

검사자는 환자에게 빗, 가위, 종이와 봉투를 각각 제시하며 "이것들을 어떻게 사용하는지 보여주세요."라고 말한다. 연필과 지우개를 제시하며 "종이에 선을 긋고, 그것을 지우세요."라고 말한다

1) GDS
2) CDR
3) K-MAS
4) LOTCA
5) MMSE-K

79

CDR 검사의 결과 해석이 옳은 것은?

1) 0.5 : 경도 치매(mild)
2) 1 : 치매 의심(questionable)
3) 2 : 치매 아님(none)
4) 3 : 심한 치매(severe)
5) 4 : 말기 치매(terminal)

문제해설

77 Ranchos los amigos scale

I	• 무반응 : 자극에 대해 무반응
II	• 일반화된 반응 : 자극에 대해 반응의 일관성이 없으며, 불특정적 반응을 보이며, 목적적 반응은 없음, 통증성 자극에 반사적 반응함
III	• 국부적 반응 : 자극의 종류와 직접 관련된 반응을 보이지만, 일관성이 없으면 지체를 보임(예, 강한 빛에 눈 깜박거림)
IV	• 혼동 및 동요 : 의식은 명료함, 과장된(heightened) 반응, 심한 혼동, 공격적 반응이 나타남
V	• 혼동-부적절 : 단순명령에는 약간 반응하지만 복합명령에는 혼동을 보임 - 심한 주의산만을 보임, 지남력은 없음

답 2)

78 LOTCA 2의 Utilization of Objects이다.

방법	• 검사자는 환자에게 다음의 물체를 각각 제시함 - 빗, 가위, 종이와 봉투, 연필과 지우개 • 검사자는 대상자에게 말함 - "이것들을 어떻게 사용하는지 보여주세요." • 연필과 지우개의 사용 - 검사자는 "종이에 선을 긋고, 그것을 지우세요."라고 말함
점수	• 1점-각각의 정확한 대답에 점수를 줌 - 최소 수행-1점 - 최대 수행-4점

답 4)

79

CDR 결과	• 0 : 치매 아님 : none • 0.5 : 치매의심 : questionable • 1 : 경도 : mild • 2 : 중등도 치매 : moderate • 3 : 심한 치매 : severe • 4 : 매우 심함 : profound • 5 : 말기 치매 : terminal

답 4)

80

MMSE-K에서 '삼천리강산'을 거꾸로 이야기하는 항목은 어떤 인지기능인가?

1) 지남력
2) 기억력
3) 언어기능
4) 이해 및 판단
5) 주의집중 및 계산

81

치매를 진단하기 위해 방사선 검사, 자기공명영상 검사 이전에 진단도구를 이용한 검사를 실시한다. 치매 진단도구로 적절하지 않은 것은?

1) MMSE
2) CDR
3) GDS
4) CERAD
5) LOTCA

82

다음 항목들은 LOTCA2의 평가 내용들이다. 어떤 영역에 대한 평가인가?

> 가. Categorization
> 나. Riska object classification(ROC)
> 다. Pictorial sequence(PS)

1) motor praxia
2) visual perception
3) thinking operation
4) spatial perception
5) visual organization

문제해설

80 MMSE-K에서 주의집중 및 계산 평가에는 '삼천리강산'을 거꾸로 말하는 항목과 100에서 7을 빼는 항목이 있다.

답 5)

81 LOTCA는 세부 인지기능을 검사하는 평가도구이며 치매환자의 진단을 목적으로 개발된 도구는 아니다.

답 5)

82 **LOTCA2의 평가 영역**

- 지남력(orientation) : 2개 하위 항목
  - 환경과 나와의 관계를 인식하는 능력
  - 일반적으로 뇌 손상 후에 시간, 장소, 사람에 대한 지남력이 손상을 입음
  - 집중력, 기억력, 지각기능이 요구됨
- 지각(perception) : 6개 하위 항목
  - 정보를 받아들여 물건의 기본적인 모양을 구별하고, 다른 것과 비교하며, 위치를 알아내는 기본적 능력을 말함
- 시운동 조직(visuomotor organization) : 7개 하위 항목
  - 기본적으로 지각기능, 운동 능력, 공간지각 능력을 필요로 하는 영역임
  - 복사(copy), 그리기, 블록 쌓기 등의 작업으로 구성됨
- 사고 조작(thinking operation) : 5개 하위 항목
  - 개념화시키는 과정을 말함
  - 비슷한 기능 및 크기 별로 분류하기, 순서 맞추기 등의 영역이 있음
  - LOTCA에서는 '크게 분류하기'와 '순서 맞추기'를 평가함

답 3)

83

공격적 행동과 혼란이 가장 두드러지는 Rancho 인지 단계는?

1) 3단계
2) 4단계
3) 5단계
4) 6단계
5) 7단계

84

다음은 MMSE 검사의 일부이다. 평가 항목은?

> 치료사의 지시 : "오른손으로 종이를 들어서 반으로 접고, 무릎 위에 올려놓으세요."

1) 계산력
2) 지남력
3) 운동실행
4) 언어기능
5) 주의집중력

85

임상치매평가(clinical dementia ration, CDR) 1단계에 해당하는 사례는?

1) 집안에서 의미 있는 기능 수행이 없다
2) 옷 입기, 개인위생, 개인 소지품 유지에 도움이 필요하다
3) 중등도의 기억장애로 최근 것에 대한 기억장애가 더 심하다
4) 집 밖에서 독립적인 활동을 할 수 없지만 외견상 가능해 보인다
5) 시간에 대한 지남력이 상실되고, 장소에 대한 지남력이 자주 손상된다

문제해설

83 4단계는 혼동-흥분 상태로 심각한 흥분과 초조, 공격적인 행동이 가장 두드러지는 단계이다.

답 2)

84 3단계 지시에 대한 지시이행을 통해 언어기능을 평가하는 항목이다.

답 4)

85
- 집안에서 의미 있는 기능 수행이 없음 : CDR 3단계
- 옷 입기, 개인위생, 개인 소지품 유지에 도움이 필요함 : CDR 2단계
- 집 밖에서 독립적인 활동을 할 수 없지만 외견상 가능해 보임 : CDR 2단계
- 시간에 대한 지남력이 상실되고, 장소에 대한 지남력이 자주 손상됨 : CDR 2단계

답 3)

6

C·H·A·P·T·E·R

지각 · 지능 · 언어

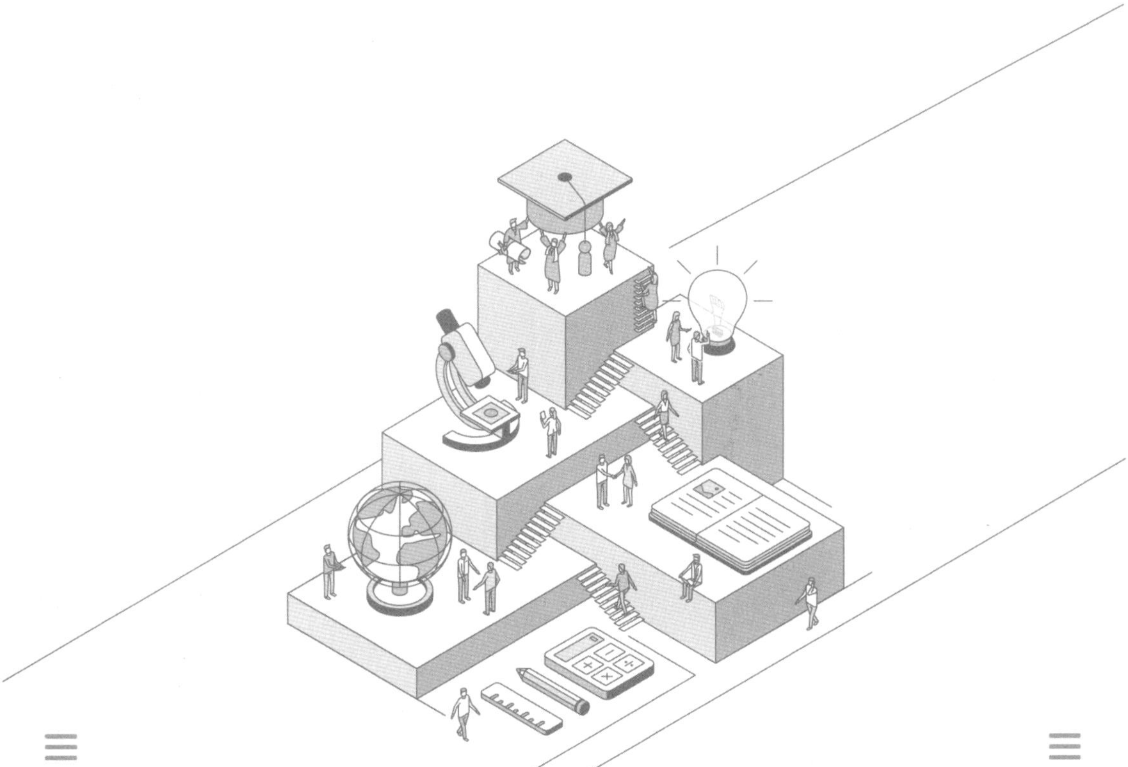

예·상·문·제·풀·이

01

다음에서 설명하는 평가도구는?

> 1. 평가 및 채점 시간
>   - 평가 시간은 약 20~30분
>   - 채점 시간은 10분 이내
> 2. 평가 방법
>   - 4~10세 아동 : 1~40번까지 실시함
>   - 11세 이상 : 14~65번 항목까지 실시함

1) BBT
2) ACLS
3) MMDT
4) MVPT 3
5) LOTCA 2

02

치료사 김씨는 불투명한 병 속에 커피를 담아 환자의 코앞에 위치시키고 질문을 하자 환자는 "냄새는 나는데 그 냄새가 무슨 냄새인지를 잘 모르겠네요."라고 답하였다. 이 환자의 후각 점수는?

1) +
2) −
3) 0
4) 1
5) 2

문제해설

01 MVPT-3

- 개요 : 움직임(운동) 없이 개인의 시-지각(visual-perception) 능력을 평가함, 기존의 MVPT와 비교
  - 비해 표준화자료의 범위가 넓어짐
  - 고난이도의 항목을 추가하여 성인 평가 시 타당도가 높아짐
- 제한점 : MVPT-3는 작업치료사, 교사, 학교상담교사, 카운슬러, learning specialist 등이 사용하기 위한 것을 알려져 있으며 평가와 계획을 포함함
  - 이들은 전문가이며 특별한 교육을 받은 평가자여야 함
- 대상자 : 약 4세~노년층
- 평가 시간 : 약 20~30분, 채점 시간은 10분 이내
- 평가 방법
  - 4~10세 아동 : 1~40번까지 실시함
  - 11세 이상 : 14~65번 항목까지 실시함
  - 정답을 말하거나 손가락으로 지적함

답 4)

02 후각 평가

- 목적 : 손상된 후각이 한쪽인지 양쪽인지를 결정하기 위해
- 재료 : 불투명하거나 어두운 색깔의 병 속에 커피, 아몬드, 초콜릿 등을 담아서 평가함
- 식초나 암모니아 또는 다른 자극성 강한 재료의 사용
  - 점막의 수용기들을 자극하여 염증을 일으키므로 평가로 이용해서는 안 됨
- 방법 : 각 병 속에 면봉을 넣어 적신 후 환자의 콧구멍 아래로 가져감, 경우에 따라 시각을 차단할 수도 있음
- 점수
  - + : 정확하게 알고 냄새를 감지함
  - − : 냄새를 감지했으나 그게 무엇인지 모름
  - 0 : 전혀 냄새를 감지 할 수 없음

답 2)

03

다음 평가도구 중 특성이 다른 하나는 무엇인가?

1) Stroke Impact Scale
2) Modified Barthel Index
3) Spinal Cord Independence Measure
4) Assessment of Motor and Process Skill
5) Global Assessment of Functioning Scale

04

지적장애로 진단받은 20세 남성의 지능검사(K-WAIS) 결과가 다음과 같을 때 옳은 설명은?

• 언어성 지능 : 65 • 동작성 지능 : 55
• 전체지능지수 : 65

1) 고도의 정신지체이다
2) 훈련가능급에 해당한다
3) 정신연령은 약 6세에 해당된다
4) 대부분 교정 가능한 특정 원인이 있다
5) 초등학생 정도의 학력과 사회상식을 가지고 있다

05

지능검사를 실시한 후 해석하고 활용하는데 주의해야 할 내용으로 틀린 것은?

1) 점수띠가 사용된다
2) IQ에 대한 건전한 회의와 의심을 가진다
3) 과잉해석을 피하고 지능검사의 결과 수치만을 믿는다
4) 검사점수를 해석할 때 측정에서 발생할 수 있는 오차를 고려한다
5) 지능검사를 실시할 경우 피검자의 의도와 목적을 분명히 파악한다

문제해설

03 Global Assessment of Functioning Scale는 전반적 지능상태 평가척도로 DSM-Ⅳ의 다섯 번째 진단축을 평가할 때 사용되는 평가도구이다. 이것은 평가 당시 환자의 기능 수준을 체크하기 위한 것으로 점수는 0~100점까지이다. 나머지 도구는 일상생활동의 평가도구이다.

답 5)

04 경도의 지적장애

IQ 50~69 정도로 성인이 되어도 정신연령은 9~12세 정도로 머무르지만, 초등학생 정도의 학력과 사회 상식을 획득하고 원조를 받아가면서 독립된 생활을 할 수 있다. 교육가능급이라고 불리며 전체 정신지체의 약 70~75%를 차지한다.

답 5)

05 지능검사 활용할 때 과잉해석은 피하고 지능검사 결과를 맹신하거나 전적으로 부정하지 않는다. 점수띠(IQ가 100인 경우 ±5 정도인 95~105라고 이해)로 고려한다. 각 검사마다 검사 자체의 구성내용이나 구성요인이 다르므로 검사 결과에서 나온 수치에만 의존하기 보다는 검사 요강을 주의 깊게 검토하여 해석에 활용한다.

답 3)

06

다음 중 시계그리기를 완수하기 위해 필요한 요소로 구성된 것은?

1) 신체상, 시각 순서화, 20/20 시력
2) 시각기억, 수의 순서, 실행능력
3) 전경배경, 시각기억, 형태 항상성
4) 고유수용성 감각, 신체상, 시각기억
5) 청각기억, 시각차단, 고유수용성 감각

문제해설

06 해설내용 참조

답 2)

시계그리기와 지각처리

Explanation

1. 시계그리기에 필요한 능력

1) 운동 및 감각 요소
   (1) 근력, ROM, 지구력, 소운동 및 대운동 협응 능력 등
   (2) 촉각, 시각, 고유수용성감각, 눈손 협응력 등
2) 인지 및 지각
   • 집중력, 기억력, 순서, 실행능력, 계획능력, 문제해결 능력, 좌우구별, 공간관계 등

2. 지각처리(perception processing)

1) Stereognosis : 촉각으로 사물을 구별하는 것
2) Kinesthesia : 관절 움직임의 방향과 움직임 정도를 구별하는 것
3) Pain response : 해로운 자극을 해석해 내는 것
4) Body scheme : 각 신체 사이의 관계와 신체를 지각하는 것
6) Right left discrimination : 신체의 양쪽을 분별하는 것
7) Form constancy : 다양한 크기, 자세, 환경 내에서 그 사물을 재인식하는 것
8) Position in space : 물체들 사이의 공간적 관계를 지각하는 것
9) Visual closure : 물체나 형태가 완전히 보이지 않아도 구별해 내는 것
10) Figure ground : 앞뒤에 다른 물체들이나 모양들이 있어도 구별해 내는 것
11) Depth perception : 다양한 공간이나 면에서 사물들 사이, 그림들 사이의 상대적 거리를 구별
12) Spatial relations : 물체들의 자세를 상대적 관계로 구별해 내는 것
13) Topographical orientation : 특정 대상의 위치와 장소를 찾아내는 것

07

치매 환자에게 사용하는 평가도구로 가장 적합한 것은?

1) MMPI
2) SCIM
3) MVPT
4) MBTI
5) K-DRS

08

치료사 K씨는 무딘 연필을 이용해 환자의 손바닥에 원을 그려주고, 환자에게 그것이 무엇인지 답하게 하였다. 무엇을 평가하는 것인가?

1) 압박감
2) 가벼운 촉각
3) 날카로움과 둔함
4) 서화감각(graphesthesia)
5) 고유수용성 감각(proprioceptive sense)

문제해설

07 MMPI, MBTI는 인성검사로 주로 사용하고, SCIM은 척수손상환자의 일상생활을 평가하는 검사이다. MVPT는 시지각 능력을 파악하는 것이다. K-DRS 한국판 치매평가도구이다.

답 5)

08 서화 감각(graphesthesia)

- 피부에 글씨, 숫자, 도형 등을 그리면 환자는 그것이 무엇인지 정의함
- 손상이 있는 경우를 'agraphesthesia' 라고 함
- 시각 폐쇄 후 손바닥에 무딘 연필이나 도구로 문자, 숫자, 도형 등을 그려줌

답 4)

Explanation

지각처리(Perception processing) : 감각입력을 의미 있는 패턴으로 조직화하는 것

- Stereognosis : 촉각으로 사물을 구별하는 것
- Kinesthesia : 관절의 움직임의 방향과 움직임 정도를 구별하는 것
- Pain response : 해로운 자극을 해석해 내는 것
- Body scheme : 각 신체 사이의 관계와 신체를 지각하는 것
- Right left discrimination : 신체의 양쪽을 분별하는 것
- Form constancy : 다양한 크기, 자세, 환경 내에서 그 사물을 재인식하는 것
- Position in space : 물체들 사이의 공간적 관계를 지각하는 것
- Visual closure : 물체나 형태가 완전히 보이지 않아도 구별해 내는 것
- Figure ground : 앞뒤에 다른 물체들이나 모양들이 있어도 구별해 내는 것
- Depth perception : 다양한 공간이나 면에서 사물들 사이, 그림들 사이의 상대적 거리를 구별
- Spatial relations : 물체들의 자세를 상대적 관계로 구별해 내는 것
- Topographical orientation : 특정 대상의 위치와 장소를 찾아내는 것

09

MVPT 평가 시 다음과 같은 질문을 실시했다. 어떤 시지각 능력 평가인가?

> "위의 그림을 보세요. 이 그림과 같은 것을 아래 그림에서 찾아보세요. 크기가 작아도, 커도, 색이 칠해져 있어도 옆으로 기울여져 있어도 괜찮습니다."

1) 전경배경
2) 형태 항상성
3) 시각적 단기기억
4) 시각적 폐쇄
5) 공간적 방향

10

아래는 K-DTVP의 평가 항목이다. 평가 항목을 순서대로 바르게 나열한 것은?

ㄱ. 눈-손협응	ㄴ. 따라 그리기
ㄷ. 형태항상성	ㄹ. 시각-운동 속도
ㅁ. 공간 위치	ㅂ. 도형 배경
ㅅ. 시각 통합	ㅇ. 공간 관계

1) ㄱ-ㅇ-ㄴ-ㅂ-ㅁ-ㅅ-ㄹ-ㄷ
2) ㄹ-ㅅ-ㄱ-ㄴ-ㅁ-ㅇ-ㄷ-ㅂ
3) ㄱ-ㅁ-ㅂ-ㄴ-ㅇ-ㅅ-ㄹ-ㄷ
4) ㄹ-ㅅ-ㄱ-ㅁ-ㄴ-ㅂ-ㅇ-ㄷ
5) ㄱ-ㅁ-ㄴ-ㅂ-ㅇ-ㅅ-ㄹ-ㄷ

11

편마비환자의 환측에 촉각평가를 실시했을 시 환자가 자극위치를 모르고 인식만 했을 경우 환자의 점수로 올바른 것은?

1) +
2) ±
3) 0
4) −
5) 1

문제해설

09 형태항상성은 물체를 다양한 환경, 크기, 위치에서도 똑같은 것으로 인식하는 것을 말한다.

답 2)

10 항목 순서

눈-손협응 → 공간 위치 → 따라 그리기 → 도형 배경 → 공간 관계 → 시각 통합 → 시각-운동 속도 → 형태항상성

답 5)

11
- + : 자극의 위치를 알고 인식함
- − : 오직 인식만 함
- 0 : 자극의 위치를 알 수도 없고 인식도 못함

답 4)

12

한 쪽 눈의 위쪽과 코 쪽의 시야 범위를 합한 값은?

1) 70도
2) 90도
3) 120도
4) 150도
5) 180도

13

다음 설명에 해당하는 평가는?

> • 측정 도구
> – 면봉이나 손가락 끝, 휴지조각 등
> • 측정 자세
> – 눈을 감거나 시각이 차단된 상태
> • 결과
> – 면봉이 닿은 것과 닿지 않은 것을 구분할 수 없었으므로 0점을 받음

1) Pin-Prick
2) Light touch
3) Deep touch
4) Sharp & dull test
5) Two point discrimination

14

다음과 같은 재료가 필요한 검사는?

> • 시각 폐쇄용 커튼
> • 연필, 선글라스, 열쇠, 못, 클립, 동전, 단추 등

1) 시야 검사
2) 재인식 검사
3) 기억력 검사
4) 입체지각 검사
5) 전정감각 검사

문제해설

12 시야범위

- 코쪽 : 60도
- 가쪽 : 100도
- 위쪽 : 60도
- 아래쪽 : 75도

답 3)

13 Light Touch

- 측정 도구 : 면봉이나 손가락 끝, 휴지조각 등을 사용함
- 측정 자세 : 눈을 감거나 시각이 차단된 상태에서 실시함
- 적용 : 검사에 대해 간단하게 설명 후 도구를 이용하여 신체를 자극함 그리고 환자에게 신체 어느 곳을 긁었는지 질문함
- 점수
  - 0점 : 면봉이 닿았는지, 닿지 않았는지를 구분하지 못함
  - 1점 : 닿았는지 여부를 정확히 구분할 수는 있지만 얼굴에 닿을 때와는 다르게 느낌
  - 2점 : 닿았는지 여부를 일관되게 구분할 수 있으며 얼굴에 닿았을 때와 동일하게 느낌

답 2)

14 입체 지각(stereognosis)

- 시각적 도움 없이 촉각으로만 물건의 정체는 알아내는 것
- 여러 감각의 통합을 통해 인식하는 능력임 : 접촉 압박감(touch pressure), 위치감(position), 질감(texture), 무게감(weight), 온도감(temperature) 등
- 입체지각의 손상 : 'astereognosis'라고 함
- 평가 목적 : 촉각을 통해 물건의 정체를 식별할 수 있는지 유무를 판단하기 위해
- 재료 : 시각 폐쇄용 커튼(또는 폴더), 연필, 선글라스, 열쇠, 못, 클립, 동전, 단추 등을 이용
- 방법 : 시각 차단 후 물건들을 임의대로 제공

답 4)

15

MVPT에 대한 설명으로 옳은 것은?

1) 성인의 시지각만을 검사할 수 있다
2) 시지각 무시가 의심될 경우 MVPT-R로 검사한다
3) 시각운동통합 검사로 임상에서 많이 사용되는 검사도구이다
4) 생활연령CA는 검사일에서 생일을 뺀 나이로 30일을 1달로 계산한다
5) 피검자가 잘 모르겠다고 할 경우는 다음 항목으로 빠르게 진행해야 한다

16

K-DRS(Korea Dementia Rating Scale)의 질문유형과 검사소항목이 틀린 것은?

1) 혀를 내밀고 손을 올리세요 – '개념화'
2) 이 모양과 똑같이 여기에 그려 보세요 – '구성'
3) 순서대로 불러준 숫자(3－1－6)를 따라 해보세요 – '주의'
4) 1분 동안 슈퍼에서 살 수 있는 물건을 모두 말해보세요 – '관리기능'
5) 2개 그림카드를 보고 두 그림 중 조금 전에 보았던 모양을 골라보세요 – '기억력'

17

K-MAS 검사의 결과 해석에 대한 설명 중 틀린 것은?

1) 우반구손상의 경우 시각기억 점수가 낮다
2) 질적 분석을 통해 기억과정 및 손상의 양상을 파악한다
3) 단기기억 점수만 낮을 때는 주의력 문제일 가능성이 높다
4) 침입이 유의하게 많은 경우 기억방략을 효율적으로 사용하지 못한 것이다
5) 자유회상의 점수는 낮지만 단서회상의 점수가 높은 경우 기억보상전략을 제공하여 기억력을 증진시킨다

문제해설

15 MVPT 검사는 시지각만을 평가할 수 있는 검사로 임상에서 많이 사용되는 검사도루 이지만 어떤 운동능력도 포함되고 있지 않아 시각운동통합검사는 이 평가도구 외의 것으로 따로 검사해야 한다.

답 4)

16 주의 영역은 숫자외우기(예로 몇 개의 숫자를 듣고 순서대로 따라하기), 두 개의 연속된 지시(예로 혀를 내밀고 손을 올리세요), 단일 지시(입을 벌리세요), 모방(입을 벌리고 따라해 보게 함)으로 구성되어 있다.

답 1)

17 침입이 유의하게 많은 경우 전체기억점수가 정상범위라도 차후 기억장애가 나타날 가능성이 매우 높다. 군집화가 유의하게 낮은 경우 기억방략을 효율적으로 사용하지 못한 것이다.

답 4)

18

다음에서 설명하는 평가도구는?

> • 개요 : 성격을 진단하거나 개인의 능력을 평가하는 심리 검사가 아니라 선천적인 심리 경향을 알아보는 비진단 검사이다
> • 목적 : 개인마다 타고나는 심리적 경향과 그 경향이 지니는 성격의 역동을 알아내 자기와 타인을 이해하고 가정과 사회와 학교, 직장 및 실생활에 도움을 주고자 한다

1) BO(Bruininks-Oseretsky) test
2) MBTI(Myers-Briggs Type Indictor)
3) BGT(Bender Visual Motor Gestalt Test)
4) MMPI(Minnerssota Multiphasic Personality Inventory)
5) K-MAS(Korea version of Memory Assessment Scales)

문제해설

18 해설내용 참조

답 2)

평가도구

Explanation

1. 성격유형검사(MBTI)

• 1920년대 C.G. Jung의 심리유형론을 근거로 함

1) 목적

• 각자가 인정하는 반응에 관계된 자기 보고를 통하여 인식과 판단 과정에서 나타나는 사람들의 근본적인 선호성을 알아내기 위해
• 각자의 선호성이 개별적으로 또는 복합적으로 어떻게 작용하는지의 결과들을 예측하여 실생활에 도움을 얻기 위해

2) 결과

검사결과의 처리	• 채점 – 선호유형 구분란 별로 정확히 구분하여 합산함 – 성별 점수 합산 → 성별 구분에 의해 합산됨 → 공통은 남녀공통으로 합산됨
점수의 의미	• 외향적(E) – 내향적(I) : 주의집중과 에너지 방향 • 감각적(S) – 직관적(N) : 정보수집의 방법 • 사고적(T) – 감정적(F) : 의사결정 가능 • 판단적(J) – 인식적(P) : 행동 이행과 생활양식

2. MMPI(Minnerssota Multiphasic Personality Inventory, 다면적인성검사)

1) 개요

- 1940년대 미국 미네소타 대학의 심리학자인 Stark Hathaway와 정신과 의사인 Jovian Mckinley에 의해 제작됨
- 세계적으로 가장 널리 쓰이고, 가장 많이 연구되어 있는 객관적 성격검사임
- 566문항, 383문항의 두 종류의 검사지로 수기용이나 컴퓨터용으로 채점함

2) 목적

- 정신과적 진단분류를 위한 측정
- 개인의 인성특징의 비정상성 혹은 징후를 평가하여 상담 및 정신치료에 기여함

3. BO(Bruininks-Oseretsky) test

1) 목적

- 운동훈련(motor training) 프로그램의 개발과 평가를 위해 사용됨
- 운동근육 능력을 평가함
  - 일반아동과 운동장애와 발달지체 아동에게 모두 사용함

2) 대상 : 만 4세 6개월~14세 6개월의 아동

3) 도구 및 재료 : 매뉴얼, 소책자, 완전형과 분리형을 위한 개별 기록양식, 간이 평균대, 줄 달린 공, 테이프, 목재로 된 구슬 목걸이, 블록, 상자, 페그보드, 나무 못, 테니스 공, 검은색과 빨간색 색연필, 카드, 동전, 가위, 테스트 패드, 구두 끈, 고정매트, 과녁, 탁자 및 의자

4. 벤더 시지각 동작 검사(Bender Visual Motor Gestalt Test, BGT)

1) 목적 : 발달정도, 지적 능력, 학습문제, 기질적 장애, 정서장애를 측정하기 위해

2) 대상 : 소아(5~11세), 성인

5. K-MAS(Korea version of Memory Assessment Scales)

1) 개요

- Williams(1991)의 MAS(Memory Assessment Scales)를 한국판으로 표준화한 개인용 기억검사 도구
- 산업재해, 교통사고, 노인인구 증가에 따른 기질적 뇌손상 환자의 증가에 따라 개발됨

2) 점수

구분	점수
전체기억 (언어기억, 시각기억, 단기기억 척도)	• 86점 이상 : 정상범위 • 71~85점 : 경계선 수준 • 70점 이하 : 기억장애 의심 범위
소 검사	• 7점 이상 : 정상범위 • 4~6점 : 경계선 수준 • 3점 이하 : 수행결함 의심 범위

19

다음 보기의 내용과 같은 하부항목을 가진 평가도구는?

가. 도형–배경(Figure-Ground : FG)
나. 시각폐쇄(Visual Closure : VC)
다. 공간위치(Position in Space : PS)
라. 시각운동 속도(Visual-Motor Speed : VMS)

1) SIPT
2) BSID Ⅱ
3) DDST Ⅱ
4) DTVP Ⅱ
5) MMSE K

20

'MVPT'에 대한 설명으로 옳은 것은?

1) 인지 검사이다
2) 반응 시간을 측정한다
3) 척수손상 환자를 대상으로 한다
4) 손의 사용이 반드시 필요하다
5) 공간관계, 시각구별, 전경배경, 시각완성, 사회성 등이 내용이다

21

지능검사 실시한 후 해석하고 활용하는데 있어 주의해야 할 내용으로 옳은 것은?

1) 결과가 100일 때 90~110으로 본다
2) IQ에 대한 회의와 의심은 피해야 한다
3) 과잉해석을 피하고 결과 수치만을 의존해야 한다
4) 검사점수를 해석할 때 측정에서 발생하는 오차는 고려하지 않는다
5) 지능검사를 실시 할 경우 피검자의 의도와 목적을 분명히 파악해야 한다

문제해설

19 DTVP Ⅱ의 하부 항목
- 눈–손 협응(Eye-Hand coordination : EH)
- 공간위치(Position in Space : PS)
- 따라 그리기(Copying : CO)
- 도형–배경(Figure-Ground : FG)
- 공간관계(Spatial Relations : SR)
- 시각폐쇄(Visual Closure : VC)
- 시각운동 속도(Visual-Motor Speed : VMS)
- 형태 항상성(Form Constancy : FC)

답 4)

20 MVPT
(Motor-free Visual Perception Test)
- 저자
  - 아동용 : Ronald P. Colarusso, Donald D. Hammill(1972)
  - 성인용 : Mary Jane Bouska, Eugene Kwatny(1983)
- 목적
  - 대상자의 운동능력과 상관없이 실시할 수 있는 빠르고 간단한 시지각 검사
  - 판별, 진단, 연구 목적으로 사용

답 2)

21 3) 지능검사 활용할 때 과잉해석은 피하고 지능검사 결과를 맹신하거나 전적으로 부정하지 않는다. 점수띠(IQ가 100인 경우 ±5 정도인 95~105라고 이해)로 고려한다. 각 검사마다 검사 자체의 구성내용이나 구성요인이 다르므로 검사 결과에서 나온 수치에만 의존하기 보다는 검사 요강을 주의 깊게 검토하여 해석에 활용한다.

답 5)

22

다음 중 주변시야를 평가할 수 있는 검사는?

1) 알버트 검사(albert test)
2) 스넬렌 검사(Snellen test)
3) 대면 검사(confrontation test)
4) 선잇기 검사(trail making test)
5) 별긋기 검사(star cancellation test)

23

시지각 문제를 지닌 TBI 환자 K씨에게 작업치료사는 시계그리기와 Bell's test를 실시하였다. 평가 결과로 알 수 있는 것은?

1) 지남력
2) 편측무시
3) 입체지각
4) 재인식 능력
5) 지리적 지남력

24

MVPT 측정 시 환자의 반응시간을 측정하는 항목은?

1) 인지
2) 통찰력
3) 집중력
4) 시각처리
5) 운동계획

25

다음의 시지각 평가 중 평가목적이 다른 하나는?

1) star cancellation
2) Bell's test
3) line bisection
4) biVARA
5) letter cancellation

문제해설

22 주변시야 검사는 목표물에 눈을 고정한 상태에서 보이는 범주를 확인하는 대면 검사를 통해 가능하다.
1), 5) 알버트와 별긋기 검사는 편측무시를 검사하는 것이다.
2) 스넬렌 검사는 시력검사이다.
4) 선잇기 검사는 주의력 유지와 주의력 전환을 검사하는 도구이다.

답 3)

23 **편측무시 검사 도구**
- Line bisection test
- Cancellation test
- Bells test
- Behavioral inattention test
- Random chinese cancellation test
- Unilateral inattention test
- 기타

답 2)

24 **4가지 결과 획득**
- 좌·우 반응 개수
- 원 점수
- 정확한 답의 개수
- 시지각처리 시간

4가지 점수를 이용하여 시지각 능력, 환측 무시, 시지각 처리 능력의 정도를 제시

답 4)

25 biVARA는 시야결손 평가도구이며 나머지 4개 평가는 편측무시, 시각적 주의력을 평가하는 도구이다.

답 4)

26

'ㄱ, ㄴ, ㄷ, ㄹ'을 구별하지 못하고 시지각 협응문제를 지닌 아동에게 적용해야하는 검사도구는?

1) MMSE
2) MVPT
3) Allen test
4) Glosgow coma scale
5) Ranchos Los amigos scale

문제해설

26 해설내용 참조

답 2)

MVPT(Motor-Free Visual Perception Test)

Explanation

1. 저자

1) 아동용 : Ronald P. Colarusso, Donald D. Hammill(1972)
2) 성인용 : Mary Jane Bouska, Eugene Kwatny(1983)

2. 목적

1) 대상자의 운동능력과 상관없이 실시할 수 있는 빠르고 간단한 시지각 검사
2) 판별, 진단, 연구 목적으로 사용

3. 대상

1) **아동용 검사**
- 4~8세까지 아동

2) **성인용 검사**
- 뇌손상환자를 대상

3) **제외**
(1) 시력이 20/80 이하인 사람
(2) 검사지시를 이해하지 못하거나 집중력이 떨어지는 환자

4. 구성

1) **아동용 검사**
(1) 공간관계, 시각구별, 전경배경, 시각 완성, 시각적 기억력에 대한 검사
(2) 5개영역의 36항목으로 구성

2) **성인용 검사**
- 아동용 검사와 동일

5. 평가

1) **아동용 검사**
   (1) 15초 안에 4개의 그림 중에서 맞는 것을 찾아내는 형식으로 구성
   (2) 검사시간은 약 10분 정도 소요

2) **성인용 검사**
   (1) 각 항목에 대해 반응 시간을 측정
   (2) 4가지 결과 획득
      ① 좌·우 반응 개수
      ② 원 점수
      ③ 정확한 답의 개수
      ④ 시지각처리 시간
   (3) 4가지 점수를 이용하여 시지각 능력, 환측 무시, 시지각처리 능력의 정도를 제시

6. 평가방법 요약

1) 주의 산만을 피하기 위해 시야 밖에 기록용지를 위치시킴
2) 대상자가 "몰라요"라고 말하면 반응을 촉진시키고 반응을 거부하면 틀린 것으로 표시
3) 예는 점수로 계산하지 않음

27

환자에게 주머니 속에서 동전을 꺼내게 하고, 등에 있는 지퍼를 올리게 하였다. 무엇을 평가하기 위한 것인가?

1) 시지각 2) 입체지각
3) 서화감각 4) 통증지각
5) 온도감각

28

일상생활에서 주머니에 있는 열쇠를 꺼내거나, 캄캄한 곳에서 스위치를 찾아 전등을 켤 수 있는 능력은 무엇인가?

1) praxis 2) stereognosis
3) graphesthesia 4) body perception
5) visual discrimination

문제해설

27 입체지각은 두정엽에서 관장하며 일상에서 사용하는 물건을 보지 않고 촉각 기능만 사용하여 인식하는 기능이다.
답 2)

28 Stereognosis
촉각으로 사물을 구별하는 것
Kinesthesia
관절의 움직임의 방향과 움직임 정도를 구별하는 것
답 2)

29

손의 민첩성을 평가하는 도구로 가장 타당한 것은?

1) Bells' test
2) Cancellation test
3) Line bisection test
4) Box and block test
5) Random chinese cancellation test

30

편측무시(unilateral neglect)를 평가하는 도구로 가장 타당한 것은?

1) Box and block test
2) Cancellation test
3) stick construction
4) Rey osterrieth complex figure
5) 3 demensional block construction

문제해설

29 편측 무시(unilateral neglect) 평가

- line bisection test
- cancellation test
- the bells test
- random chinese cancellation test
- unilateral Inattention test
- the indented paragraph test
- behavioral inattention test

답 4)

30 Cancellation test

편측무시 증후군을 평가하는 도구임

답 2)

Constructional apraxia(구성 실행증) 평가 도구

Explanation

1. 그리기 평가

1) clock drawing
2) Rey osterrieth complex figure
3) Bender visual motor gestalt test
4) visual motor integration

2. 만들기(쌓기) 평가

1) 3 demensional block construction
2) parquetry blocks test
3) tinker toy
4) block design
5) object assembly
6) stick construction
7) constructional praxis test

31

다음 문항에 해당하는 MVPT 검사 항목은?

> 검사자는 "제가 도형 하나를 보여주면 다음 페이지에서 같은 것을 찾아보세요. 이것을 보세요." 5초간 그림을 보여준다. 다음 페이지를 보여주며 "자, 찾아보세요."라고 말한다

1) 전경배경
2) 시각기억
3) 시각폐쇄
4) 시각분별
5) 형태항상성

문제해설

31 Visual memory(시각기억) 1, 2

아주 짧은 시간에 stimulus item을 본 후 그것을 인지하는 능력을 요구한다.

- 첫 페이지의 "a"를 보여주고 "제가 도형 하나를 보여주면 다음 페이지에서 같은 것을 찾아보세요. 이것을 보세요."
- "a" 페이지를 5초간 보여준 후 "b" 페이지를 보여주고 답을 기다림 "자, 찾아보세요."

답 2)

OCCUPATIONAL THERAPY

7

C·H·A·P·T·E·R

아동발달 평가

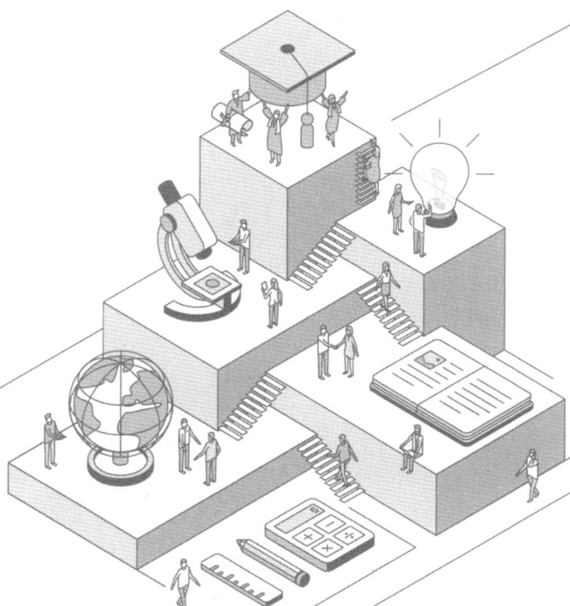

예·상·문·제·풀·이

01

다음 중 'DeGangi-Berk test'로 평가할 수 없는 것은?

1) 시지각
2) 자세조절
3) 양측협응
4) 반사통합
5) 운동통합

문제해설

01 DeGangi-Berk Test of Sensory Integration

- 내용
  - 세 조절, 양측 운동 통합, 반사 통합의 3가지 영역
  - 36개 항목으로 구성
  - 평가 시간은 약 30분 정도

답 1)

DeGangi-Berk Test of Sensory Integration

Explanation

1. 목적

1) 감각 통합의 진단이나 판별을 목적으로 사용
2) 취학 전 아동의 감각 통합 정도를 측정
3) 조기 감각 통합 치료의 기회를 제공하기 위함

2. 대상

1) 취학 전 아동
2) 3세에서 5세까지의 아동

3. 내용

1) 자세 조절, 양측 운동 통합, 반사 통합의 3가지 영역
2) 36개 항목으로 구성
3) 평가 시간은 약 30분 정도

4. 신뢰도

1) 검사자간 신뢰도 : 0.73~0.79
2) 검사-재검사 신뢰도 : 0.85~0.96

02

근력조절이 어려우며 전정감각의 문제를 지닌 아동에게 가장 필요한 평가는 무엇인가?

1) 지능 검사
2) 근력 검사
3) 인지 지각 검사
4) 소운동 협응 검사
5) 양측 협응 운동 검사

문제해설

02 해설내용 참조

답 5)

감각 통합 검사

Explanation

1. DeGangi-Berk Test of Sensory Integration

1) 저자

- Ronald A. Berk, Georgia A. DeGangi(1983)

2) 목적

(1) 감각통합의 진단이나 판별을 목적으로 사용
(2) 취학 전 아동의 감각 통합 정도를 측정
(3) 조기 감각통합 치료의 기회를 제공하기 위함

3) 대상

(1) 취학 전 아동
(2) 3세에서 5세까지의 아동

4) 내용

(1) 자세 조절, 양측 운동 통합, 반사 통합의 3가지 영역
(2) 36개 항목으로 구성
(3) 평가 시간은 약 30분 정도

5) 신뢰도

(1) 검사자간 신뢰도 : 0.73～0.79
(2) 검사－재검사 신뢰도 : 0.85～0.96

2. Sensory Integration and Praxis Tests(SIPT)

1) 저자

- A. Jean Ayres(1989)

2) **목적**

(1) 학습장애, 정서장애, 미세 뇌기능장애와 같이 기질적 문제를 동반한 아동의 감각통합 과정을 검사하고 규명하기 위한 것

(2) 남가주 감각통합 검사(southern california sensory integration test)를 개정한 것
돌림 후 안구진탕 검사(postrotatory nystagmus test)를 포함시킴

3) **대상**

- 4~8세 11개월

4) **내용**

- 감각지각, 시-공간 지각, 협응 동작, 운동계획 등 17개의 영역으로 구성

3. Sensory Profile

1) **저자**

- Winnie Dunn

2) **목적**

- 매일의 일상 상황에서 감각정보처리 과정을 평가하기 위해서 그리고 기능적 수행에 있어서 감각체계의 영향을 알아보기 위한 검사

3) **대상**

- 3~10세

4) **내용**

(1) 다양한 감각에 대한 아동의 반응을 125개의 질문으로 구성된 질문지에 보호자가 답변함

(2) 'sensory processing', 'modulation', 'behavior & emotional responses'로 구성

4. 기타

1) P-CTSIB
2) sensory assessment
3) sensory rating scale
4) KSHQ
5) TQSB
6) TIE
7) TIP

03

다음 내용은 어떤 평가도구에 대한 설명이다. 무엇인가?

- 운동기능을 평가한다
- 아동들의 다양한 운동장애 및 발달장애를 평가하기 위해 사용한다
- 46개의 아이템이며, 내용으로는 달리기 속도 및 민첩성, 균형, 양손협응, 반응속도 등이 있다

1) MAP
2) EDPA
3) PDMS－2
4) Bayley scale of infant development
5) Bruininks-Oseretsky test of motor proficiency

문제해설

03 해설내용 참조

답 5)

Bruininks-Oseretsky Test of Motor Proficiency

Explanation

1. 개요

1) 저자

- Robert H. Bruininks

2) 목적

(1) 운동 기능(motor function)을 평가하기 위해
- 대근육 및 소근육 운동기술을 평가함

(2) 아동들의 다양한 운동장애 및 발달장애를 평가하기 위해
- 운동훈련 프로그램을 계획함

3) 대상

- 4년 6개월~14년 6개월의 아동

4) 평가 시간

(1) complete battery : 약 45~60분 정도가 소요됨

(2) short form : 약 15~20분 정도가 소요됨

① ‘complete Battery’ 항목(46개) 중 14개 항목으로 구성됨

② 숙련된 운동에 대한 간략한 평가가 됨

2. 검사 내용

1) 구성

(1) 46개의 아이템(short form은 14개)

(2) 8개의 'subtest'로 구성

2) 항목

(1) 대근육 기술

① 달리기 속도 및 민첩성

② 균형

③ 양측협응

④ 힘

(2) 대근육 및 소근육 운동기술

- 양손협응

(3) 소근육 운동 기술

① 반응속도

② 시각운동통제

③ 양손 속도 및 민첩성

3) 유의사항

(1) 검사 시작 전에 필요한 기구들을 모두 배열함

(2) 검사자는 대상 아동과 친밀한 관계를 확립해야 함

4) 기타

(1) 우세 손과 다리에 평가가 선행되어야 함

(2) 테니스공이 평가도구로 사용됨

04

작업치료사 K씨는 DDST II를 이용해 아동의 소운동 발달을 평가하고자 한다. 항목이 직선 따라그리기(imitate vertical line)였다. 통과(pass) 기준으로 옳은 것은?

1) 한 번에 정확히 그려야 한다

2) 10cm 이상의 선을 그어야 한다

3) 3회의 도전 중 1회만 성공하면 된다

4) 선은 구부러짐 없이 반드시 직선이어야 한다

5) 아동이 그린 직선의 기울기는 45도 이하가 되어야 한다

문제해설

04 통과기준

- 3회의 시도가 제공됨
- 기울기가 30도 이상을 넘으면 실패가 됨
- 선은 반드시 직선일 필요는 없음
- 길이는 2인치(약 5cm) 이상을 그어야 함

답 3)

05

치료사는 어떤 평가도구를 이용해 10세 남아의 운동 능력을 평가하고자 한다. 평가를 위해 다음 내용의 도구가 필요하다. 이 평가도구의 항목이 아닌 것은?

> 준비물 : 평균대, 줄 달린 공, 테이프, 테니스 공, 색연필, 과녁 등

1) 윗몸 일으키기
2) 점프하면서 박수치기
3) 제자리에서 멀리뛰기
4) 두 손으로 작은 물체 조립하기
5) 손으로 원을 만들면서 동시에 발 구르기

문제해설

05 해설내용 참조

답 4)

BO(Bruininks Oseretsky) Test

Explanation

1. 목적

- 크고 미세한 운동근육 능력을 측정하는 것으로써 일반아동, 심각한 운동 기능장애 아동, 성장장애 아동의 운동근육 능력을 평가한다. 운동훈련(motor training) 프로그램의 개발과 평가를 위해 사용된다.

2. 대상

- 만 4세 6개월~14세 6개월 아동까지의 운동근육 능력을 평가하는 검사이다.

3. 검사자의 요건

1) 검사자는 검사방법을 숙지하고 있어야 하며, 피검사자가 보다 쉽고 편안한 자세로 검사에 임하게 할 수 있도록 해야한다.
2) 소음을 비롯한 방해물들이 없어야하고 약 16.4m의 공간으로 피검사자에게 친숙한 공간이어야 한다.

4. 도구

- 매뉴얼, 소책자, 완전형과 분리형을 위한 개별 기록양식, 간이 평균대, 줄 달린 공, 테이프, 목재로 된 구슬 목걸이, 블록, 상자, 페그보드, 나무 못, 테니스 공, 검은색과 빨간색 색연필, 카드, 동전, 가위, 테스트 패드, 구두 끈, 고정매트, 과녁

06

다음 중 아동발달 평가도구인 DDST의 결과가 정상(normal)으로 판명되는 경우는?

1) 지연과 주의가 각각 1개인 경우
2) 지연과 주의가 각각 2개인 경우
3) 지연은 없고 주의가 1개인 경우
4) 지연이 1개이고 주의가 없는 경우
5) 지연이 1개이고 주의가 2개인 경우

07

다음 중 'Denver development screening test' 평가에 사용되는 검사도구가 아닌 것은?

1) 컵
2) 건포도
3) 빈 깡통
4) 테니스 공
5) 아기 인형

08

DDST 평가 시 조산아동의 나이선(age line)을 결정하는 방법으로 옳은 것은?

1) 나이와 관계없이 조산한 개월 수를 고려하지 않는다
2) 나이와 관계없이 조산한 개월 수만큼을 빼고 계산한다
3) 아동이 만 1세 이상일 경우에는 조산에 대한 수정을 하지 않는다
4) 아동이 만 2세 이상일 경우에는 조산에 대한 수정을 하지 않는다
5) 아동이 만 3세 이상일 경우에는 조산에 대한 수정을 하지 않는다

문제해설

06 DDST 평가 해석

- 정상(normal)
  - 지연이 없고, 최대 1개의 주의
- 의심(suspect)
  - 1개 이상의 지연과 2개 이상의 주의
- 측정 불가(untestable)
  - 연령선의 왼쪽으로 완전히 떨어진 1개 항목 이상 또는 75~90% 영역의 연령 선에 교차된 1개 항목 이상에서 'refusal'을 획득했을 경우
  - 1~2주 후에 다시 평가함

답 3)

07 DDST의 검사도구

빨간 털실, 건포도, 딸랑이, 정사각형의 색이 있는 나무적목, 작고 투명한 5/8인치 열린 유리병, 작은 공, 테니스 공, 빨간 펜, 작은 플라스틱 인형과 젖병, 손잡이가 있는 플라스틱 컵, 백지

답 3)

08 DDST의 나이선 계산

- 조산(adjusting for prematurity)
  - 아동의 산출된 나이에서 조산된 만큼의 나이를 뺌
  - 아동의 나이가 2세 이상일 경우는 조산에 대한 연령 수정을 하지 않음

답 4)

09

다음 설명하는 아동 평가 도구는?

1. 검사 항목(8 subtests)
   ① 눈-손 협응(Eye-Hand coordination : EH)
   ② 공간위치(Position in Space : PS)
   ③ 따라 그리기(Copying : CO)
   :
   :
   ⑦ 시각운동 속도(Visual-Motor Speed : VMS)
   ⑧ 형태 항상성(Form Constancy : FC)
2. 검사 수행 원칙
   - 검사의 목적을 달성하기 위해 아동이 검사에 즐겁게 임하도록 아동과 친밀감을 형성해야 함
   - 아동의 피로 정도를 잘 살피고, 피로한 기색이 있거나 흥미가 없다는 기색이 보이면 검사를 중단함
   - 피검자를 일관되게 칭찬하고 격려해야 함

1) MVPT 4
2) DDST 2
3) DTVP 2
4) MMSE-K
5) LOTCA 2

문제해설

09 해설내용 참조

답 3)

DTVP 2

Explanation

1. 정의

1) 시지각 및 시각-운동장애 수준을 파악하는 검사
2) 시지각 기관 결함 가능성에 관한 증거를 제공하는 시지각 발달검사

2. 대상 : 4~10세 유아

3. 검사 시간

1) 약 30~60분 정도 소요됨
2) 검사자는 불필요한 지연을 피하기 위해 아동이 특정 문항에서 많은 시간을 보내지 않게 함

3) 검사 전체를 빠르고 일관성 있게 진행하도록 피험자를 격려해야 함
4) 일반적으로 DTVP-2는 한 번에 모든 검사를 마칠 수 있지만, 피험자에 따라서는 몇 번으로 나누어 실시할 수도 있음

4. 활용

1) 아동의 시지각 또는 시각－운동에 특별한 문제가 있는지 그리고 만약 문제가 있다면 어느 정도 있는지를 실제로 확인하고자 할 때
2) 심각한 문제가 있을 수도 있는 아동을 찾아내어 타 전문기관에 의뢰하고자 할 때
3) 시지각 중재 프로그램의 효과를 검증하고자 할 때
4) 시지각과 관련된 연구에서 연구도구로 사용하고자 할 때

5. 특징

1) 비교적 간단한 절차를 통해 시각과 지각에 결함이 있는 아동을 선별함
2) 시지각 및 시각－운동장애 수준을 파악함
3) 시지각 결함 가능성의 증거를 제공함
4) 관련 프로그램의 효과성을 입증함

6. 검사자의 자격 : 심리검사에 대한 체계적인 훈련을 받아야 함

7. 기본적인 검사 실시 절차

1) 검사요강, 그림책, 반응기록용지, 채점기록지를 사용하여 검사를 실시함
2) 검사 실시 연습은 적어도 3번 이상을 해야 함
3) 검사는 항상 1 : 1 개별적으로 실시함
4) 검사 환경은 산만함이 없고, 환기가 잘되며, 밝고, 조용하며, 비밀이 보장되는 편안한 곳이어야 함

8. Subtest 항목

1) 눈－손 협응(Eye-Hand coordination : EH)
2) 공간위치(Position in Space : PS)
3) 따라 그리기(Copying : CO)
4) 도형－배경(Figure-Ground : FG)
5) 공간관계(Spatial Relations : SR)
6) 시각폐쇄(Visual Closure : VC)
7) 시각운동 속도(Visual-Motor Speed : VMS)
8) 형태 항상성(Form Constancy : FC)

10

'DDST'에 대한 설명으로 틀린 것은?

1) 진단평가 도구이다
2) 신생아에서 6세까지의 아동이 대상이다
3) 4개 영역이며, 125개 항목으로 구성된다
4) 발달장애가 의심되는 아동을 조기에 판별할 수 있다
5) 조산 아동의 경우 만 2세 이후에는 조산 나이를 고려하지 않는다

문제해설

10 Denver Developmental Screening Test(revised)

- 저자
  - William Frankenberg, Joseph Dodds, Alma Fandal(1990)
- 출판
  - Denver Developmental Screening Test (DDST)
  - 아동의 잠재적 발달 문제를 판별하기 위해 1967년 처음으로 출판됨
- 목적
  - 발달장애가 의심되는 아동을 조기 판별(screen)하기 위하여 사용
  - 진단 평가도구가 아님

답 1)

Denver Developmental Screening Test(Revised)

Explanation

1. 저자

• William Frankenberg, Joseph Dodds, Alma Fandal(1990)

2. 출판

1) Denver Developmental Screening Test(DDST)
2) 아동의 잠재적 발달 문제를 판별하기 위해 1967년 처음으로 출판됨

3. 목적

1) 발달장애가 의심되는 아동을 조기 판별(screen)하기 위하여 사용함
2) 진단 평가도구가 아님

4. 대상

• 신생아에서 6세까지의 아동

5. 내용

1) DenverⅡ는 125개의 항목으로 구성됨
   • 4개의 영역으로 배열됨
2) 영역
   (1) 개인－사회(personal-social) : 사람들과 사이좋게 지내고 개인의 필요 관리
   (2) 소운동－적응력(fine motor-adaptive) : 눈－손 협동(eye-hand coordination), 작은 물건 조작, 문제 해결
   (3) 언어(language) : 듣기, 이해하기, 그리고 언어 사용
   (4) 대운동(gross motor) : 앉기, 걷기, 뛰기 그리고 전체에 걸친 큰 근육의 움직임

11

평가 날짜는 2014년 12월 15일이다. 김○○ 아기는 2013년 9월 1일에 태어났지만 원래 예정일 보다 6주 일찍 태어났다. 이 아이의 실제 보정 연령은?

1) 13개월 16일
2) 14개월
3) 14개월 14일
4) 15개월
5) 15개월 14일

12

다음은 DDST-Ⅱ 평가를 수행 중인 치료사의 질문 내용이다. 이 항목의 통과 기준으로 옳은 것은?

- 말은 크고 쥐는 (　　)?
- 불은 뜨겁고 얼음은 (　　)?
- 태양은 낮에 빛나고 달은 (　　)에 빛나죠?

1) 말로 1개 이상 답하면 통과이다
2) 말로 2개 이상 답하면 통과이다
3) 그림 또는 말로 1개 이상 답하면 통과이다
4) 그림 또는 말로 2개 이상 답하면 통과이다
5) 그림 또는 말로 3개 이상 답하면 통과이다

13

제시된 표현의 평균적인 언어발달 수준은?

아찌 흙 파, 아빠 학교 가, 아빠 요 가자, 엄마 아야 하나, 엄마 물 주까?

1) 8~12개월
2) 13~17개월
3) 18~24개월
4) 25~29개월
5) 30~34개월

문제해설

11 원래 예정일은 2013년 10월 15일이다. 2014년 12월 15일에서 2013년 10월 15일을 빼면 14개월이다.

답 2)

12 2개 반대말(Opposites-2)

- 아래의 문장들을 천천히 하나씩 분리해서 이야기한다. 한 번에 하나씩 아이가 빈 공간을 채워 넣을 때까지 기다린다. 필요하다면 각각의 문장을 3번씩 반복할 수 있다.
  → "말은 크지, 그러면 쥐는?"
  → "불은 뜨겁지, 그러면 얼음은?"
  → "해는 낮에 빛나지, 그러면 달은?"
  - Pass : 아이가 두 문장을 정확히 완성한다.
  - 정확한 대답의 예
    → 크다 – 작음, 조그마함
    → 뜨겁다 – 차가움, 시원함, 몹시 추움, 얼어있음(축축함, 녹음, 또는 물이라는 답은 적당하지 않음)
    → 낮 – 밤, 어두움, 검음, 저녁

답 2)

13 일반적으로 세 단어 문장은 30개월 이후 가능하다.

답 5)

14

다음 중 DDST-2의 검사 항목으로만 구성된 것은?

1) ADL, IADL, 놀이, 대근육 운동
2) 소근육 운동, 대근육운동, IADL, 놀이
3) 개인-사회성, IADL, 놀이, 대근육 운동
4) ADL, 언어발달, 소근육 운동, 대근육운동
5) 개인-사회성, 언어발달, 소근육 운동, 대근육운동

15

BO(Bruininks Oseretsky) 테스트 검사항목이 아닌 것은?

1) 달리기
2) heel to toe
3) 점프하며 손뼉치기
4) 양손으로 원 그리며 점프하기
5) 양손으로 동시에 선 그리기 및 십자가 그리기

문제해설

14

저자	• William Frankenberg, Joseph Dodds, Alma Fandal(1990)
출판	• Denver Developmental Screening Test(DDST) : 오리지널 버전 • 아동의 잠재적 발달 문제를 판별하기 위해 1967년 처음으로 출판됨
목적	• 발달장애가 의심되는 아동을 조기 판별(screen)하기 위해 • 진단평가 도구가 아님
대상	• 신생아~6세까지의 아동
내용	• 'DenverⅡ'는 125개의 항목으로 구성됨
4개 영역	① 개인-사회(Personal-Social) : 사람들과 사이좋게 지내며 개인의 필요를 관리함 ② 소 운동-적응력(Fine Motor-Adaptive) : 눈-손 협동(eye-hand coordination), 작은 물체 조작, 문제해결 ③ 언어(Language) : 듣기, 이해하기, 언어사용 ④ 대 운동(Gross Motor) : 앉기, 걷기, 뛰기, 전체 큰 근육의 움직임
신뢰도	① 검사-재검사 신뢰도 : 0.95 ② 검사자간 신뢰도 : 0.95

답 5)

15 양손으로 원그리며 발구르기(양발로 교차로 탭핑하기)이다.

BO 테스트의 구성

• 8개의 검사항목으로 구성됨
• 하위항목은 46개로 구성됨(대동작, 소동작 기술의 포괄적인 목록이 제공되며 시간은 45~60분이 소요됨)
  - 검사항목 1 : 왕복으로 뛰는 동안 달리기 속도 및 민첩성을 평가함
  - 검사항목 2 : 신체 균형 능력을 평가함
  - 검사항목 3 : 신체 양측의 정교한 움직임과 협응능력을 평가함
  - 검사항목 4 : 팔, 어깨, 복부, 다리의 근력을 평가함
  - 검사항목 5 : 시각적 능력과 상지(손, 팔, 손가락)의 협응능력과 움직임을 평가함
  - 검사항목 6 : 움직이는 자극에 빠르게 반응하는 능력을 평가함
  - 검사항목 7 : 운동반응과 시각반응을 조절하고 통합하는 능력을 평가
  - 검사항목 8 : 상지(손, 팔, 손가락)의 기민성과 움직이는 속도를 평가함

답 4)

16

다음 평가도구 중 성격이 다른 하나는 무엇인가?

1) Miller assessment for preschoolers
2) SIPT(sensory integration and praxis tests)
3) Bruininks oseresky test of motor proficiency
4) Developmental test of visual motor integration
5) PEDI(Pediatric evaluation of disability inventory)

문제해설

16 해설내용 참조

답 5)

SI 관련 평가도구

Explanation

1. SI 평가 도구

Miller assessment for preschoolers	• 평가 내용 – stereognosis – tactile perception – vestibular function
Bruininks oseresky test of motor proficiency	• 평가 내용 – 대운동 및 소운동 기술을 평가함 • 감각 통합 기능과 관계된 기술을 평가함
Developmental test of visual motor integration	• 평가 내용 : 시지각 기술 및 지각/운동 기술을 평가함
SFA(school function assessment)	• SI 문제가 아동의 작업에 미치는 영향을 평가함
SIPT	• 심도 있는 SI 평가를 위해 특별히 고안된 표준화된 유일한 평가도구임 • 평가에 필요한 시간은 약 2시간이며 점수를 얻는 데 약 30~45분의 시간이 더 필요함 • SIPT의 사용과 점수해석을 위해 특별한 훈련 과정이 필요함 • 매우 복잡한 구성으로 독학으로 수행할 수 없는 평가임

2. Pediatric evaluation of disability inventory(PEDI)

저자	대상	내용
• Haley S.M 외. 1992	• 6개월~9세 아동	• 일상기능 능력 평가와 수행기술 평가 • 표준화된 평가 도구 • 기능적 능력을 평가함

17

Denver Developmental Screening Test Ⅱ(DDST Ⅱ)에서 오늘 날짜는 2017년 5월 30일, 아이의 생년월일은 2017년 3월 11일이다. 6주 조산일 경우 이 아이의 나이선(Age line)은?

1) 1개월 3일
2) 1개월 4일
3) 1개월 5일
4) 2개월 18일
5) 2개월 19일

18

DDST-Ⅱ 평가 결과 중 정상(normal)의 기준이 되는 것은?

1) 지연이 없고 주의도 없을 경우
2) 지연이 없고 주의가 1개일 경우
3) 지연이 없고 주의가 2개일 경우
4) 1개의 지연과 1개의 주의가 있는 경우
5) 1개의 지연과 2개의 주의가 있는 경우

19

'Denver Developmental Screening Test(DDST)'에 대한 설명으로 옳은 것은?

1) 진단 평가 도구이다
2) 아동의 잠재적 발달문제를 판별하고 진단한다
3) 나이는 평가 날짜에서 걷기 시작한 날짜를 뺌으로 계산한다
4) 발달장애가 의심되는 아동을 조기 판별하기 위해 사용한다
5) Denver Ⅱ는 135개의 항목으로 구성되고, 4개의 영역으로 배열된다

문제해설

17 오늘날짜－생년월일＝2개월 19일 이지만 아이가 2세 이하이기 때문에 조산에 대한 연령수정을 하여서 6주 조산이므로 1개월 14일을 뺌으로서 이 아이의 나이는 1개월 5일이 된다.

답 3)

18 DDST-Ⅱ 평가 결과 해석

정상	• 지연이 없고, 최대 1개의 주의
의심	• 1개 이상의 지연과 2개 이상의 주의
측정 불가	• 연령선의 왼쪽으로 완전히 떨어진 1개 항목 이상 또는 75~90% 영역의 연령 선에 교차된 1개 항목 이상에서 'refusal'을 획득했을 경우 － 1~2주 후에 다시 평가함

답 2)

19 DDST

• 목적
－ 발달장애가 의심되는 아동을 조기 판별(screen)하기 위하여 사용
－ 진단 평가도구가 아님
• 대상
－ 신생아에서 6세까지의 아동

답 4)

20

3개월 일찍 태어난 생후 11개월 된 조산 아동의 발달 수준은?

1) 컵 사용
2) 숟가락 사용
3) crude palmar grasp
4) 적목을 작은 상자에 넣기
5) 씹기시 턱의 대각선 움직임

문제해설

20 해설내용 참조

답 5)

조산의 수정 및 아동발달

Explanation

1. DDST의 조산 수정(adjusting for prematurity)

1) 아동의 산출된 나이에서 조산된 만큼의 나이를 뺌
   예 산출된 나이는 2개월 19일이지만 6주 조산일 경우
   1개월 14일을 뺌 : 이 아이의 나이는 1개월 5일이 됨
   • 조절된 연령을 이용해서 선을 그음
2) 아동의 나이가 2세 이상일 경우는 조산에 대한 연령 수정을 하지 않음

2. 아동의 발달

1) **씹기**(biting and chewing)
   (1) 7~8개월
   (2) 턱의 움직임 : 약간의 대각선적 움직임(diagonal jaw movement)이 나타남
      • 쿠키를 물고 있을 수는 있으나 깨물지 못함
2) **빨기**(sucking)
   (1) 12개월 아동
      ① 젖병에서 컵으로 이동하는 시기 : 식사 시간에 컵을 사용함
      ② 턱 : 컵의 테두리를 이용하여 비교적 안정적이 됨
3) **도구 사용** : 숟가락 사용(18개월)
4) **쥐기**(grasp)
   (1) 4~5개월 : 미성숙한 손바닥 잡기(crude palmar grasp)
   (2) 5~6개월 : 손바닥 잡기
5) **자발적 놓기**(voluntary release)
   (1) 약 1년
      ① 어깨, 팔꿈치, 손목이 안정된 상태에서 물건을 놓음
      ② MCP 관절은 아직 불안정하며, 손가락의 과도한 폄이 나타남
      ③ 작은 그릇이나 블록 쌓기 등을 통해 물건 놓기 능력이 발전함

21

DDST 평가 시 나이를 계산하고자 한다. 20개월 된 아동이 8주 조산일 경우 이 아동의 나이를 몇 개월인가?

1) 13개월
2) 15개월
3) 18개월
4) 20개월
5) 22개월

22

임신 후 8개월 만에 출생한 아동이 현재 18개월이라면 DDST 평가 시 연령계산의 결과는?

1) 14개월
2) 15개월
3) 16개월
4) 17개월
5) 18개월

문제해설

21 나이선(age line) 결정

- 개요
  - 아동의 이름, 생년월일, 그리고 평가날짜와 같은 일반적 정보를 가장 먼저 평가 용지에 기록함
  - 아동의 나이는 평가 날짜에서 태어난 날짜를 뺌으로 구함
- 조산(adjusting for prematurity)
  - 아동의 산출된 나이에서 조산된 만큼의 나이를 뺌
    - 예 : 산출된 나이가 2개월 19일이지만 6주 조산일 경우
      1개월 14일을 뺌 : 이 아이의 나이는 1개월 5일이 됨
    - 수정된 연령을 이용해서 선을 그음
  - 아동의 나이가 2세 이상일 경우
    - 조산에 대한 연령은 수정하지 않음

답 3)

22 해설내용 참조

답 3)

Denver Developmental Screening Test(Revised)

Explanation

❋ 개요

- 저자
  - William Frankenberg, Joseph Dodds, Alma Fandal(1990)
- 출판
  - Denver Developmental Screening Test(DDST)
  - 아동의 잠재적 발달 문제를 판별하기 위해 1967년 처음으로 출판됨
- 목적
  - 발달장애가 의심되는 아동을 조기 판별(screen)하기 위하여 사용
  - 진단 평가도구가 아님

- 대상
  - 신생아에서 6세까지의 아동
- 내용
  - Denver Ⅱ는 125개의 항목으로 구성됨
    - 4개의 영역으로 배열됨
  - 영역
    - 개인 – 사회(personal-social) : 사람들과 사이좋게 지내고 개인의 필요 관리
    - 소 운동 – 적응력(fine motor-adaptive) : 눈 – 손 협동(eye-hand coordination), 작은 물건 조작, 문제 해결
    - 언어(language) : 듣기, 이해하기, 그리고 언어 사용
    - 대 운동(gross motor) : 앉기, 걷기, 뛰기 그리고 전체에 걸친 큰 근육의 움직임
- 신뢰도
  - 검사·재검사 신뢰도 : 0.95
  - 검사자간 신뢰도 : 0.95

1. 검사도구

- 빨간 털실, 건포도, 딸랑이, 정사각형의 색이 있는 나무적목, 작고 투명한 5/8인치 열린 유리병, 작은 공, 테니스 공, 빨간 펜, 작은 플라스틱 인형과 젖병, 손잡이가 있는 플라스틱 컵, 백지

2. 준비 사항

1) 평가자, 보호자 그리고 아동을 위한 테이블과 충분한 의자와 대 운동(gross motor) 항목을 실행하기 위한 적당한 공간 필요
2) 어린 아기를 평가하기 위해선 테이블 위에 눕힐 수 있도록 담요 또는 쿠션
3) 신중한 감독 : 평가도구 입에 넣음, 평가도구에 의한 눈의 상처 등과 같은 상해 예방을 위해

3. 평가 영역

1) 4개 영역이 각각 배열됨
   (1) personal-social
   (2) fine motor-adaptive
   (3) language
   (4) gross motor
2) 연령 척도
   (1) 출생에서부터 6세까지의 개월과 연도를 계산함
   (2) 평가지 위와 아래를 가로질러 그림

4. 나이선(age line) 결정

1) **개요**

(1) 아동의 이름, 생년월일, 그리고 평가 날짜 같은 일반적인 정보는 가장 먼저 평가 용지에 기록함

(2) 아동의 나이는 평가 날짜에서 태어난 날짜를 뺌으로서 계산함

2) **조산**(adjusting for prematurity)

(1) 아동의 산출된 나이에서 조산된 만큼의 나이를 뺌

예 산출된 나이는 2개월 19일이지만 6주 조산일 경우
1개월 14일을 뺌 : 이 아이의 나이는 1개월 5일이 됨

• 조절된 연령을 이용해서 선을 그음

(2) 아동의 나이가 2세 이상일 경우는 조산에 대한 연령 수정을 하지 않음

5. 라뽀형성(building rapport)

1) 평가자와 아동 그리고 보호자 사이의 신뢰관계가 필수적임

2) 보호자와 아동이 편안하게 평가를 받을 수 있도록 노력해야 함

3) 이상적인 평가 자세 : 아동은 테이블 앞 의자에 앉아서 편안하게 팔을 테이블 위에 올려놓음

6. 평가의 순서

1) **평가는 융통성 있게 진행됨**

• 아동의 반응에 따라 항목 순서가 조정될 수 있음

2) **평가 항목은 관찰된 모든 행동을 기초로 점수를 줄 수 있음**

(1) 일반적으로, 먼저 활동성이 적은 항목부터 시행함

• fine motor-adaptive 항목·gross motor 항목

(2) 아동이 쉽게 수행할 수 있는 항목을 먼저 시행함

(3) 블록과 같은 평가 재료를 사용하는 항목은 시간을 절약하기 위해 연속적으로 시행할 수 있음

(4) 주의산만을 피하기 위해 사용될 재료들만 테이블위에 위치하도록 함

(5) 영아를 위해 시행되는 모든 항목은 영아마다 누운 상태에서 평가받는 것이 바람직함

(6) 아동의 연령과 관계없이 각각의 평가는 아동의 연령 선 왼쪽으로 완전히 떨어진 항목에서 시작해 오른쪽으로 진행함

7. 평가 항목의 수(number of items to given)

1) **항목 수는 평가받는 아동의 능력과 연령에 따라 다양하게 주어짐**

(1) 아동의 발달적 위험인자가 있는지를 결정하기 위해 다음과 같이 시행함

• 각 영역에서 연령 선의 왼쪽으로 3개의 연속적 통과(P)가 나타날 때까지 시행

2) **아동의 능력을 결정하기 위해서 다음과 같이 시행함**

(1) 각 영역에서 오른쪽으로 3개의 실패가 기록될 때까지 지속함

(2) 각 항목의 수행을 위해 3번의 시도가 제공됨

23

브루닉스 검사(Bruininks-Oseretsky Test of Motor Proficiency)의 항목이 아닌 것은?

1) 구슬꿰기
2) 카드 분류하기
3) 양손으로 공 던져 과녁에 맞추기
4) 위로 던져 올린 공을 양손으로 잡기
5) 바닥에 튀겨 던진 공 양손으로 잡기

24

다음 설명하는 평가도구의 이름은 무엇인가?

> 뇌성마비 아동의 운동기능의 현재 상태를 평가하는 것으로 눕기와 구르기(lying & rolling), 앉기(sitting), 기기와 무릎앉기(crawling & kneeling), 서기(standing), 걷기(walking), 달리기와 뛰기(running & jumping)로 구성되어 있다. 점수체계는 4점 척도로 되어 있으며, 아동의 발달을 100% 기준으로 한 발달 수준 백분위를 알 수 있다

1) DeGangi-Berk Test
2) Gross Motor Function Measure
3) Peabody Developmental Motor Scale
4) Bayley Scales of Infant Development
5) Developmental Test of Visual Perception

25

다음 중 정상발달을 보이는 아동에게 가장 늦게 나타나는 기술은?

1) 혼자 앉는다
2) 색을 구분한다
3) 연필로 사각형을 그린다
4) 통 속에 적목을 집어넣는다
5) 적목을 양손에 쥐고 두드린다

문제해설

23 우세손으로 공 던져 과녁에 맞추기

답 3)

24 Gross Motor Function Measure은 5가지 기능적 영역에서 일어나는 동작을 평가한다. 다섯 가지 동작은 누운 자세, 앉은 자세, 기기와 무릎서기, 서기, 그리고 걷기와 도약활동이다. 전체 항목수는 88개이며 각 항목에 대하여 4점 척도를 적용한다.

답 2)

25 DDST 항목

- Sit no support : 6~7개월
- Bang 2 Cubes Held in Hands(R) : 10~11개월
- Put block in cup : 12~14개월
- Name 4 colors : 4.5~5세
- 사각형 보고 그리기 : 5.5~6세

답 3)

26

다음 설명에 가장 부합하는 평가도구는?

- 자폐증이 있는 아동을 진단한다
- 자폐증상이 없는 발달장애 아동과 구별하기 위해 만들어진 평가도구이다

1) CARS
2) DDST
3) HOME
4) QUEST
5) Wee-FIM

27

Denver Developmental Screening Test 2에 대한 설명으로 옳은 것은?

1) 생후 6개월~만 6세 아동을 대상으로 한다
2) 실패 시 연속해서 3개 항목을 통과할 때까지 왼쪽으로 검사를 한다
3) 검사 항목으로는 개인-사회성, 미세운동-협응, 인지, 대근육운동이 있다
4) 생후 24개월 이전에는 눈금 1칸당 1개월, 이후에는 눈금 1칸당 6개월을 나타낸다
5) 1세 이하이고 예정일보다 2주 이상 조산인 아동의 경우 조산일을 계산하여 검사한다

28

DDST Ⅱ의 연령선에 걸친 평가 항목 중 가장 먼저 평가해야 하는 것은?

1) 운동발달
2) 언어발달
3) 개인-사회성 발달
4) 미세운동 및 적응발달
5) R(보고에 의한 평가)영역

문제해설

26 CARS(childhood autistic rating scale)

저자	• Reichler, 1971 • Scropler, 1978 개정
목적	• 자폐아동 진단용
대상	• 연령제한 없음 • 자폐 아동
내용	• 15문항으로 구성 • 관찰로 검사가 실시됨 • 자폐 아동의 경우 대인관계, 지각능력, 언어의 세 영역에서 결함을 보임

답 1)

27 1) 생후~만 6세 아동을 대상으로 한다.
3) 검사 항목으로는 개인-사회성, 미세운동-협응, 언어, 대근육운동이 있다.
4) 생후 24개월 이전에는 눈금 1칸당 1개월, 이후에는 눈금 1칸당 3개월을 나타낸다.
5) 2세 이하이고 예정일보다 2주 이상 조산인 아동의 경우 조산일을 계산하여 검사한다.

실패 시 연속해서 3개 항목을 통과할 때까지 왼쪽으로 검사를 한다.

답 2)

28 R이란 request(요청하다) 즉 보고에 의한 통과로서 모든 평가를 시작하기 이전 부모에게 질문을 하여 평가를 실시하는 것으로 가장 우선적으로 실시 하여야한다.

답 5)

8

C·H·A·P·T·E·R

기타 평가

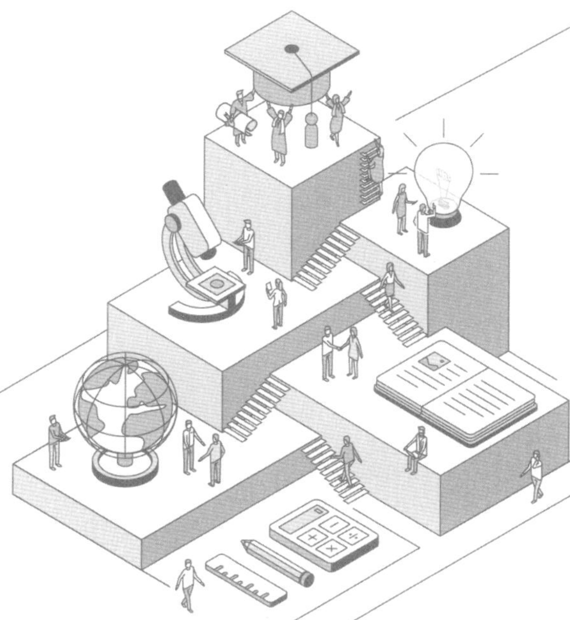

예·상·문·제·풀·이

01

다음과 같은 검사 방법은 무슨 능력을 평가하기 위함인가?

- 책상 옆에는 무엇이 있습니까?
- 연필을 당신 뒤에 두세요
- 컵을 책상 위에 두세요

1) 시각 완성
2) 시공간 관계
3) 형태 항상성
4) 전경－배경 구별
5) 오른쪽－왼쪽 구별

02

엉덩관절 굽힘 구축 검사를 위해 실시해야 하는 평가는?

1) 오버검사
2) 패트릭검사
3) 겐스렌검사
4) 토마스검사
5) 트렌델렌버그검사

03

'테니스 엘보 검사'에 대한 설명으로 옳은 것은?

1) 굽힘근 힘줄염 여부를 검사한다
2) 피검자는 아래팔을 뒤침해야 한다
3) 주먹을 쥔 채 손목을 아래로 내리도록 한다
4) 검사자는 손목 폄 방향으로 저항을 가한다
5) 양성 반응은 가쪽위관절융기에서 심한 통증이 발생한다

문제해설

01 시공간관계 : 자신과 사물, 사물들의 위/아래, 꼭대기/바닥, 안/밖, 앞/뒤, 전/후 공간적 관계 인식하기

답 2)

02 토마스검사를 통해 엉덩관절의 굽힘구축을 검사할 수 있으며, 이상반응으로 반대쪽 다리가 들리거나, 다리가 바닥에 닿기 위해서는 허리뼈의 척주앞굽음증이 심하게 나타난다.

답 4)

03
- 폄근 힘줄염 여부를 검사한다.
- 피검자는 아래팔을 엎침한 상태이다.
- 주먹을 쥔 채 손목을 들어올리도록 한다.
- 자극은 검사자가 손목 굽힘 방향으로 저항을 가한다.

답 5)

04

다음 설명하는 심리검사의 종류는?

- 투사적 검사법
- 10장의 카드는 각각의 얼룩무늬를 지님
- 흑백 5장, 색채 5장을 순서대로 "무엇이 보이는가? 어느 부위를 무엇으로 생각했나?"라고 물으며, 답한 것을 기록함
- 각각의 카드에 대한 반응내용, 반응방식, 반응의 수 등을 해석함

1) 인성 검사
2) 로샤검사
3) 단어 연상법
4) 인물화 검사
5) 주제통각 검사

문제해설

04 해설내용 참조

답 2)

로샤검사

Explanation

1. 정신역동 치료에 있어서 투사적 성격검사 방법임

2. 특정한 자극을 주고 그에 대한 반응에 따라 그 사람의 심리를 평가

3. 구성

1) 잉크 반점으로 되어 있는 10장의 카드로 구성함
2) 반점의 일부는 흑백이고 일부는 유채색임

4. 방법

1) 개인으로 하여금 잉크반점의 그림을 보고 연상되는 단어들을 구술하게 함
2) 검사자는 개인의 반점에 대한 반응을 보며 해석상의 세부사항에 질문을 함

5. 반응의 형태, 색채, 운동의 표현 등을 중심으로 기록함

6. 해석

- 또래 집단과의 차이나 반응의 독창성 등을 기준으로 개인의 능력과 불안증 정도를 알아봄

05

다음 평가도구의 이름은?

> 대표적인 투사검사로 데칼코마니 양식의 대칭형의 잉크얼룩으로 이루어진 10장의 카드로 피험자의 심리상태를 파악하는 검사도구이다

1) Rorschach Test
2) Draw-a-person Test
3) Sentence Completion Test
4) Thematic Apperception Test
5) Minnesota Multiphasic Personality Inventory

06

미소 지을 때 동작으로 구각을 상방과 양측 바깥으로 잡아당기는 근육은 무엇인가?

1) buccinator
2) orbicularis oris
3) levator angulioris
4) zygomaticus major
5) levator labii superioris

문제해설

05 Rorschach test는 1921년 Rorschach에 의해 창안되었다. 일련의 막연하고 무의미한 잉크얼룩에 대해 한 사람이 일으키는 지각 반응을 분석하여 그 개인의 인격 성향을 추론하는 투사적 검사방법이다.

답 1)

06 해설내용 참조

답 4)

측정 및 평가

웃음을 만드는 근육

Explanation

1. Zygomaticus Major

1) 입의 외각을 상방과 양측바깥으로 끌어올림
2) 미소(smiling)

2. Risorius

1) 입술을 좁히고 입 끝을 외방으로 당김
2) 삐쭉거리는 표정(grimacing)

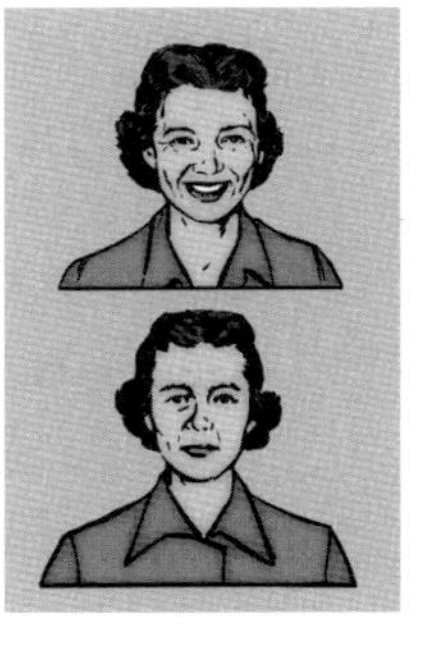

07

작업 지구력 측정을 위한 도구로 가장 적절한 것은?

1) BTE
2) VALPAR #9
3) monofilament test
4) Krause-Weber test
5) upper body ergometer

문제해설

07 ergometer
지구력을 측정하고 훈련함

답 5)

Work 평가도구

Explanation

1. CARF(Commission on Accreditation of Rehabilitation Facilities, 1987)

1) 직업평가의 가이드라인
2) 리스트(list)로 구성
3) 내용
   (1) 신체능력 및 심리운동 능력(physical and psychomotor capacities)
   (2) 지적 능력(intellectual capacities)
   (3) 감정상태(emotional stability)
   (4) 흥미(interests)
   (5) 태도(attitudes)
   (6) 작업 정보 지식(knowledge of occupational information) 등

2. Valpar Component Work Samples(VCWS)

1) 비장애인 및 장애인의 폭넓은 직업 평가
2) 산업재해 환자들에게 폭넓게 사용
3) 내용
   1. Small tools(mechanical)
   2. Size discrimination
   3. Numeric sorting
   4. Upper-extremity range of motion
   5. Clerical Comprehension and Aptitude
   6. Independent Problem Solving
   7. Multi-Level Sorting
   8. Simulated Assembly
   9. Whole Body Range of Motion
   ⋮

22. Fine Finger Dexterity
23. Independent Perceptual Screening(Spatial Aptitude)

3. TOWER

1) 원래 신체적 장애를 가진 이들을 위해 개발됨
2) 현재는 모든 유형의 사람들에게 사용됨
3) 110 work sample로 구성
   (1) 14개 작업 영역으로 나눠짐
      1. clerical
      2. drafting
      3. drawing
      4. electronics assembly 등
4) work sample들이 난이도에 따라 배치
5) 점수
   • 5점 척도(five-point scale)

4. McCarron-Dial System(MDS)

1) 장애를 가진 사람들의 직업 전 기능 수준, 직업수준, 남은 기능 수준레벨을 평가
2) 다섯 가지 요소를 평가
   (1) verbal, spatial, and cognitive abilities
   (2) sensory ability
   (3) motor ability
   (4) emotion
   (5) integration, coping, and adaptive behaviors

5. 기타

1) ergometer : 지구력 측정
2) hand dynamometer : 손의 악력 측정
3) Purdue pegboard : 민첩성 평가
4) BTE
5) WEST
6) Lido work set

08

'Berg balance test'의 점수가 55점이라면 결과 해석은?

1) 일어날 수 없다
2) 넘어지지 않는다
3) 넘어짐에 대한 위험도가 낮다
4) 넘어짐에 대한 위험도가 보통이다
5) 넘어짐에 대한 위험도가 매우 높다

09

작업치료사 K씨는 투사 검사도구를 사용하고 있다. 데칼코마니 양식의 대칭형 잉크 얼룩으로 이루어진 10장의 카드로 피험자의 심리상태를 파악하는 도구이다. 무엇인가?

1) Rorschach Test
2) Draw-a-person Test
3) Sentence Completion Test
4) Thematic Apperception Test
5) Minnesota Multiphasic Personality Inventory

10

형태 항상성(form constancy)을 검사하기 위한 항목은?

1) 8개의 도형카드를 보여주고 이름을 묻는다
2) 오른손으로 왼쪽 귀를 잡아보라고 지시한다
3) 세 개의 그림이 겹쳐 그리진 카드를 제시하고 카드에 무슨 그림이 있는지 질문한다
4) 다양한 각도에서 찍힌 네 개의 그림을 보여주고 사진속의 그림이 무엇인지 질문한다
5) 테이블 앞에 앉아 있는 남자의 사진을 보여주고 이 사람의 왼쪽에 무엇이 있는지 질문한다

문제해설

08 Berg balance test 점수

- 점수범위 : 0~4점
  - '0'은 가장 낮은 점수이며, '4'는 가장 높은 점수임
- 총점 : 56점
- 점수해석
  - 41~56 : 넘어짐에 대한 위험도가 낮음(low fall risk)
  - 21~40 : 중간 정도의 위험도(medium fall risk)
  - 0~20 : 높은 위험도(high fall risk)

답 3)

09 1) Rorschach test는 1921년 Rorschach에 의해 창안되었다. 일련의 막연하고 무의미한 잉크얼룩에 대해 한 사람이 일으키는 지각 반응을 분석하여 그 개인의 인격성향을 추론하는 투사적 검사방법이다.

답 1)

10 1) 모양인식 검사
2) 신체방향 인식
3) 시각적 완성 검사
5) 공간관계 검사

답 4)

11

'BTE(Baltimore Therapeutic Equipment)'의 목적은?

1) 근력 측정
2) 감각 측정
3) 협응력 측정
4) work task simulation
5) 'work posture & mobility' 평가

12

35세 남성은 성격유형검사(MBTI : Myers-Briggs Type Indictor)에서 직관형이라는 결과를 얻었다. 이 남성에게 기대되는 행동으로 가장 타당한 것은?

1) 표현이 암시적이며, 매사에 나무보다는 숲을 보려고 한다
2) 진실과 사실에 주로 관심을 가지며, 논리적이고 분석적이다
3) 대인관계에 있어 사교적이며, 자신보다는 외부에 집중하는 행동을 보인다
4) 상황에 맞추는 개방성을 보이며, 이해심이 깊고, 융통성과 적응성이 매우 높다
5) 현재에 초점을 두며, 실제의 경험을 중시하고. 일처리에 있어 매우 정확한 모습을 보인다

13

"나는 높은 곳을 두려워한다."와 같은 지문을 읽고 그에 대한 반응을 표시하는 평가도구는?

1) 역할 체크리스트(Role Checklist)
2) 청소년/성인 감각 프로파일(Adolescent/Adult Sensory Profile)
3) 캐나다 작업수행평가(Canadian Occupational Performance Measure)
4) 인간 작업 모델 선별검사(Model of Human Occupation Screening Test)
5) 전반적 작업치료 평가척도(Comprehensive Occupational Therapy Evaluation Scale)

문제해설

11 BTE(baltimore therapeutic equipment)

- 실제 직업수행의 요소를 평가
  - 평가도구이며 치료도구
- simulated job sample
- 다양한 작업을 시뮬레이션 할 수 있음
- 컴퓨터와 연결되어 데이터를 얻을 수 있음
  - 소요시간 및 사용된 힘의 양

답 4)

12

- 진실과 사실에 주로 관심을 가지며, 논리적이고 분석적이다. : 사고형
- 대인관계에 있어 사교적이며, 자신보다는 외부에 집중하는 행동을 보인다. : 외향적
- 상황에 맞추는 개방성을 보이며, 이해심이 깊고, 융통과과 적응성이 매우 높다. : 인식형
- 현재에 초점을 두며, 실제의 경험을 중시하고. 일처리에 있어 매우 정확한 모습을 보인다. : 감각형

답 1)

13 청소년/성인 감각 프로파일(Adolescent-/Adult Sensory Profile) – 감각에 대한 지문을 읽고, 그에 대한 반응을 표시하는 지필검사

답 2)

14

다음 중 전정감각 평가로만 조합된 검사는?

1) 웨버검사-린네검사
2) 제자리걷기 검사-웨버검사
3) 린네검사-아래턱 반사검사
4) 롬베르그 검사-제자리걷기 검사
5) 아래턱 반사검사-롬베르그 검사

15

청각 검사로만 구성된 조합은?

1) 린네검사-웨버검사
2) 에드손 검사-웨버검사
3) 루스 검사-에드손 검사
4) 웨버검사-롬베르그 검사
5) 프로멘츠 검사-웨버검사

문제해설

14 해설내용 참조

답 4)

15 해설내용 참조

답 1)

다양한 검사

Explanation

1. 롬베르그 검사(Romberg's test)

1) 평형기능검사의 하나
2) 양다리를 모아 발끝을 붙여 세우고, 몸이 안정되는지 여부를 봄
   (1) 다음으로 눈을 감고 신체의 동요 정도를 봄
3) 양성
   (1) 동요가 크고 쓰러질 때 양성
   (2) 양손을 전방거상시켜 두어도 좋음
   (3) 척수의 후근, 후삭을 침범하는 질환에서는 양성
   (4) 소뇌, 전정계의 장애에서는 기립 시에 눈을 뜨고 있어도 동요를 나타남
4) 음성 : 눈을 감고 있어도 현저한 변화가 없음

2. 제자리걷기 검사

- 눈을 감고 제자리 걷기를 시행하는 것으로 한쪽 방향으로 30도 이상 회전하는지를 보는 안뜰기능 검사

3. 린네검사

- 뼈전도음과 공기전도음 검사로 소리굽쇠를 꼭지돌기에 대고 진동하여 들리지 않을 때까지 시행

4. 웨버검사

- 난청검사로 정중앙에 둔 소리굽쇠의 진동시 어느 쪽이 더 소리가 잘 들리는지 검사

5. 각막반사

- 삼차신경과 얼굴신경 운동검사로 화장지 끝이 각막에 닿을 때 대상자가 눈을 깜빡이는지 검사

6. 아래턱 반사검사

- 삼차신경 기능검사로 입을 약간 벌리고 집게손가락으로 대상자의 턱에 대로 반사해머로 타격시 턱이 닫히는지 검사

7. 에드손 검사와 루스 검사

- thoracic outlet syndrome 유무를 평가하는 검사

16

트렌델렌버그 보행의 원인이 되는 근육은?

1) 큰볼기근
2) 햄스트링
3) 중간볼기근
4) 넙다리네갈래근
5) 넙다리근막긴장근

17

큰 공을 잡을 때 손가락을 넓게 벌려서 잡을 수 있도록 작용하는 근육은?

1) 벌레근
2) 등쪽 뼈사이근
3) 바닥쪽 뼈사이근
4) 엄지손가락 벌림근
5) 얕은손가락 굽힘근

문제해설

16 트렌델렌버그 보행은 엉덩관절의 벌림근이 약화되어 몸을 측면으로 기울이고 골반이 떨어지며 걷는 보행 형태이다. 손상 근육은 엉덩관절 벌림근인 중간볼기근이다.

답 3)

17 큰 공을 잡을 때 손가락을 넓게 벌리는 근육은 손 등쪽 뼈사이근(dorsal interossei)이고, 바닥쪽 뼈사이근은 손가락의 모음, 벌레근은 MP joint의 굽힘, 얕은손가락 굽힘근은 PIP의 굽힘을 만들어준다.

답 2)

18

자세조절과 균형 평가에 해당하는 것은?

1) 바빈스키 검사
2) 손가락-코 검사
3) PULSES profile
4) Fugl-Meyer 평가
5) 기능적 팔 뻗기 검사

19

다음 중 신경심리검사에 해당하는 것은?

1) 문장완성검사
2) 주제통각검사
3) 집-나무-사람 검사
4) 벤더도형검사
5) 캘리포니아 인성검사

20

전반적 작업치료 평가척도(Comprehensive Occupational Therapy Evaluation Scale)에서 과제행동에 해당하는 것은?

1) 독립성
2) 자기주장
3) 주의를 끄는 행동
4) 좌절에 대한 인내력
5) 다른 사람들로부터의 부정적 반응

21

Borg 피로인지 척도에 대한 설명으로 틀린 것은?

1) 6 – 약간 힘듦
2) 9 – 가볍게 힘듦
3) 15 – 중간 정도로 힘듦
4) 17 – 매우 힘듦
5) 19 – 극도로 힘듦

문제해설

18 기능적 팔 뻗기 검사는 균형 및 유연성을 측정 할 수 있는 평가 도구이다.

답 5)

19 1), 2), 3) 투사적 성격검사
4) 벤더도형검사 : 신경심리검사
5) 정상인을 위한 성격검사

답 4)

20 1), 2), 3), 5)는 대인관계행동에 해당한다.

답 4)

21 1) 6 – 전혀 힘들지 않음

답 1)

22

다음 보기의 동작들을 만드는 안면 근육은?

- 위입술을 위로 끌어당김
- 입꼬리를 위쪽과 바깥쪽으로 끌어당김
- 미소짓기를 만듦

1) 턱끝근
2) 입둘레근
3) 큰 광대근
4) 위입술올림근
5) 입꼬리내림근

문제해설

22 해설내용 참조

답 3)

얼굴신경의 지배를 받는 얼굴의 근육들

Explanation

근육	신경	동작
입둘레근	7	• 입술을 닫고, 열고, 내밀고, 뒤집고, 비틈
작은 광대근	7	• 위입술의 위쪽과 바깥쪽으로 끌어당김
위입술올림근	7	• 위입술을 올리거나 위로 당김
위입술콧방울올림근	7	• 입의 꼬리를 위로 올림
큰 광대근	7	• 위입술을 위로 끌어당김 • 입꼬리를 위쪽과 바깥쪽으로 끌어당김 • 미소짓는 근육
입꼬리올림근	7	• 입의 모퉁이를 아래로 당김
입꼬리내림근	7	• 아랫입술을 아래로 끌어당김 • 입꼬리를 아래쪽 안쪽으로 끌어당김
아래입술내림근	7	• 아랫입술을 내림
턱끝근	7	• 아랫입술을 밀어 올림 • 턱을 위로 올림
입꼬리당김근	7	• 입의 꼬리나 모퉁이를 바깥쪽으로 끌어당김 • 얼굴에 긴장을 표현함
볼근(협근)	7	• 볼을 평평하게 함 • 음식을 치아에 접촉하여 유지함 • 입꼬리를 뒷당김함

23

다음 중 안뜰기능을 평가하는 검사는?

1) 린네검사
2) 웨버검사
3) 각막반사
4) 아래턱 반사검사
5) 제자리걷기 검사

24

다음 평가의 대상이 되는 해부학적 구조물은?

> <치료사의 지시>
> "한쪽 다리의 발뒤꿈치로 반대쪽 다리의 종아리 앞을 따라 무릎에서부터 엄지발가락까지 미끄러지듯 내려가 보세요."

1) 중간뇌
2) 시상
3) 대뇌겉질
4) 소뇌
5) 시상하부

25

다음 검사의 목적은?

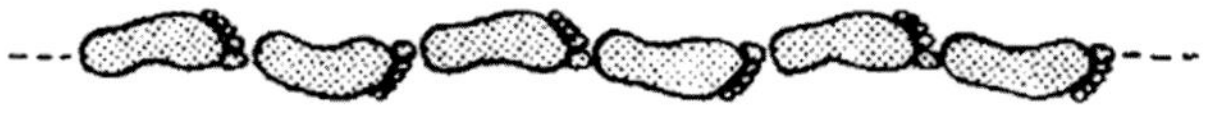

1) 소뇌 손상 검사
2) 시상 손상 검사
3) 파킨슨 병 검사
4) 헌팅톤 병 검사
5) 고유수용성 감각 검사

문제해설

23 1) 린네검사 : 뼈전도음과 공기전도음 검사로 소리굽쇠를 꼭지돌기에 대고 진동하여 들리지 않을 때까지 시행
2) 웨버검사 : 난청검사로 정중앙에 둔 소리굽쇠의 진동시 어느 쪽이 더 소리가 잘 들리는지 검사
3) 각막반사 : 삼차신경과 얼굴신경 운동검사로 화장지 끝이 각막에 닿을 때 대상자가 눈을 깜빡이는지 검사
4) 아래턱 반사검사 : 삼차신경 기능검사로 입을 약간 벌리고 집게손가락으로 대상자의 턱에 대로 반사해머로 타격시 턱이 닫히는지 검사
5) 제자리걷기 검사 : 눈을 감고 제자리 걷기를 시행하는 것으로 한쪽 방향으로 30도 이상 회전하는지를 보는 안뜰기능 검사

답 5)

24 발뒤꿈치 정강이 검사(heel to shin test)로 소뇌기능장애 평가이다.

답 4)

25 소뇌 손상시 발생하는 ataxia를 검사하기 위한 tandem walking 검사이다.

답 1)

26

Borg의 피로인지척도에서 다음에 해당하는 점수는?

> 심한 피로감이 느껴지지만 그 일을 계속하는 것이 몹시 어려운 일은 아님

1) 6점
2) 9점
3) 13점
4) 15점
5) 17점

27

만성 정신과 환자에서 조각 분류하기, 돈과 마케팅 과제, 집구조 그리기, 9개 블록 디자인을 기억하여 만들기, 사람그리기의 5개 과제를 평가하는 표준화된 평가도구는?

1) Barth time construction
2) Functional Needs Assessment
3) Kohlman Evaluation of Living Skils
4) Milwaukee Evaluation of Daily Living Skills
5) Bay Area Functional Performance Evaluation

28

사회성숙도 검사 결과에서 기본점은?

37번 −	39번 −F	41번 −F	43번 ±
45번 ±	47번 −	38번 ±	40번 −
42번 −NO	44번 −	46번 −	48번 −

1) 39
2) 41
3) 43
4) 45
5) 48

문제해설

26
- 6점−전혀 힘이 들지 않음
- 9점−매우 가벼운 정도의 노력
- 13점−약간 힘든 작업
- 15점−심한 피로감
- 17점−매우 힘듦

답 4)

27
1) 12개 범주로 구성(수면, 텔레비전 보기, 몸단장하기 등)
2) 26개 영역(현실지남력, 동기유발, 자조기술, 자기관리, 가사관리 등)
3) 개인관리, 안전과 건강, 재정관리, 교통수단, 전화사용, 일과 여가 영역 등
4) 21개 하위 항목

답 5)

28 기본점이란 계속적인 “+”의 최종문항 번호를 말한다.

답 2)

측정 및 평가

29

검사자의 손끝과 피검자의 코를 번갈아가며 접촉하게 했을 때 목표지점을 벗어나는 현상은?

1) 무도증
2) 실조증
3) 반동현상
4) 운동거리 측정이상
5) 길항운동 반복 불능증

30

다음 보기의 설명에 해당하는 검사는?

한쪽 발 앞에 다른 발의 뒤꿈치를 붙이고 10초간 서 있도록 하는 정적 균형검사

1) 롬버그 검사
2) 텐덤 서기 검사
3) 일어나 걷기 검사
4) 자세스트레스 검사
5) 기능적 팔 뻗기 검사

31

노인을 위한 평가도구로 과거, 현재, 미래의 역할과 각 역할에 대한 가치를 평가하는 도구는?

1) Role checklist
2) Fugl-myler test
3) Activity card sort
4) Routine task inventory
5) Occupational Questionnaire

문제해설

29 거리조절이상(dysmetria)

소뇌손상으로 인한 협응 장애로 검사자의 손끝에 피검자의 코를 번갈아가며 접촉하게 했을 때 목표지점을 빗나가는 현상이다. 운동거리 측정이상이라고도 한다.

답 4)

30 텐덤 서기 검사는 한쪽 발 앞에 다른 발의 뒤꿈치를 붙이고 10초간 서 있도록 하는 정적 균형검사이다.

답 2)

31
- Role checklist : 성인과 노인을 위한 평가도구로 과거, 현재, 미래의 역할과 각 역할에 대한 가치를 평가
- Activity card sort : 노인의 활동참여 수준을 측정하기 위한 도구로 IADL, 여가활동, 사회활동의 3개 영역 67개의 활동카드를 분류하며 활동참여수준의 변화와 선호도를 파악하는 도구
- Routine task inventory : 인지장애 또는 정신질환자의 ADL과 사회적 역할에 대한 평가도구
- Occupational Questionnaire : 청소년 이상과 성인, 노인에게 사용되는 도구로 하루 일과의 시간 사용을 확인하고 각 활동에 대한 수행도와 가치, 흥미를 평가
- Fugl-myler test : 중추신경계 질환자를 대상으로 브론스트롬 접근의 6단계 운동수준을 평가하는 도구

답 1)

32

직업재활 업무를 담당하는 작업치료사 K씨는 오늘 BTE(Baltimore therapeutic equipment)를 이용해 환자를 평가하려고 한다. 대상자로 가장 타당한 경우는?

1) SCI C7 환자
2) 급성기 RA 환자
3) 재활기 THR 환자
4) 인지가 정상인 좌측 편마비 환자
5) 상지에 화상을 입은 재활기 환자

33

음식물이 볼과 잇몸 사이에 고여 있으며, 음식물을 혀 쪽으로 밀어내지 못할 경우 어떤 근육의 문제인가?

1) nasalis
2) risorius
3) masseter
4) buccinator
5) temporalis

34

다음 평가도구 중 특성이 다른 것은?

1) Rorschach Test
2) House Tree Person Test
3) Sentence Completion Test
4) Thematic Apperception Test
5) Minnesota Multiphasic Personality Inventory

문제해설

32 BTE(Baltimore therapeutic equipment)

- 상지의 근력 측정과 작업평가를 수행할 수 있는 평가도구임
- 저항을 다양하게 설정하고 높이와 적절한 각도의 조절도 가능함
- 근력강화를 위해 사용할 때에는 저항을 낮게 설정하여 단계적으로 증가시키며, 동시에 운동시간을 늘려감
- 실제 작업과 매우 유사한 과제를 줌
- 손으로 하는 작업을 신체적 요구에 맞추어 쉽게 변형시킬 수 있음
- 컴퓨터화된 평가도구에는 평가결과를 치료사가 기록하고 출력할 수 있음
- 손상된 정도를 전자장치가 백분율로 측정하여 줄 수 있음
- 치료사들이 매일의 치료를 기록하고 정보를 주고 받고하여 자료를 비교해 볼 수 있음
- 재활영역에서의 과학기술의 장점을 가짐 → 중요한 정보를 얻음으로써 치료사들의 능률을 높여줌
- 실제 작업에 근거한 중재를 사용함
- 작업치료실행체계(occupational therapy practice framework)를 잘 이루는 방법이 됨

답 5)

33 buccinator

- 입술을 좁히고 뺨을 압축함
- 휘파람 부는 표정(blowing)

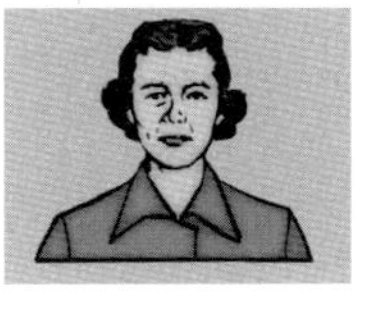

답 4)

34 심리검사는 객관적 검사(구조화된 검사)와 주관적 검사(비구조화된 검사, 투사검사)로 내용, 실시방법, 검사형식, 피검자의 반응차원에 따라 나뉜다. 주관적 검사의 종류로는 Rorschach test, House Tree Person Test, Sentence Completion Test, Thematic Apperception Test, Draw-a-person Test 등이 있다.

답 5)

35

다음 설명하는 검사로 옳은 것은?

- 자극 : 바로누운자세에서 두 다리를 편 채로 5cm 정도 들어올려 30초 동안 유지한다
- 이상반응 : 다리를 들 수 없거나 통증이 발생한다

1) 당김 검사(traction test)
2) 밀그람 검사(milgram test)
3) 압박 검사(compression test)
4) 요르가손 검사(yergason test)
5) 위팔두갈래근 검사(biceps speed test)

문제해설

35 위 설명은 밀그람 검사로 척수내압을 증가시켜 수막 병변여부를 확인하는 검사이다.

답 2)

5

V·O·L·U·M·E

2024

합격 선배들의 맥 one pick!

퍼시픽 작업치료사 국시대비 문제집

OCCUPATIONAL THERAPY

측정 및 평가

발 행 2024년 4월 30일

편저자 작업치료 국시연구회
발행인 이 웅 현
발행처 **퍼시픽북스**
서울시 중구 충무로 29 아시아미디어타워 501호
TEL. 02-2272-7766(代) / FAX. 02-2272-7166
E-mail : papu77@daum.net

ISBN 979-11-6375-461-9

정가 Volume 5 **18,000원**